DRG/DIP
分组与应用实践

王　淼　　张滨山　主编

U0391273

山东城市出版传媒集团·济南出版社

图书在版编目（CIP）数据

DRG/DIP 分组与应用实践 / 王淼 , 张滨山主编 . ——
济南 : 济南出版社 , 2023.8
ISBN 978-7-5488-5835-5

Ⅰ . ① D… Ⅱ . ①王… ②张… Ⅲ . ①医院—运营管理
—研究 Ⅳ . ① R197.32

中国国家版本馆 CIP 数据核字（2023）第 153722 号

DRG/DIP 分组与应用实践　DRG/DIP FENZU YU YINGYONG SHIJIAN

王　淼　张滨山　主编

出 版 人	田俊林
责任编辑	陈玉凤
装帧设计	曹晶晶

出版发行	济南出版社
地　　址	山东省济南市二环南路 1 号（250002）
总 编 室	（0531）86131715
印　　刷	天津画中画印刷有限公司
版　　次	2023 年 8 月第 1 版
印　　次	2023 年 8 月第 1 次印刷
成品尺寸	170mm×240mm　16 开
印　　张	21.25
字　　数	332 千
定　　价	69.00 元

济南版图书，如有印装错误，请与出版社联系调换。电话：0531-86131716

编者名单

主　编　王　淼　张滨山
主　审　袁隽明
副主编　公维辛　王莲君　孙　鹤　赵　莉
编　者（以姓氏笔画排序）
　　　　于　明　王　琦　王宇晨　仇　霞　朱廷华　刘　伊
　　　　许　敏　孙　华　李磊绪　吴跃明　宋山山　宋连博
　　　　张笑园　柳文靖　姜雅男　袁　帅　高　磊　郭瑞鑫
　　　　梁玉梅　韩　超

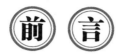

前　言

　　2019 年 6 月，国家医保局、财政部、国家卫生健康委和国家中医药局联合印发《关于印发按疾病诊断相关分组付费国家试点城市名单的通知》（医保发〔2019〕34 号），提出深化医保支付方式改革。2020 年 12 月，国家卫生健康委会同国家中医药局联合印发《关于加强公立医院运营管理的指导意见》（国卫财务发〔2020〕27 号），明确提出医疗机构要从多方面提升运营管理能力。2021 年 11 月，国家医保局颁布《DRG/DIP 支付方式改革三年行动计划》，指出到 2025 年底，DRG/DIP 支付方式覆盖所有符合条件的开展住院服务的医疗机构，基本实现病种、医保基金全覆盖。这意味着深化医保支付方式改革的号角全面吹响，医保支付方式改革将进一步向纵深推进。每个医院管理者都要把握大势，转变管理理念，用好支付工具，做好精细化管理。

　　从 DRG/DIP 开始出现到全国推广，其迅猛之势不言而喻，而相当多的医院对此还非常陌生。DRG/DIP 的应用是医院与卫健委、医保局，与同级同类医院间的一场全方位博弈与竞赛，医院要在困境中进行巧妙和睿智的沟通、谈判、协调。

　　实践是检验真理的唯一标准。无论是总量增加，还是结构调整，抑或是三方、四方共赢，均须实践或证明。考虑到 DRG/DIP 机制可能带来的医疗不足、选择病人、高编高套等风险，DRG/DIP 在实践中不断创新十分必要，要最大限度发挥 DRG/DIP 改革长处，最大限度限制其缺点和不足，争取好的预期效果。

为了帮助更多医疗机构做好 DRG/DIP 改革工作，笔者整理了多家医院的经验，总结提炼出 DRG/DIP 可用于医院管理的方向以及应用实践情况，旨在为医院提供可操作、可落地的指导和思路。本书涉及绩效管理、成本管理、学科评价、医疗质量管理、资源配置、预算管理、临床路径管理、医保管理、医疗器械行业等不同方面，可供基层医疗机构管理人员与医务人员学习使用。

DRG/DIP 支付改革正在快速推进，新的政策也将陆续推出。由于时间和水平有限，本书难免有不完善的地方，恳请广大读者和同人多多包涵，提出建设性意见，以便日后改善提高。

2023 年 5 月

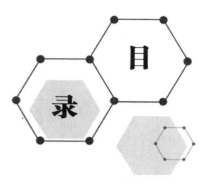

目录

第一篇　导论篇

第一章　研究背景

第一节　宏观政策

自2001年我国全面实施城镇职工医疗保险制度以来，全国基本医疗保险参保人数达13.6297亿人。随着参保覆盖面和医疗保障范围的扩大，卫生费用支出也呈现快速增长趋势。2018年，我国医保基金支出达到17822亿元，是2009年的6.37倍，但同期基金收入仅是2009年的5.82倍，医疗费用的快速增长给医保基金带来巨大压力。二十多年来，中央和各地方医保部门结合中国国情不断探索医保支付方式改革，经过漫长的实践与发展，逐步形成了在总额预算框架下门诊按项目付费、住院按病种付费（DRG/DIP），与按服务单元付费、按人头付费等相结合的多种复合支付方式。其中，推进落实DRG/DIP支付方式改革是当下我国医保支付改革的重头戏。

萌芽于20世纪60年代的按疾病诊断相关分组（Diagnosis Related Groups，DRG）是将医院住院患者按照临床相似性以及资源消耗相似性（按照患者的疾病严重程度、治疗方法的复杂程度及资源消耗程度），以组为单位进行分类的一种方法。DRG/DIP是世界公认的较为先进和科学的支付方式之一，它能够有效避免医疗费用不合理增长，改善医疗服务质量和效率，规范医疗服务行为，实现医、患、保三方共赢以及引导合理有序就医等。按病种分值付费（Diagnosis-Intervention Packet，DIP）是以历史数据为基础，依据现实匹配关系对每个病例的"疾病诊断＋治疗方式"进行穷举与聚类，将稳定住院病种进行组合，根据各病种费用均值、技术难度等与某基准病种的比例关系确定相应的病种点数，再结合点数单价及各医疗机构开展的总点数计算出支付总金额，是医保部门向医疗机构进行支付的方法。

DRG/DIP支付的特点是病组疾病越复杂、病情越严重、资源消耗越多，医保支付越多，并不因医疗服务的优劣而发生变化。相较于按项目付费和按服务单元付费等其他支付方式，DRG/DIP支付主要有两个作用：一方面，它可以通过防范过度医疗来规范医疗服务行为；另一方面，它可以通过调动医疗机构合理控制成本来提高医保基金使用效率。DRG/DIP支付是医保支付方式改革和精细化管理的重要工具。

我国自20世纪80年代末开始了DRG/DIP支付的研究探索。2003年，北京市开始探索单病种付费方式改革；2007年，原卫生部要求县级公立医院选择一定数量的病种进行按病种付费，并将此作为医疗服务管理的手段之一；2008年，北京版诊断相关组（BJ-DRG）分组器开发完成；2010年，北京市实施持卡就医，并积极进行总额预付；2011年，北京市开始总额预付试点和DRG付费改革试点，成为国内首个推行DRG付费试点城市；2015年，原国家卫生计生委医政医管局指定北京市公共卫生信息中心作为国家DRG质控中心，开展全国DRG研究与推广工作；2017年，国务院办公厅印发《关于进一步深化基本医疗保险支付方式改革的指导意见》，指明改革主要内容包括开展按疾病诊断相关分组付费试点工作；2018年，人社部发文要求各地选择不少于100个病种进行单病种的医保付费，推动了单病种付费改革的进程。

2018年国家医保局成立，综合了人社部、卫计委、发改委、民政部的城镇职工和城镇居民基本医疗保险、生育保险职责，新型农村合作医疗职责，药品和医疗服务价格管理职责，医疗救助职责，它的成立标志着全国统一的医疗保险公共服务平台正式建成。此后，我国DRG/DIP支付改革顶层设计和落地推进驶入快车道。2018年12月，国家医保局发布《关于申报按疾病诊断相关分组付费国家试点的通知》，指出国家医保局正在研究制定适合我国医疗服务体系和医保管理能力的DRGs（按疾病诊断相关分组）标准，并在部分城市启动按DRGs付费试点，要求各级医保管理部门高度重视，积极参与按DRGs付费试点工作，加快提升医保精细化管理水平，逐步将DRGs用于实际付费并扩大应用范围。2019年5月20日，国家医保局召开疾病诊断相关分组（DRG）付费国家试点工作启动视频会议，会议公布了包括北京市、天津市、河北省邯郸市等30个试点城市名单，介绍了DRG付费国家试点工作的筹备情况和主要内容。会议提出，试点工作按照"顶层设计、模拟运行、实际付费"分三年有序推进，通过试点实现"五个一"的目标，即制定一组标准、完善一系列政策、建立一套规程、培养一支队伍、打造一批样板。次日，国家医保局发布《关于开展医保基金监管"两试点一示范"工作的通知》，公布国家医保局基金监管方式创新试点、基金监管信用体系建设试点和医保智能监控示范点名单和工作方案。方案要求利用2年时间，试点（示范点）地区监管方式创新、信用体系建设、智能监控工作取得显著进展，形成可借鉴、可复制、可推广的经验、模式和标准，推动医疗保障基金监管工作取得新突破。2019年10月，国家医保局印发了《关于印发疾病诊断相关分组（DRG）付费国家试点技术规范和分组方案的通知》，正式公布了《国家医疗保障DRG分组与付费技术规范》（以下简称《技术规范》）和《国家医疗保障DRG（CHS-DRG）分组方案》（以下简称《分组方案》）两个技术标准。其中，《技术规范》对DRG分组的基本原理、适用范围、名词定义，以及数据要求、数据质控、标准化上传规范、分组策略与原则、权重与费率确定方法等进行了规范。《分组方案》明确了国家医疗保障疾病诊断相关分组（CHS-DRG）是全国医疗保障部门开展DRG付费工作的统一标准，包括了26个主要诊断大类（MDC），376个核心疾病诊断相关组（ADRG），其中167个外科手术操作ADRG组、22个非手术操作ADRG组和187个内科诊断ADRG组。CHS-DRG的制定，标志着我国DRG付费国家试点顶层设计的完成。2020年7月，国务院办公厅印发《关于推进医疗保障基金监管制度体系改革的指导意见》，提出要贯彻落实党中央、国务院关于加强医保基金监管的工作要求，全面提升医保治理能力，深度净化制度运行环境，严守基金安全红线。2021年11月，国家医保局印发《关于DRG/DIP支付方式改革三年行动计划的通知》，要求从2022年到2024年，进一步推动DRG/DIP支付方式改革全覆盖，全面完成DRG/DIP付费方式改革任务，加快建立管用高效的医保支付机制，推动医保高质量发展。预计到2024年底，全国所有统筹地区全部开展DRG/DIP付费方式改革工作，先期启动试点地区不断巩固改革成果；到2025年底，DRG/DIP支付方式覆盖所有符合条件的开展住院服务的医疗机构，基本实现病种、医保基金全覆盖。

我国推行DRG/DIP支付方式改革能够有效优化医疗资源配置、控制医疗费用增长过快、提高医疗服务质量和服务效率，减缓医疗服务领域因人口老龄化形势严峻、疾病谱变化等问题产生的严重影响，对实现"健康中国"目标具有重要意义。

财政部符金陵同志曾在2019年举办的深化医药卫生体制改革2019重点工作任务吹风会上公开表示，2018年，公立医院来自各类医保基金的收入达到12339亿元，占公立医院医疗收入的51.5%。这意味着医院有超过一半的收入来自医保基金，因而推行医保支付方式改革对保障医疗收入具有重要意义。

新时期，随着取消药品与耗材加成和推进DRG/DIP医保支付方式改革等举措落地施行，医院运营管理面临前所未有的压力与挑战，对医院管理机构职能定位、医院质量管理、病案管理、信息管理等方面提出了更高要求。

吴月红等在其论文中指出，DRG/DIP医保支付方式改革对医院运营产生的影响主要有以下方面：

一是影响医院的住院收入。2020年上半年国家发布全国医疗机构服务情况数据，公立医院住院总费用约占全院收入的78%。由此可见，住院收入是公立医院收入的主要来源。DRG/DIP医保支付方式改革后，医保对医院补偿方式发生变化，医院住院收入和收支结余将会受到影响。主要影响因素：一是医生病历首页填写错误或不规范，DRG入组错误病种RW（相对权重）值降低或部分病例不能入组，导致医保减少支付或拒付；二是部分疾病组实际发生医疗费用高于医保DRG分组支付费用，实施DRG分组付费后导致该部分疾病组住院收入减少。

二是同一医保统筹区域内的医院之间竞争加剧。按DRG分组付费，统筹区域医保基金实行总额预算控制，同级别的医院，如果技术和服务水平存在较大差距，技术和服务水平较差的医院将会面临医保总额预算结算压力。

三是对医院成本核算和管控能力有更高的要求。DRG付费的特点是其定价与每个病例的临床诊断有关，与病例的实际费用无直接关系。因此，低于支付额的差价形成了医疗机构的"利润"，高于支付额的部分造成了医疗机构的损失。如果医院成本核算不健全，费用和成本信息不完全、不准确，医院按DRG付费运营的风险会增加。

四是给医院病案质量和信息化管理带来挑战。现有医院薄弱的病案管理信息应用系统，不能满足DRG付费改革的需求，无法支撑病组数、病种编码、病历医嘱术语、出院诊断码、操作码、病案首要页、费用成本信息等大数据技术。若改革后医院提供给医保相关的病案信息不准确，出现错误编码、错误诊断和操作等信息，医院所提供的医疗服务会面临得不到补偿的风险。

五是对医院管理提出了更高的要求。为应对DRG付费给医院带来的影响和巨大挑战，医院需要通过顶层设计建立一套完整的DRG管理体系，各管理部门要进行相应的职能转换，包括改革原有按项目付费条件下的激励机制、质量考核指标等，推动医院运营管理更规范，进而促进医院医疗技术发展和诊疗能力进一步提升。

徐林丽在其论文中指出DRG/DIP医保支付方式改革将会对医疗活动与医院运营管理两方面产生影响：

在医疗活动方面，一是规范医疗服务行为。医院要确定适合自身诊疗技术和诊疗水平的临床路径，规范医疗服务行为，以保证质量、控制成本为基础，按病种规划最合理的医疗和护理方案。二是规范病历书写，提高病历质量。病案首页所填写的诊断将成为收费的根据，因此，医生应在住院患者病案首页准确、全面地填写患者的病症，而且必须确保明确诊断、内容齐全，保证病案首页内容的完整性和规范性，从而提高病历质量。三是规范诊断名称。DRG/DIP需要尽量齐全的信息，规范诊断名称至关重要。诊断越规范，ICD编码信息才能越齐全。

在医院运营管理方面，一是促进医院转变管理模式。实施DRG/DIP后，医院如果能将诊疗活动成本控制在价格线以下，即可获得盈余；如果诊疗活动成本超出价格线，医院则需承担超出部分的成本。因此，医院将考虑成本管控，着重优化费用结构，推进管理模式的转变，建立更高效的管理机制。二是促进医院改革发展。DRG/DIP价格是以一定区域内的标准平均数为基准费率来定价的，如果诊疗成本超出价格线，医院要承担超出部分的成本。因此，成本高的医院势必要着重控制成本，改变高成本状态，通过改善医疗技术操作、控制不合理资源消耗等方式提高医院的医疗服务水平。三是提升患者满意度。DRG/DIP支付使诊疗模式发生改变，有效控制医疗成本。医保通过DRGs方式向医院付费，医院根据项目向病人收费，使诊疗方案中各个项目的收费得到控制，所以在医院降本增效的同时，患者的项目费用支出也相应减少，从而减轻患者的负担，提升患者的满意度，产生良好的社会效益。

高昌畅在其论文中指出，DRG/DIP医保支付方式改革将会从促进医院改变管理模式、促进医疗质量的提升、促进医院财务管理转型、优化绩效考核完善薪酬制度四方面迎接挑战。张计美在其论文中指出，DRG/DIP医保支付方式改革将会对医院管理整体、医院成本意识转换、临床路径质量控制三方面产生影响。曾芳芳指出DRG/DIP医保支付方式改革对医院发展模式、财务管理均会产生影响，同时，医院内部优劣势（如医生技术、医疗服务质量等）和医院外部环境机会（如国家政策等）将会对医院未来运营管理总体带来挑战。

对各医院来说，医保支付方式改革既是机遇也是挑战。2020年12月21日，国家卫健委颁布了《关于加强公立医院运营管理的指导意见》，要求医院坚持公益性方向，加快补齐内部运营管理短板和弱项，向精细化管理要效益，推动公立医院高质量发展，推进管理模式和运行方式加快转变，进一步提高医院运营管理科学化、规范化、精细化、信息化水平；采取有效措施，充分降低医疗机构的运行成本，提升运营效率和科学化水平，提升医疗服务质量和水平，提高患者满意度，促进医院长远健康发展。如何抓住DRG/DIP医保支付方式改革契机，实现"降成本、提质量、增效率"的发展目标，是当下很多医院面临的难题。医院必须在医保改革进程中顺应变革，守正创新，踔厉奋发，充分理解DRG/DIP医保支付方式改革对医院运营管理的影响，保持前瞻性，切实做到"行稳致远，进而有为"。

第二节 面向 DRG 的医院需求与建设策略

公立医院是我国卫生医疗体系的主力军，随着公立医院改革的进一步深化，我国公立医院普遍面临从规模扩张向提质增效、从粗放管理向精细化管理、从投资医院发展建设向扩大分配的发展模式转变的压力。积极践行现代医院管理制度，提升医院运营管理精细化水平，是公立医院实现转型发展的必经之路。为贯彻落实医保支付方式改革，2021年11月，国家医保局印发《DRG/DIP支付方式改革三年行动计划》，提出"到2025年底，DRG/DIP支付方式覆盖所有符合条件的开展住院服务的医疗机构，基本实现病种、医保基金全覆盖"。DRG支付是针对患者住院期间的健康状态、诊疗方式及转归等情况，依据相关的编码和记录信息，基于DRG模型算法，计算、归类、分组，并采用特设支付流程完成支付。DRG支付对有关数据和记录的产生、收集、质控、存储、传输、上报等信息处理过程有一定技术要求，对临床、医务、医保、运营、财务、病案、信息等的工作流程和管理有综合协同要求。满足这些要求的前提是，医院转变运营思维和具备有效的信息技术支持。

2016年习近平总书记在全国卫生与健康大会上的讲话指出，建立现代医院管理制度，首要的是推动医院管理模式和运行方式转变，显著提高医院管理的科学化、精细化、信息化水平，规范医疗行为，不断提高医院服务能力和运行效率。

2020年，国家卫生健康委同国家中医药局联合印发了《关于加强公立医院运营管理的指导意见》（国卫财务发〔2020〕27号），明确了新时代我国公立医院运营管理的概念内涵，即公立医院运营管理是以全面预算管理和业务流程管理为核心，以全成本管理和绩效管理为工具，对医院内部运营各环节进行设计、计划、组织、实施、控制和评价等管理活动的总称，是对医院人、财、物、技术等核心资源进行科学配置、精细管理和有效使用的一系列管理手段和方法。《关于加强公立医院运营管理的指导意见》同时提出了公立医院运营管理中要坚持的公益性、整体性、融合性、成本效率和适应性五项原则，以及三项具体任务要求，包括构建运营管理组织体系、明确运营管理的重点任务、加大组织保障力度，为新时代下我国公立医院运营管理模式的改革创新指明了方向。精细化、科学化管理是现代医院运营管理的方向，这对我国医院管理人才的水平提出了更高要求。《中共中央、国务院关于卫生改革与发展的决定》中明确指出，要高度重视对卫生管理人才的培养，造就一批适应卫生事业发展的职业化管理队伍。目前，国内大部分医院管理岗位由临床一线技术骨干担任，容易造成管理外行以及技术骨干难以兼顾管理和医疗业务的问题，这成为医院向精细化、科学化管理转型的瓶颈。此外，我国公立医院的组织管理模式大都采用直线职能制，即在院级领导下设置相应的职能部门，由院级领导统一指挥，各职能部门分工协作。在这种传统模式下，运营管理过程中涉及的横向和纵向沟通协调变得异常烦琐和复杂。针对上述挑战，医院需进行组织管理或运营管控模式方面的探索和创新。医院可通过设置横向枢纽式运营质量管理部门，建立专科运营助理制度，实现专业化医疗与职业化管理的有机结合。同时，运营管理部门在医院内发挥枢纽、协调的作用，能让跨部门的沟通和业务推进变得更简单。

我国医院的信息化建设始于20世纪80年代，虽已经几十年发展，但地区之间信息化水平仍很不平衡；不同地区、不同级别的医院，医疗水平和管理水平也存在差异。目前已推出的有关医院信息系统建设的规范以及电子病历系统建设的标准等，均未对DRG支付工作所需的相关信息化建设提出有针对性的具体要求。新形势下，医院应根据相关部门要求，结合医院发展现状，明确需求和问题，有针对性地加强信息化建设。

与DRG支付工作相关的信息化建设需求，主要源自DRG数据生成过程管理、DRG结算管理、基于DRG支付方式的综合管理和DRG支付条件下的临床管理等方面，形成四类需求。

医疗保障基金结算清单（以下简称结算清单）是医保定点医疗机构在开展住院、门诊慢性病、特种病等医疗服务后，向医保部门申请费用结算时提交的数据清单，由190项数据指标构成，是DRG数据结算的主要来源。DRG结算是DRG支付中最基础的工作，其基本流程是，患者出院后，医院将其对应的结算清单提交给医保经办单位，后者根据结算清单数据采用DRG分组程序分组，根据分组结果和DRG预付费标准向医院支付有关费用。其中，医院按照要求向医保经办单位提交结算清单，就是医院DRG结算端的管理工作，其信息化建设需求为：能够生成一份覆盖DRG结算要求的结算清单；通过网络连接至医保经办单位的相关系统并成功提交结算清单数据集。医保经办单位所管辖的所有医疗机构都必须实现结算端信息化，才能实现DRG支付。

结算清单数据源自患者住院诊疗过程，经历诊疗数据产生、出院数据汇集和结算数据确立等3个阶段，经过医生、编码员和医保结算人员等3类工作角色的收集、整理、加工，各阶段均需要信息技术的有效支持。数据产生阶段需强化5个方面的信息化建设：第一是支持完整、准确获取本次住院前的信息，部分医院有院前检查问题的，患者入院后，门诊产生费用需接入住院费用；第二是支持临床医生规范、准确、完整记录数据，及时确认多源数据资料的一致性和生成时序；第三是支持应用统一医学名词术语；第四是支持开展病历书写的形式质控和运行病历质控；第五是要确保手术麻醉系统、监护系统等的记录以及检查科室的病理、影像、生化检验等报告及时汇入病历主数据，延误报告和召回修改等异常情况应有说明或处理记录。医保结算清单数据汇集阶段需支持全面辅助病案首页填写和编码，确保病案首页可作为基础数据支持广泛用途，首先是能够支持临床应用，在此前提下做到便于转换成结算清单数据，确保数据准确、真实。结算数据确立阶段需将病案首页中的诊断和手术操作等编码转换到结算清单中的对应条目，信息化建设需支持多源数据的标准化、共享和时间同步，所有数据源系统均需同步改造。

以DRG支付方式改革为背景的新时代公立医院高质量发展倒逼医院加强运营管理，医院运营管理离不开信息化的保障和支撑，信息管理是运营管理的基础，医院运营管理必须依靠信息化系统作为工具，信息化建设的水平一定程度上可以直接影响医院运营管理的广度和深度。DRG数据的产生、汇集、传输、应用，历经多个系统、多种业务、多方管理的长链条，必须强化、完善医院信息系统总体的数据治理工作，在全面加强数据治理的前提下，满足DRG支付的特殊需求。在全面建设DRG支付管理和协同运营管理信息系统条件下，医院依托信息技术，构建直接面向临床业务、符合DRG支付要求的信息化系统，通过精细化管理，取得预期收益，并创造学科发展的经济条件。

参考文献：

[1]李敏强，彭颖，程明，等.国外DRGs定价与支付体系对我国医保支付方式改革启示[J].中国医院，2021，25（01）：58-61.

[2]于丽华.医改政策环境下医疗机构实施DRG的思路和策略[J].中国卫生经济，2022，41（01）：12-16.

[3]王亦冬，孙志楠，陈颖.典型国家DRG研究与实践进展综述及其对我国的启示[J].中国卫生经济，2021，40（06）：91-96.

[4]医保办.关于印发疾病诊断相关分组（DRG）付费国家试点技术规范和分组方案的通知[A/OL].[2019-10-16].http：//www.gov.cn/zhengce/zhengceku/2019-11/18/content_5562261.htm.

[5]董乾.DRG实施对三级医院住院费用的影响研究[D].北京：北京中医药大学，2021.

[6]于保荣.DRG与DIP的改革实践及发展内涵[J].卫生经济研究，2021，38（01）：4-9.

[7]中国医疗保险.一文读懂30年来，DRG在中国是如何发展起来的[EB/OL].（2020-08-20）.https：//www.cn-healthcare.com/articlewm/20200819/content-1139010.html.

[8]李乐乐，李怡璇.我国医保支付方式改革的治理路径分析——基于DRG与DIP的机制比较[J].卫生经济研究，2022，39（09）：43-48.

[9]张森琳，杨燕绥.DRG支付方式改革对医院管理的影响分析[J].中国医药科学，2020，10（17）：189-192.

[10]吴月红，雷朱翎.DRG分组付费法对医院的运营影响及应对措施[J].中国总会计师，2020（03）：56-58.

[11]徐林丽.DRGs支付对医院运营的影响[J].中国总会计师，2020（06）：90-91.

[12]高昌畅.公立医院推行DRGs带来的影响及干预策略研究[J].实用妇科内

分泌电子杂志，2020，7（32）：168-169.

[13]张计美.DRGs对医院运营管理影响探析[J].中国管理信息化，2021，24（13）：56-57.

[14]曾芳芳.DIP付费改革对医院运营管理的影响及思路分析[J].现代企业，2022，（08）：109-110.

[15]李伟荣，胡路，冀琨，等.我院运用DRGs技术进行医院管理的实践[J].中华医院管理杂志，2017，33（1）：45-48.

[16]国家医疗保障局.关于印发疾病诊断相关分组（DRG）付费国家试点技术规范和分组方案的通知（医保办发〔2019〕36号）[A/OL].（2019-10-16）.

[17]国家医疗保障局.关于印发DRG/DIP支付方式改革三年行动计划的通知（医保发〔2021〕48号）[A/OL].（2021-11-19）.

[18]中国医院协会.2014—2020年中国医院信息化发展研究报告[M].北京：中国协和医科大学出版社，2021：14-17.

[19]李兰娟，杨胜利，沈剑峰.现代医院信息化建设策略与实践[M].北京：人民卫生出版社，2019：8-10.

[20]国家卫生健康委.关于印发全国医院信息化建设标准与规范（试行）的通知（国卫办规划发〔2018〕4号）[EB/OL].[2018-04-13].http：//www.nhc.gov.cn/guihuaxxs/gongwen12/201804/5711872560ad4866a8f500814dcd7ddd.shtml.

[21]国家卫生健康委.关于印发电子病历系统应用水平分级评价管理办法（试行）及评价标准（试行）的通知（国卫办医函〔2018〕1079号）[EB/OL].[2018-12-03].

[22]国家医疗保障局.关于印发医疗保障基金结算清单填写规范的通知（医保办发〔2020〕20号）[EB/OL].[2018-12-07].http：//www.nhc.gov.cn/yzygj/s7659/201812/3cae6834a65d48e9bfd783f3c7d54745.shtml.

[23]国家医疗保障局.关于印发医疗保障标准化工作指导意见的通知（医保发〔2019〕39号）[EB/OL].[2019-06-27].http：//www.nhsa.gov.cn/art/2019/6/27/art_53_1436.html.

第二篇　分组原理篇

第二章 DRG 分组理论及常见问题

前面就宏观政策和医院需求方面详细介绍了DRG的研究背景，各基层医院在实际应用中往往有一些迷茫。正所谓"知己知彼百战百胜"，我们解决问题还是要从根本来看，而不是一味地看分组结论。要学会从结果中寻找原因，这样才能得到想要的数据要点，发现自己的问题，订正工作中的错误，逐步改善医疗管理质量。

本章就DRG的分组理论进行介绍，分为两部分：DRG的分组策略、DRG分组过程中常见的问题。

第一节 DRG 的分组策略

DRG从宏观来说是医院的质量管理工具，微观来说就是一个分组软件。疾病诊断相关分组（Diagnosis Related Groups，DRG）是用于衡量医疗服务质量效率以及进行医保支付的一个重要工具。DRG实质上是一种病例组合分类方案，即根据年龄、疾病诊断、合并症、并发症、治疗方式、病症严重程度及转归和资源消耗等因素，将患者分入若干诊断组进行管理的体系。

这一节就DRG如何具体分组做一下详细介绍。

对于DRG来说，每个医院不只是针对医保，还有"国考"、省平台、市平台都要用到这个工具，版本很多，绝大多数医院要面临两个或更多不同的DRG工具考核。DRG虽然版本都不一样，但是分组原理是相似的，只是一小部分的组别在具体分组时会结合本土数据有所改变，所以我们还是要以不变应万变，只要把分组原理吃透，万变不离其宗，不管哪个版本最终用起来都会得心应手。

接下来，我们就具体看一下DRG的分组原理。以医保CHS-DRG 1.1版本为例。

一、DRG结果的解读

DRG组名的解读和疾病及手术操作的编码一样，每一个字母或者数字都代表具体的含义，我们首先通过解读DRG结果介绍分组步骤及原理。例如，小关节手术，伴严重并发症或合并症。

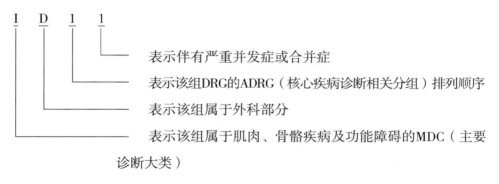

CHS-DRG 所有的DRG编码由4位码组成。

第一位码为英文字母，A~Z 分别表示26个MDC。

第二位码为英文字母，表示DRG组的类型。A，B，C，D，E，F，G，H，J 9个字母表示外科部分；K，L，M，N，P，Q 6个字母表示非手术室手术部分；R，S，T，U，V，W，X，Y，Z 9个字母表示内科部分。

第三位码为阿拉伯数字（1~9），为DRG组的顺序码。

第四位码为阿拉伯数字，表示有无并发症或合并症。"1"表示伴有严重并发症或合并症；"3"表示伴有并发症或合并症；"5"表示不伴并发症或合并症；"7"表示死亡或转院；"9"表示未作区分的情况。

对于第四位数字，在实际应用中，很多地方可以看到CHS-DRG分组结果中会以A/B或3/5结尾的病组，那是各地根据相关历史数据对病组进行了组合分组。出现组合分组一般有四种情况：

1.同一ADRG内细分的DRG组间平均费用的相对差异不低于20%。

2.同一ADRG组内的DRG病组的基准权重倒置。当病例伴有严重并发症或合并症病组与伴有并发症或合并症病组权重倒置时，将其合并为伴并发症或并发症病组，以3或A结尾；当病例伴有并发症或合并症病组与不伴有并发症或合并症病组权重倒置时，将其合并为不伴并发症或合并症病组，以5或B结尾；当病例伴有严重并发症或合并症病组与不伴有并发症或合并症病组权重倒置时，将同ADRG下病组全部合并，以9结尾。

3.同一ADRG组内病例数小于全部病例数的万分之一时，不再细分。

4.若某一ADRG组中只有一个DRG组有病例分入，将同ADRG下病组全部合并，以9结尾。

病例的信息经过DRG分组器后，如果正确入组会给出相应的组别的名称，即如上所说的两个字母和两个数字的组合，但这是针对能够正常入组的病例。我们会发现还有的入组结果为QY病组和0000病组，这两个结果就代表此份病例没有进行正常分组，我们得反过来思考它们没有入组的原因。首先我们看一下QY病例和0000病例在CHS-DRG1.1版本中代表的含义。

QY组：指与主要诊断无关的手术病例，可在多个MDC中出现，分别以BQY、CQY、DQY等编码表示。通俗来说，即主要诊断和主要手术不在同一个MDC导致无法正常入组。

0000组：指由于疾病诊断、手术或操作编码不规范等原因导致的不能正常入组的病例，包括不能进入任意MDC和进入了某MDC但是不能进入该MDC内任意内科ADRG等情况。通俗来说，即医保灰码（00码）和在某MDC的主诊表里但不在该MDC下的任何一个内科组（但有匹配的手术/操作可进入外科组或非手术室操作组）的病例。

不管是QY组还是0000组都与DRG分组步骤有紧密的联系，所以我们清晰地掌握分组过程，才能减少病例进入QY组和0000组。

二、DRG分组的相关术语

（一）主要诊断大类

主要诊断大类（Major Diagnostic Category，MDC）：指主要诊断按解剖系统及其他大类目进行分类的结果。

MDC为DRG组名的第一个字母，代表的是主要诊断对应的解剖系统或大类，CHS-DRG共分为26个主要诊断大类（MDC），如表2-1所示。

表2-1　CHS-DRG 主要诊断大类（MDC）

序号	MDC编码	MDC名称
1	MDCA	先期分组疾病及相关操作
2	MDCB	神经系统疾病及功能障碍
3	MDCC	眼疾病及功能障碍
4	MDCD	头颈、耳、鼻、口、咽疾病及功能障碍
5	MDCE	呼吸系统疾病及功能障碍
6	MDCF	循环系统疾病及功能障碍
7	MDCG	消化系统疾病及功能障碍
8	MDCH	肝、胆、胰疾病及功能障碍
9	MDCI	肌肉、骨骼疾病及功能障碍
10	MDCJ	皮肤、皮下组织及乳腺疾病及功能障碍
11	MDCK	内分泌、营养、代谢疾病及功能障碍
12	MDCL	肾脏及泌尿系统疾病及功能障碍
13	MDCM	男性生殖系统疾病及功能障碍
14	MDCN	女性生殖系统疾病及功能障碍
15	MDCO	妊娠、分娩及产褥期
16	MDCP	新生儿及其他围产期新生儿疾病
17	MDCQ	血液、造血器官及免疫疾病和功能障碍
18	MDCR	骨髓增生疾病和功能障碍，低分化肿瘤
19	MDCS	感染及寄生虫病（全身性或不明确部位的）
20	MDCT	精神疾病及功能障碍
21	MDCU	酒精/药物使用及其引起的器质性精神功能障碍
22	MDCV	创伤、中毒及药物毒性反应
23	MDCW	烧伤
24	MDCX	影响健康因素及其他就医情况
25	MDCY	HIV 感染疾病及相关操作
26	MDCZ	多发严重创伤

病例可以根据主要诊断的解剖部位或疾病性质具体分到MDC组，如肺炎分到MDCE呼吸系统疾病及功能障碍；冠状动脉粥样硬化性心脏病分到MDCF循环系统疾病及功能障碍；前列腺增生分到MDCM男性生殖系统疾病及功能障碍；恶性肿瘤化学治疗分到MDCR骨髓增生疾病和功能障碍，低分化肿瘤；等等。

虽然大部分MDC是根据解剖部位进行分类，但为了保证分组的科学性，将消耗大量医疗资源的病历单独成组，减少对整体分组效能的影响，设立先期分组（Pre-MDC）。病历进行DRG分组时，首先判断是否能进入先期分组，不能进入先期分组的再根据主要诊断进入剩下的MDC。先期分组包含4个MDC，分别是MDCA（先期分组疾病及相关操作），MDCP（新生儿及其他围产期新生儿疾病），MDCY（HIV感染疾病及相关操作），MDCZ（多发严重创伤）。例如有创呼吸机使用≥96小时，则优先进入MDCA组，多处严重的创伤性疾病进入MDCZ组。

（二）核心疾病诊断相关分组

核心疾病诊断相关分组（Adjacent Diagnosis Related Group，ADRG）：是主要根据疾病临床特征划分的一组疾病诊断或手术操作等临床过程相似的病例组合。ADRG不能直接应用于付费，需进一步细分为DRG后才能使用。

2021年5月27日公布的CHS-DRG 1.1版分组方案中，CHS-DRG分为376个核心疾病诊断相关分组（ADRG），其中外科手术组166个、非手术操作组24个，内科组186个。

ADRG是DRG组名中前两个字母和第一个数字组合构成的。通过MDC的诊断大类结合病例的治疗方式（分为手术、操作、内科治疗）决定具体分到哪个ADRG组，如表2-2所示。

表2-2　MDCB的ADRG部分

ADRG编码	ADRG 名称
MDCB	神经系统疾病及功能障碍
BB1	脑创伤开颅术
BB2	除创伤之外的其他开颅术
BC1	伴出血诊断的颅内血管手术
BC2	脑室分流及翻修手术
BD1	脊髓手术
BD2	神经刺激器植入或去除术
BE1	颈及脑血管手术
BE2	脑血管介入治疗
BJ1	神经系统其他手术
BL1	脑血管病溶栓治疗
BM1	脑血管介入检查术
BR1	颅内出血性疾患
BR2	脑缺血性疾患
BS1	非创伤性意识障碍
BT1	病毒性脑、脊髓和脑膜炎
BT2	神经系统的其他感染
BU1	神经系统肿瘤
BU2	神经系统变性疾患
BU3	脱髓鞘病及小脑共济失调
BV1	癫痫病
BV2	神经源性肌肉病
BV3	头痛
BW1	神经系统先天性疾患
BW2	脑性麻痹
BX1	大脑功能失调
BX2	颅神经/周围神经疾患
BY1	颅脑开放性损伤
BY2	颅脑闭合性损伤
BY3	脊髓伤病及功能障碍
BZ1	神经系统其他疾患

入到ADRG组的前提是，主要诊断在对应的MDC范围内，再根据这个疾病对应的治疗方式进行具体分组，这个时候我们就可以看ADRG的第二个字母的范围，如果在A-J范围内则确定为手术治疗组，在K-Q范围内则确定为操作治疗组，在R-Z范围内则确定为内科组。如表2-2关于神经系统疾病的ADRG组别中，BB1-BJ1代表神经系统疾病的手术治疗的疾病相关分组，BL1、BM1代表神经系统疾病的操作性治疗的疾病相关分组，BR1-BZ1代表神经系统疾病的内科治疗的疾病相关分组。

例如病人因脑出血住院，根据主要诊断入到MDCB神经系统疾病及功能障碍，如果病人是创伤性的脑出血进行脑室钻孔引流术治疗则分到BB1 脑创伤开颅术，如果进行脑室穿刺引流术则分到BJ1 神经系统其他手术，如果入院进行脑血管造影术则分到BM1 脑血管介入检查术，如果没有进行手术或者操作治疗则分到BR1 颅内出血性疾患。根据这个例子，我们可以看到同样一种疾病，治疗手段不同将会进入不同的DRG组。

（三）相关定义

1.主要诊断（Principal Diagnosis）：指经医疗机构诊治确定导致患者本次住院就医的疾病（或健康状况）。

2.其他诊断（Secondary Diagnosis）：指患者住院时并存的、后来发生的或是影响所接受的治疗和/或住院时间的疾病。

3.主要手术及操作（Major Procedure）：指患者本次住院期间，医院针对临床医师为患者作出主要诊断的病症所施行的手术或操作。

4.其他手术及操作（Secondary Procedure）：指患者本次住院期间被实施的其他手术或操作。

CHS-DRG的应用基于《医疗保障基金结算清单》数据、国家医保版《医疗保障疾病分类与代码》（ICD-10）和《医疗保障手术及操作分类与代码》（ICD-9-CM-3）。这个与我们病案首页用到的疾病和手术操作编码相似但不相同，因为所用的版本是不一样的，病案首页目前用的版本是ICD-10国家临床

2.0版和ICD-9-CM-3的3.0版本，从诊断和手术操作栏的选择原则来说两者也略有不同，后面做具体介绍。

5.并发症或合并症（Complication or Comorbidity，CC）：并发症（Complication）指与主要诊断存在因果关系，主要诊断直接引起的病症；合并症（Comorbidity）指与主要诊断和并发症非直接相关，但对本次医疗过程有一定影响的病症（不包括对当前住院没有影响的早期住院诊断），其中影响较大的称为"严重并发症或合并症（Major Complication or Comorbidity，MCC）"。

首先，以线性回归控制病例的性别、年龄、入院途径、离院方式等因素后，观测病例的并发症或合并症（用病例的其他诊断来标记）对医疗费用的影响，选出导致医疗费用增长超过 20%的并发症或合并症。其次，将这些明显增加费用的并发症或合并症按照其影响程度高低进行排序。最后，按照黄金分割原则，将对医疗费用影响较大的前 38.2%的疾病列为"严重并发症或合并症（MCC）"，另外的61.8% 列为"并发症或合并症（CC）"，将计算结果提交专家组进行讨论，并根据专家意见进行修订。最终，CHS-DRG共形成2250个MCC和7515个CC。

但是，在CC或MCC表中的并发症或合并症并不被认为是每个病组的并发症或合并症。由于一些其他诊断与主要诊断关系密切（按ICD-10的类目判断），因此这些其他诊断不能作为MCC/CC，应当予以排除。排除的过程也是入组过程的第四步，很多资料中没有显示。

并发症或合并症主要来源于诊断栏中的其他诊断，也是我们入组过程在ADRG基础上的第三步，所以我们对治疗或诊断了的疾病（花费了医疗资源）一定不要漏写，否则会降低我们病组并发症与合并症的发生频率，直接影响入组结果，影响医保支付金额。

（四）DRG分组步骤

为什么前面我们要介绍医保结算清单呢？因为我们入组的步骤及结果全部来源于医保结算清单，接下来我们看一下CHS-DRG分组流程示意图2-1。

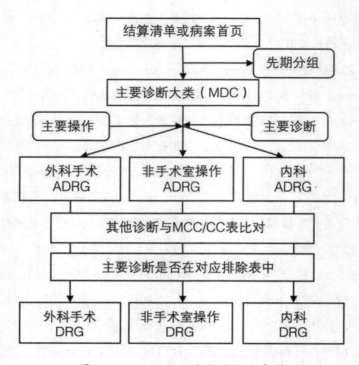

图2-1　CHS-DRG分组流程示意图

当一个患者的结算清单或病案进入分组流程，首先判断其是否属于特殊分组，如器官移植、呼吸机使用超过96小时或使用ECMO（体外膜氧合）的先期分组病例分入MDCA，年龄小于29天的新生儿分入MDCP，HIV感染病例分入MDCY，多发严重创伤病例分入MDCZ；然后参照各MDC的主诊表将非特殊分组病例按其主要诊断归入各主要诊断大类，生殖系统诊断须考虑性别，男性归入MDCM，女性归入MDCN；再依据病例的主要手术及操作和主要诊断，按照外科手术操作ADRG、非手术操作ADRG、内科诊断ADRG顺序，将病例分入各ADRG；最后将病例的全部其他诊断与MCC、CC表比对，根据比对成功的其他诊断，查找其对应的MCC/CC排除表，若该病例的主要诊断在相应的排除表中，则该病例的其他诊断不视为MCC或CC，仍保留其他诊断。如果有MCC，则分入伴严重合并症或并发症组，如果只有CC，则分入伴合并症或并发症组。如二者均没有，则分入不伴并发症或合并症组。

　　我们可以看出，主要诊断、主要手术操作的选择原则比较重要，直接决定了ADRG的入组情况，再者决定并发症或合并症的其他诊断的填写直接决定进入哪个DRG组。所以，接下来就要详细介绍医保结算清单中关于诊断栏和手术操作栏的填写规则。

　　例，以下为某地DRG入组规则。

　　第一步，提出未入组病例，住院时间＞60天，住院费用＞200万，主要诊断编码未查到，QY病历等因素。

　　第二步，Pre-MDC确认。

　　诊断+手术和操作。

　　MDCA：器官、骨髓/造血干细胞移植；气管切开伴呼吸机支持≥96小时或使用ECMO。

　　MDCP：出生＜29天内新生儿。

　　MDCY：HIV感染及相关操作。

　　MDCZ：多发严重创伤。

　　第三步，MDC确认。

　　MDC+第四步确认的ADRG的第一个字母。

　　第四步，ADRG确认。

　　诊断+手术和操作。

　　有主要诊断无手术或操作，入主要诊断ADRG。

　　有主要诊断、有手术或操作：

　　①主要诊断和主要手术。如主要诊断在MDCS/MDCT/MDCX，则对应入SB1/TB1/XJ1中；如主要诊断在MDCW中，主要手术不在WB1/WC1中，则对应入WJ1。

　　②排除①后，主要诊断和主要手术或操作入分组器。主要诊断与主要操作非同一MDC，入主要诊断ADRG。

　　③排除①和②后，主要诊断和手术或操作。在同一MDC下，此时应将所有操作入分组器；如主要操作和其他操作之一符合细分组ADRG中"同时包含以下手术……和……"，则入该操作对应的ADRG中，否则入同一MDC下（或

含有该主要操作）其他操作对应的ADRG中。

第五步，DRG确认。

先判断该ADRG组是否在直接分到9所在的ADRG组中，如果在其中，则第四位为9。

判断是否是MCC，首先循环其他诊断编码，判断其他诊断编码是否在MCC中，如果在，就查看该病历的主要诊断是否在该MCC的排除表中，如果在则不是严重合并症和并发症。

判断是否是CC，循环其他诊断编码，判断其他诊断编码是否在CC中，如果在，就查看该病历的主要诊断是否在该CC的排除表中，如果在则不是合并症和并发症。

如果经过以上判断还没有确定第四位，则判断根据为是否小于17岁。

如果不是MCC和CC，最后一位也未确定，则第四位为5。

对于MCC、CC表，各地医保局有可能根据地域大数据测算结果进行调整。

第二节　DRG 分组过程中的常见问题

在实际的分组过程中，除了没有正常入组的QY组和0000组以外，正常入组的病例也存在实际入组错误的问题，所有在DRG分组过程中可能出现的问题，大致分为六大类。

一、主要诊断选择错误或编码错误

（一）主要诊断编码灰码问题

当主要诊断的编码为医保认为的灰码（灰码大多是无法被分组器识别），将导致此份病历无法入组。

CHS 1.1基于医保版2.0的编码使用条目为30476条，更为细致，更贴近临床，应能更好地作出选择。目前多家医院使用的国临版编码，上传卫健委较为轻松，而上传医保就需要映射步骤通过国临版映射医保2.0编码除去不可使用的灰色条目，剩29494条，实际编码使用条目比标准的医保2.0库缺失了九百余条。这九百多种情况会对临床造成影响，例如腹主动脉瘤未提及破裂等就为缺失，对照后为灰码，不可使用。这些编码大部分属于统计码，统一的标志是以00结尾，所以俗称00码。通常ICD-10编码最后两位是00的，ICD-9编码最后三位是000的，大概率是灰码。但是，不是所有尾数是00（或000）的编码都是灰码。

在实际工作中，医院可以将频繁使用的灰码加入日常监测中，有针对性地规避误填灰码的问题。同时，要建立起医保结算清单质控系统，将灰码校验规则纳入其中，实时提醒及修改不规范填写，提升质控能力。

（二）主要诊断选择错误

主要诊断选择错误直接影响病例进入哪个MDC，间接影响DRG的入组结果。

1.肿瘤类疾病

根据肿瘤类疾病主要诊断的选择原则，只有本次住院针对原发肿瘤或继发肿瘤进行确诊或者手术治疗的，肿瘤才可以作为主要诊断。实际操作中，很多临床医生只要是对肿瘤类病人进行了化疗、放疗或者并发症的治疗（不论是否为本次住院时的治疗），都习惯以肿瘤作为主要诊断，这样主要诊断就直接选择错误。

例一，患者2年前诊断为"右乳浸润性导管癌"，行右乳癌根治术+背阔肌转位修复术，术后病检提示：右乳腺浸润性导管癌（WHOII级），右腋下淋巴结内可见癌转移，术后继续按TEC方案化疗+胸壁放疗。本次计划给予化疗，由于患者抵触，未行化疗，办理出院。

主要诊断：乳腺癌。

其他诊断：乳腺癌化学治疗。

分析：本案例中临床医师主诊断给予"乳腺癌"，按该诊断入组为

"MDCJ—JR1乳房恶性肿瘤"（注意未行手术，分于内科组）。

实际上，该患者本次住院以恶性肿瘤术后化疗为主要目的，《住院病案首页数据填写质量规范》（以下简称《规范》）第十三条规定，"本次住院仅对恶性肿瘤进行放疗或化疗时，选择恶性肿瘤放疗或化疗为主要诊断"。

按《规范》中主诊断选择规则，该案例主要诊断应为"手术后恶性肿瘤化学治疗（Z51.102）"，入组"RU1与化学和/或靶向、生物治疗有关的恶性增生性疾患"。

表2-3 主要诊断选择错误举例

主要诊断编码	主要诊断名称	主要手术及操作	CHS-ADRG组
C50	乳腺恶性肿瘤	无	JR1乳房恶性肿瘤
Z51.1	手术后恶性肿瘤化学治疗	无	RU1与化学和/或靶向、生物治疗有关的恶性增生性疾患

当只是针对恶性肿瘤和/或为治疗恶性肿瘤所造成的并发症进行治疗时，选择该并发症作为主要诊断，恶性肿瘤作为其他诊断首选。如果同时有多个恶性肿瘤，按照肿瘤恶性程度的高低顺序书写。

例二，患者为治疗恶性肿瘤相关的贫血而入院，且仅对贫血进行了治疗，应选肿瘤疾病引起的贫血作为主要诊断（D63.0*肿瘤引起的贫血）；如果是为了治疗因化疗、放疗和免疫治疗引起的贫血而住院时，且仅对贫血进行了治疗，选择贫血作为主要诊断。

例三，患者一年前诊断为肝恶性肿瘤并伴有梗阻性黄疸，入院后进行了胆管造影并经皮经肝胆管引流术，好转出院。医生认为是由肝恶性肿瘤引起的梗阻性黄疸，所以以肝恶性肿瘤作为主要诊断。结合肿瘤主诊选择原则，如果本次住院时针对肿瘤的并发症进行治疗的应以并发症作为主要诊断，所以主诊选择错误。

例四，患者肺癌三年，胸前疼痛做骨扫描发现肋骨有转移，入院后进行放射性核素滴入，好转出院。根据肿瘤疾病主要诊断选择原则，肿瘤作为主诊的只有两种情况，本次住院对肿瘤进行确诊或者进行手术的。如果入院前已确诊，本次住院进行了化疗或者放疗的，应以化疗/放疗作为主要诊断。

主要诊断：肋骨继发恶性肿瘤。

主要手术操作：放射性核素滴入。

表2-4　要诊断选择错误举例

主要诊断编码	主要诊断名称	主要手术及操作	CHS-ADRG组
C79.500x021	肋骨继发恶性肿瘤	放射性核素注射或滴入	QY
Z51.003	恶性肿瘤放射治疗	放射性核素注射或滴入	RC1 恶性增生性疾患放射治疗

本例可以看出，主诊选择错误导致病例不能正确入组，调整以后病例顺利进入RC1组。

2.转科病人

目前，很多临床医师对于主要诊断还有很多错误的观点，尤其是针对转科病人，医师可能受医院职能部门对跨科收治病人考核的影响，或者认为经自己科出院的病人就应当以本科疾病作为主要诊断才可以的想法，对很多转科病人的主要诊断选择错误。主要诊断的选择总则是三最，即花费医疗资源最多、对患者危害最大、住院时间最长的疾病。

例一，患者股骨颈骨折进入骨科住院，医院对患者进行了人工双动股骨头置换术，患者在手术后第三天出现了重症肺炎合并有慢性呼吸衰竭和电解质紊乱继而转入呼吸科进行治疗，后好转出院。呼吸科医生以主要治疗的呼吸衰竭作为主要诊断，结合主要诊断选择原则，应以股骨颈骨折作为主要诊断，选择错误。我们看一下两种不同的选择入组结果。

表2-5　主要诊断选择错误举例

主要诊断编码	主要诊断名称	主要手术及操作	CHS-ADRG组
J96.900	呼吸衰竭	人工双动股骨头置换术	QY
S72.000	股骨颈骨折	人工双动股骨头置换术	IC2 髋、肩、膝、肘和踝关节置换术

主要诊断为呼吸衰竭则病例进入MDCE中，根据主要诊断可能进入ADRG的有ER3、EC1、EJ1组，根据主要手术人工双动股骨头置换术可能进入MDCI

下的ADRG组为IC2组。我们可以看到，主要诊断和主要手术对应的MDC组不一致，疾病与手术的解剖部位不一致会引起歧义，不能正常分组。

主要诊断调整为股骨颈骨折，对应的MDC组为MDCI、MDCZ，可能进入的ADRG有IR2.zo8；结合主要手术人工双动股骨头置换术可能进入MDCI下的ADRG组为IC2组。我们可以看到，此病例的主要诊断和主要手术都可以对应MDCI组，所以进入到IR2组。由于其他诊断中有合并症与并发症，因此最终分组IC2髋、肩、膝、肘和踝关节置换术，伴有并发症与合并症组。

3.需限定主要诊断范围的病组

如果主要诊断选择错误，即使病例做同样的手术，入组也不相同，因为有些手术/操作病组直接限定主要诊断的范围。很多手术病组只要主要诊断在MDC的范围内就可以入手术操作组，但也有部分病组需要限定主要诊断的范围，只有主要诊断在它的范围内才可以入组，如果此诊断在MDC的主要诊断范围但不在ADRG规定的主要诊断范围就不能正常入组。

例一，患者因心前区胸闷等身体不适入院，入院后结合检查结果确定为难治性心力衰竭，后进行心脏再同步起搏器置入术治疗，好转出院。

主要诊断：心律失常。

其他诊断：难治性心力衰竭。

本病例虽然伴有心律失常，但置入心脏再同步起搏器主要是为了治疗难治性心力衰竭，根据主要诊断选择原则，以花费医疗资源最多、病情最严重、住院时间最长的规则，应以与手术适应症的难治性心力衰竭作为主要诊断，调整后分组发生变化。

表2-6　主要诊断选择错误举例

主要诊断编码	主要诊断名称	主要手术及操作	CHS-ADRG组
I49.900	心律失常	心脏再同步起搏器置入术	FK2 不伴急性心肌梗死/心衰/休克的心脏除颤器及心室同步
I50.900x017	难治性心力衰竭	心脏再同步起搏器置入术	FK1 伴急性心肌梗死/心衰/休克的心脏除颤器及心室同步

例二，患者因股骨颈骨折入院，择期进行了股骨头置换术，手术后出现

重症肺炎，后对症治疗，好转出院。

主要诊断：重症肺炎。

其他诊断：股骨颈骨折。

主要手术操作：股骨头置换术。

本病例属于择期手术后又发生并发症，根据主要诊断选择原则，对于择期手术后出现的并发症要以择期手术对应的诊断作为主要诊断；如果不是择期手术出现的并发症则依据主要诊断选择原则的"三最"进行选择。所以，本例应调整主要诊断为股骨颈骨折，呼吸衰竭作为其他诊断，调整后分组结果发生变化。

表2-7　主要诊断选择错误举例

主要诊断编码	主要诊断名称	主要手术及操作	CHS-DRG组
J18.903	重症肺炎	股骨头置换术	QY
S72.000	股骨颈骨折	股骨头置换术	IC2 髋、肩、膝、肘和踝关节置换术

（三）主要诊断类型不明确

主要诊断的"大帽子"选择我们经常可见，如冠状动脉粥样硬化性心脏病、心律失常、风湿性心脏病、先天性心脏病等，这类主要诊断选择其实没有明确疾病的性质及病因，如果我们明确主要诊断的主要类型，应以具体的病因诊断作为主要诊断。

例一，患者冠心病入院，结合一系列检查结果和临床表现，确诊为心绞痛，药物治疗后好转出院。

主要诊断：冠状动脉粥样硬化性心脏病。

其他诊断：急性心绞痛。

根据主要诊断选择原则应调整为心绞痛作为主要诊断，这样入组结果发生变化。

表主2-8　要诊断类型不明确举例

主要诊断编码	主要诊断名称	主要手术及操作	CHS-ADRG组
I25.103	冠状动脉粥样硬化性心脏病	无	FR4　冠状动脉粥样硬化/血栓/闭塞
I20.000	不稳定型心绞痛	无	FR3　心绞痛

（四）主要诊断不规范

当把不能作为主要诊断的诊断填到主要诊断栏内时，DRG分组不能入组，会导致不能DRG付费，总权重及其他指标误差增大。如产科以孕周作为主要诊断，神经内科以脑梗死后遗症、脑出血恢复期作为主要诊断，手术科室以手术后恢复期作为主要诊断，这些诊断一般都不能作为主要诊断，无法入组，应将具体治疗的疾病或并发症作为主要诊断才能正确入组。

例一，患者两年前发生急性脑梗死，目前有脑梗死后遗症的偏瘫，入院后进行偏瘫侧肢体功能恢复，并给予中医传统针灸治疗疏通偏瘫侧经络、推拿治疗中风后遗症，好转出院。

主要诊断：脑梗死恢复期。

其他诊断：高血压病3级（极高组）。

诊断中直接漏掉了主要治疗的疾病——偏瘫，导致入组直接错误，入到0000组。

表2-9　主要诊断不规范举例

主要诊断编码	主要诊断名称	主要手术及操作	CHS-ADRG组
I69.300x003	脑梗死恢复期	针灸	0000
G81.900	偏瘫	针灸	BZ1 神经系统其他疾患

例二，患者骨折内固定术后两年来院取内固定，医师给予门诊诊断和主要诊断。

主要诊断：股骨骨折术后。

主要手术：取出骨折内固定装置。

本例主要诊断为术后状态，不符合作为主要诊断的规则，应根据住院期间主要的医疗内容给予主要诊断，建议调整为取出骨折内固定装置，分组结果发生改变。

表2-10　主要诊断不规范举例

主要诊断编码	主要诊断名称	主要手术及操作	CHS-DRG组
Z98.800x602	股骨骨折术后	股骨内固定装置去除术	0000
Z47.001	取除骨折内固定装置	股骨内固定装置去除术	IF5 骨科固定装置去除/修正术

（五）主要诊断编码错误

临床医师给予的诊断名称一般是临床上的术语，这些术语在编码时却有一些差别，尤其是产科的诊断。比如头盆不称，编码时要区分产程前后；瘢痕子宫分为妇科疾病和产科里由于前次剖宫产的瘢痕子宫对分娩方式和过程的影响，编码不同，分组结果也截然不同，所以我们在编码时尤其要注意。

例一，产妇五年前剖宫产，此次住院进行再次分娩，临床诊断瘢痕子宫，手术是经选择的剖宫产，后分娩出院。

主要诊断：瘢痕子宫。

主要手术操作：剖宫产术，子宫下段横切口。

表2-11　主要诊断编码错误举例

主要诊断编码	主要诊断名称	主要手术及操作	CHS-ADRG组
N85.801	子宫瘢痕	剖宫产术，子宫下段横切口	QY
O34.201	妊娠合并子宫瘢痕	剖宫产术，子宫下段横切口	OB1 剖宫产术

如果N85.801子宫瘢痕是对应的妇科疾病，只有我们编码为产科编码O34.201妊娠合并子宫瘢痕，主要手术才能与主要诊断相一致，可以正常入组，否则存在歧义，无法入组。

例二，患者鼻塞，入院检查发现鼻甲上有一个2×2cm的肿物，后进行内镜下鼻内病损切除，病理结果显示恶性，后对症治疗，好转出院。

主要诊断：鼻内肿物。

主要手术：内镜下鼻内病损切除术。

该病例病理结果为黑色素瘤，编码员直接将主要诊断编码为C43.900皮肤恶性黑色素瘤，但肿瘤的实际部位在鼻内鼻甲处，正确的主要诊断应为鼻甲恶性肿瘤，由于编码人员在编码时翻译错误，导致解剖部位不一致，入组错误。

表2-12　主要诊断选择错误举例

主要诊断编码	主要诊断名称	主要手术及操作	CHS-ADRG组
C43.900	皮肤恶性黑色素瘤	内镜下鼻内病损切除术	QY
C30.002	鼻甲恶性肿瘤	内镜下鼻内病损切除术	DD2鼻腔、鼻窦手术

（六）主要诊断和其他诊断可以进行合并编码的没有进行合并编码

疾病编码中不仅用星剑号编码同时表示疾病的病因和临床表现，而且当两种疾病有关联或者同时存在时，会用一个编码来代表两种疾病或两种临床表现。如果能合并编码而未进行合并，有时也会导致分组错误。

例一，病人急性阑尾炎入院，并且腹部疼痛剧烈，同时伴有严重的弥漫性腹膜炎，后进行腹腔镜下阑尾切除术，好转出院。

主要诊断：急性阑尾炎。

其他诊断：弥漫性腹膜炎。

主要手术操作：腹腔镜下阑尾切除术。

表2-13　合并编码举例

主要诊断编码	主要诊断名称	主要手术及操作	CHS-ADRG组
K35.900	急性阑尾炎	腹腔镜下阑尾切除术	GD2 阑尾切除术
K35.200	急性阑尾炎伴有弥漫性腹膜炎	腹腔镜下阑尾切除术	GD1伴穿孔、化脓、坏疽等阑尾切除术

如果主要诊断和其他诊断分开填写，则进入GD2组，调整合并编码后则进入GD1组，所以我们在编码时一定要注意疾病的合并编码。

（七）主要诊断编码不在ADRG对应的主诊表中

CHS-DRG1.1版本较1.0版本有差别，在1.0版本中肿瘤类的终末期化疗或者终末期放疗作为主要诊断，对应操作化疗和放疗可以分别入组RC1和RE1组中，但在1.1版本中关于肿瘤类相关的化疗组和放疗组对应的ADRG组的诊断中没有关于终末期的诊断，只有术前、术后、维持性和姑息化疗或放疗。所以，如果诊断不在ADRG对应的诊断表中，病例是无法入组的，这时我们要根据实际病例调整诊断名称和编码。

二、主要手术选择错误或编码错误

在临床手术操作中，入路方式、手术部位、术式方法、疾病性质排列组合后非常复杂，因此对编码员来说，编码难度确实很大，对编码员的工作态度、专业知识要求也比较高。

举例：腰椎间盘突出的手术有传统的椎弓根手术如后入路腰椎间盘切除术，关联的手术有假体置入、椎板棘突破坏术、腰椎融合内固定术；有孔镜手术如椎间盘镜下后入路腰椎间盘切除术，关联的手术有椎间盘镜下椎管成形术。

手术及操作编码是反映医疗机构病案编码质量的重要指标，因专业知识不够出现的手术编码误编会严重影响重要病种的质量评价、临床路径质量分析。

（一）主要手术操作编码为医保灰码

与主要诊断为医保灰码一样，如果主要手术操作为医保灰码，病例在分组的第二步骤就无法入组。一般手术操作的灰码是因为部位或者术式没有明确，没有进一步细化的手术操作名称对应的编码，如果调整为该编码下的扩展码，部位或者术式进一步明确的一般不是医保灰码，病例可以顺利入组。

（二）主要手术操作的漏填

主要手术操作的漏填经常见于转科病历，手术费用栏有费用但是手术操作栏为空，这样会极大地增加病组的入组错误率。

例一，患者既往乳腺癌手术治疗，本次住院期间按原计划行6周期CEF化疗。

主要诊断：手术后恶性肿瘤化学治疗（Z51.102）。

主要手术及操作：静脉注射化疗药物（99.2503）。

分析：本案例中，患者因乳腺癌术后进行化学治疗，主要诊断为"手术后恶性肿瘤化学治疗（Z51.102）"。临床医师往往注重手术操作的填写，易漏填化疗和放射治疗，此处如果没有填写"静脉注射化疗药物"，将导致入组错误。对比情况如下表：

表2-14　主要手术操作漏填举例

主要诊断编码	主要诊断名称	主要手术及操作	CHS-ADRG组
Z51.1	手术后恶性肿瘤化学治疗	无	RU1与化学和/或靶向、生物治疗有关的恶性增生性疾患
Z51.1	手术后恶性肿瘤化学治疗	静脉注射化疗药物	RE1恶性增生性疾患的化学和/或靶向、生物治疗

例二，患者面肌痉挛入院，住院期间有进行腰椎穿刺术（医生首页漏写）、面神经微血管减压术，编码人员在编码过程中，及时发现漏写操作并进行补充，不小心把主要手术删除，造成主要手术选择错误，入组错误。

主要诊断：面肌痉挛。

主要手术：腰椎穿刺术。

表2-15　主要手术操作漏填举例

主要诊断编码	主要诊断名称	主要手术及操作	CHS-DRG组
G51.301	面肌痉挛	腰椎穿刺术	BX2周围神经疾患
G51.301	面肌痉挛	面神经微血管减压术	BJ1 神经系统其他手术

我们由此可以看出，主要手术的漏写直接导致本应进入手术组的病例进入到内科治疗组，一般手术治疗组的标杆费用大于内科治疗组，这样会降低此病例的权重，进而影响报销费用。

（三）主要手术操作选择错误

在临床实际填写首页时，很多医生还是按照手术操作的时间顺序来填写手术操作栏，往往把难度大的、复杂的大手术放到了其他手术操作，而把简单的操作放到了主要手术操作栏内，这样导致病例入到一个比实际权重低的病组甚至不入组，所以我们要牢牢把握主要手术操作的选择原则。

例一，经彩超发现患者右乳房内有一个2cm×3cm的肿块，后办理入院进行确诊。乳房穿刺活检发现是乳癌，后经患者同意进行保乳根治性切除，医师按照手术操作的时间顺序进行填写。

主要诊断：乳腺恶性肿瘤。

主要手术操作：乳房穿刺活检。

其他手术操作：保乳根治性切除。

本例应选择与主要诊断相一致花费医疗资源最多、最复杂、难度系数最大的根治性切除作为主要诊断，主要手术操作选择错误，导致病例入组错误，权重值降低。

表2-16　主要手术操作选择错误举例

主要诊断编码	主要诊断名称	主要手术及操作	CHS-ADRG组
C50.900x011	乳腺恶性肿瘤	乳房穿刺活检	JR1 乳房恶性肿瘤
C50.900x011	乳腺恶性肿瘤	单侧保乳乳腺改良根治术	JA2 乳房恶性肿瘤根治性切除

例二，患者急性脑干梗死入院，后进行了主动脉弓和脑血管造影有创检查，后根据检查结果对症治疗，好转出院。医师填写主要手术操作时没有充分考虑主要诊断和主要手术操作一致的原则，导致病例无法入组。

表2-17　主要手术操作选择错误举例

主要诊断	主要手术及操作名称	主要手术及操作编码	CHS-ADRG组
脑干梗死	主动脉弓造影	88.4201	QY
脑干梗死	脑血管造影	88.4101	BM1脑血管介入检查术

根据主要诊断，脑干梗死可以进入MDCB 神经系统疾病及功能障碍。如果

主要手术是主动脉弓造影，则对应FF2外周血管手术伴介入操作，属于MDCF循环系统疾病及功能障碍，与主要诊断对应的MDC不一致，所以无法入组，判定为主要诊断与主要手术部位不一致，进入QY病历组；当调整为脑血管造影时，手术对应的也是MDCB组，根据具体手术操作进入BM1脑血管介入检查术。

（四）主要手术操作编码错误

手术操作编码一般有四个分类轴心：解剖部位、疾病性质、手术入路、手术术式。当其中一个表述错误时，手术操作的含义大相径庭。

由于编码人员的临床知识有限，或与临床医师沟通不当，导致编码时出现手术操作名称和编码错误，进而入组错误。

1.主要手术操作部位不明确

例一，患者头皮一肿物2.0cm×3.0cm大小，高于皮肤入院，入院后进行相关检查并对肿物进行了切除。在手术记录中，医师记录为"切开头皮皮肤及皮下，见肿物与周围界限清楚，分离并切除，后进行皮瓣缝合"，病理检查结果为脂肪瘤，后伤口无感染、无不适，好转出院。

主要诊断：头部脂肪瘤。

主要手术操作：皮肤病损切除术。

由于没有深刻理解手术范围，手术记录简单地划到皮肤病损里，与实际不一致，经过修改调整，入组结果发生变化。

表2-18　主要手术操作部位不明确举例

主要诊断名称	主要手术及操作	主要手术及操作编码	CHS-ADRG组
头部脂肪瘤	皮肤病损切除术	86.3x02	QY
头部脂肪瘤	皮下组织病损切除术	86.3x03	JJ1皮肤、皮下组织的其他手术

2.主要手术操作术式不明确

例二，患者因糖尿病足入院，入院后给予病损处清创并多次VSD，后好转出院。

主要诊断：2型糖尿病足病。

主要手术操作：皮肤病损切除术。

表2-19　主要手术操作术式不明确举例

主要诊断名称	主要手术及操作	主要手术及操作编码	CHS-ADRG组
2型糖尿病足病	皮肤病损切除术	86.3x02	QY
2型糖尿病足病	皮肤和皮下坏死组织切除清创术	86.2200x011	KJ1因内分泌、营养、代谢疾患的其他手术

本例中，编码人员没有将患者的手术操作编码正确分到对应的细目中，导致与主要诊断不一致而无法入组，修改后，正常入组。

例三，患者胸腔积液入院，住院后进行胸腔穿刺放置引流管引流，并进行涂片，发现胸腔积液中有恶性肿瘤细胞，后对症治疗，好转出院。

主要诊断：恶性胸腔积液。

主要手术操作：腹腔穿刺引流。

表2-20　主要手术操作术式不明确举例

主要诊断名称	主要手术及操作	主要手术及操作编码	CHS-ADRG组
恶性胸腔积液	腹腔穿刺引流术	54.9101	QY
恶性胸腔积液	胸腔闭式引流术	34.0401	ED1除肺、纵隔、气管、胸壁外的其他手术

本例中，手术操作编码错误直接导致主要诊断和主要手术部位不一致无法分组，经核实修改顺利入组。

3.主要手术操作入路表述不明确

例四，患者急性化脓性阑尾炎入院，进行急诊阑尾切除手术，好转出院。后查看手术记录，手术是在腹腔镜下进行阑尾切除的，容易错误编码为开腹的阑尾切除术。虽然在CHS-DRG1.1版本中分组结果相同，但我们还是应该明确它的具体入路方式。

主要诊断：急性化脓性阑尾炎。

主要手术操作：阑尾切除术。

表2-21 主要手术操作入路表述不明确举例

主要诊断名称	主要手术及操作	主要手术及操作编码	CHS-ADRG组
急性化脓性阑尾炎	阑尾切除术	47.0901	GD2 阑尾切除术
急性化脓性阑尾炎	腹腔镜下阑尾切除术	47.0100	GD2 阑尾切除术

（五）主要手术操作不在ADRG所属的手术操作范围

CHS-DRG1.1版本较1.0版本有差别，在1.0版本中关于肾衰竭进行血液透析治疗的病例可以顺利入组，但是在1.1版本中因血液透析不能进入属于LL1肾透析ADRG组里对应的手术操作的范围，导致无法入组。

三、主要诊断、主要手术均选择错误

前面讲主要诊断错误会导致MDC错误，主要手术操作错误会导致ADRG错误，如果两者都错误直接导致入组结果大相径庭，除了可能不符合填写要求，权重也会有很大的出入。

例一，患者患非霍奇金淋巴瘤两年，入院肿瘤已发生多处转移及代谢性酸中毒、缺血缺氧性脑病等严重并发症，本次急诊入院是因为发生急性呼吸衰竭，入院后给予心外按压、气管内插管呼吸机治疗，入院后5天死亡。

主要诊断：非霍奇金淋巴瘤。

其他诊断：急性呼吸衰竭。

主要手术操作：气管内插管。

其他手术操作：呼吸机治疗（≥96小时）、心外按压。

主要诊断为肿瘤，本案例不符合根据肿瘤做主要诊断的两种情况，所以主要诊断选择不符合填写规则，使用有创呼吸机≥96小时可以先期入组选定的主要手术操作的根据是呼吸机治疗这个手术操作名称，我们可以发现本例主要诊断和主要手术操作均选择错误。

表2-22 主要诊断和主要手术操作均错误举例

主要诊断名称	主要手术及操作	CHS-ADRG组
非霍奇金淋巴瘤	气管内插管	QY
急性呼吸衰竭	呼吸机治疗（≥96小时）	AH1 有创呼吸机支持≥96小时或ECMO或全人工心脏移植术

四、其他诊断漏填

影响DRG最后一位的因素是患者的出院情况、年龄、性别和出生体重等特异性差异因素，其中贯穿分组始终的是其他诊断（CC/MCC）。因此，当这部分信息出现异常时，分组结果是否正确就有待商榷。结合《住院病案首页数据填写质量规范（暂行）》要求，需要正确地填写其他诊断栏目。导致其他诊断漏填的原因主要有：

一是临床医生习惯填写患者入院时的诊断，常常忽略患者住院期间所发生的并发症、伴随症情况。

二是临床医师不重视检查结果异常所提示的临床意义（包括高脂血症、胆囊息肉、高尿酸血症），没有在病案首页中填写。

三是编码员未按照编码规则对诊断进行处理。

例一，68岁男性患者因"黑便、呕吐1日余"入院，急诊血常规示红细胞、血红蛋白、血小板减少，D-二聚体-1及凝血四项正常。入院后行胃镜检查，提示胃溃疡、十二指肠球部炎症，给予抑酸护胃、营养支持等对症治疗，后患者大便转黄，好转出院。

主要诊断：K92.210 消化道出血。

其他诊断：K25.900x001 胃溃疡、K26.400x003 十二指肠糜烂出血。

分析：本案例中，患者胃镜检查显示"胃溃疡"，同时伴有消化道出血，选择将原发病"胃溃疡"和并发症"消化道出血"合并编码作为主要诊断，即K25.000 急性胃溃疡伴有出血。

例二，患者在家中不小心打翻热水，导致上肢二度烧伤，入院进行治疗，好转出院。

主要诊断：上肢二度烧伤。

本例由于只考虑了诊断烧伤的程度编码，而忽视了烧伤涉及的体表范围的诊断而无法入组，进行调整后正常入组。

表2-23　其他诊断漏填举例

主要诊断名称	其他诊断名称	主要手术及操作	CHS-ADRG组
上肢二度烧伤	无	无	未入组
上肢二度烧伤	涉及体表10%的烧伤	T31.000x001	WZ1其他烧伤、腐蚀伤及冻伤等灼伤

在CHS-DRG分组方案中，经药物治疗的消化性溃疡主要由主要诊断决定入组和权重，伴出血或穿孔的消化性溃疡权重高于不伴并发症的消化性溃疡。对于出现并发症的病例，在编码时务必合并编码并选择其为主要诊断，以免在医保赔付中出现不必要的亏损。

据数据统计，出现其他诊断漏填频次最高的三种情况如下：

1.多发伤、复合伤；

2.基础病较多的老年人慢性病急发住院；

3.多部位大面积烧伤，烧伤部位和烧伤面积编码较多。

其他诊断的漏编会对正确统计医院及地区疾病谱、支撑DRG分组和医疗机构绩效评估产生极大的负面影响。

五、其他手术操作漏填

在DRG分组中，绝大多数病组的治疗方式仅通过主要手术操作决定，少数病组不仅与主要手术操作有关，还需要同时具有其他手术操作，才可以正常入组。在CHS-DRG1.1版本中，此类病组较1.0版本减少，但仍然存在。

例一，患者门诊经乳腺彩超+钼靶看到乳腺有不典型结节，高度怀疑恶性，由于患者未婚，入院后进行了乳腺的象限切除并做了腋下淋巴结根治性切除，病理显示浸润性导管癌，后好转出院。

主要诊断：乳腺恶性肿瘤。

主要手术：乳腺象限切除术。

根据主要诊断和主要手术，病例分组于 JB2 乳腺切除手术；翻看手术记录，补充腋下淋巴结根治性切除术，正确分组于 JA2 乳房恶性肿瘤根治性切除。我们一定要认真阅读手术记录，避免漏填其他手术操作。

六、病人个体特征信息错误

根据以上分组步骤，我们可以看到主要诊断、主要手术操作、其他诊断、其他手术操作对分组的影响，除了这些疾病手术外，病人的个体特征信息的对错也会直接影响入组结果。

例一，病人门诊检查发现子宫肌瘤，入院后给予子宫肌瘤切除，后好转出院。根据入院目的和住院过程，给予相应的诊断和手术编码。

主要诊断：子宫多发性平滑肌瘤（D25.900x001）。

主要手术：子宫肌瘤切除（68.2901）。

分组结果反馈为未入组，查看医保结算清单发现病人的性别是男，导致无法入组。修改病案首页及医保结算清单后，入组到 NA2 女性生殖器官恶性肿瘤广泛切除术以外的手术。

在病案首页编码过程中，临床医生和编码员担当数据生产者的角色，他们对相关知识的掌握和重视程度直接关系到院内住院病案首页的质量。提高编码员的编码能力能有效地提高病案质量，具体可以有如下做法：

1.加强病案编码员专业学习及业务考核。可开展地域性或医疗机构内部的编码知识笔试与技能操作考核，将考核结果纳入编码员绩效考核，以此提高编码员的责任心。

2.开展阶段性的疑难编码讨论。激励编码员变被动学习为主动学习，补充和拓宽编码知识，编码员可借助互联网或及时向临床医师请教，学习手术/操作的入路、术式、部位、疾病性质相关知识，总结工作中遇到的知识点与难点问题，由此提高知识储备。

3.加强临床医师与编码员的有效沟通。病案管理部门阶段性统计常出错的临床医师及出错的种类，并反馈至临床科主任，或经三级医院病案管理委员会讨论，组织常出错的临床医师到编码室轮转，与编码员互相学习，由此提高住院病案首页的填写质量。

参考文献：

[1]国家医疗保障局办公室.关于印发医疗保障疾病诊断相关分组（CHS-DRG）细分组方案（1.0版）的通知（医保办发〔2020〕29号）[EB/OL].[2020-06-18].http：//www.nhsa.gov.cn/art/2020/6/18/art_53_3241.html.

[2]国家卫生计生委办公厅.关于印发住院病案首页数据填写质量规范（暂行）和住院病案首页数据质量管理与控制指标（2016版）的通知（国卫办医发〔2016〕24号）[EB/OL].[2020-06-27].http：//www.nhc.gov.cn/yzygj/s2909/201606/fa8a993ec972456097a2a47379276f03.shtml.

[3]国家医疗保障局办公室.关于印发医疗保障基金结算清单填写规范的通知（医保办发〔2020〕20号）[EB/OL].[2020-05-08].http：//www.nhsa.gov.cn/art/2020/5/8/art_140_8504.html.

[4]丁锦希，黄新锋，严娟，等.医保结算清单与病案首页、收费票据比较分析[J].中国医院，2021，25（6）：9-11.

第三章　DIP 分组理论

第一节　DIP 政策解读

国家医保局于2020年10月发布了《国家医疗保障按病种分值付费DIP技术规范》和《DIP目录库》，成为指导全国各地开展DIP付费操作的纲领性文件。DIP采集全国海量的病案首页数据，利用真实、全量数据客观还原病种的疾病特征及医疗行为，通过对疾病共性特征及个性变化规律的发现，建立医疗服务的"度量衡"体系，较为客观地拟合成本、计算分值、结算付费，形成对医保支付方式改革的重要技术支撑。DIP在理念和操作方法上，更加符合我国国情、客观反映临床现实，具有公开、透明的现代管理特性。

国家DIP的技术特征总结为5个"一"路径，包括一套数据信息库；一个国家病种组合目录库（主目录、辅助目录）；一套分值付费标准；一套监管考核体系；一支专家队伍。

一、国家医保病种分值库

DIP目录库（1.0版）的编制以地方海量病例为基础，通过对数据融合清理，剔除缺少疾病诊断的病例、手术操作记录异常的病例，使用医保版疾病诊断编码前4位和手术操作编码进行聚类，基于疾病与治疗方式的共性特征组合分组，形成主目录，以15例为病例数量临界值，将主目录区分为核心病种近11553组，综合病种2499组，形成病种分值库，见表3–1。

表3-1　国家医保局病种分值库（部分）

诊断编码	诊断名称	操作编码	操作名称
A02.0	沙门菌肠炎		
A03.3	宋内志贺菌引起的细菌性痢疾		
A04.9	未特指的细菌性肠道感染		
A05.0	食物媒介的葡萄球菌性食物中毒		
A05.3	食物媒介的副溶血性弧菌食物中毒		
A08.0	轮状病毒性肠炎		
A08.5	其他特指的肠道感染		
A08.5	其他特指的肠道感染	03.3101	腰椎穿刺术
A09.0	其他和未特指传染性病因的胃肠炎和结肠炎		
A09.9	未特指病因的胃肠炎和结肠炎		
A09.9	未特指病因的胃肠炎和结肠炎	45.2301	可曲性光学纤维结肠镜检查
A09.9	未特指病因的胃肠炎和结肠炎	45.2302	电子结肠镜检查

　　数据聚类的方法就是将病案首页的诊断编码前4位与手术操作编码进行聚类，形成N个组合，按照一定规则最终形成病种分值库。病种分值库的每一行即为一个病种组合，相同的诊断（前4位码相同），不同的诊疗方式组成了不同的组合，也会得到不同的例数和平均费用，这是计算病种组合分值的基础。

　　各地医保局制定本地的病种分值库，由于各地的病种结构不同，在进行聚类病种组合中，可能部分病种组合和国家医保局的病种组合一致，有些达到一定例数，但不在国家医保局的名录库，当地也采用达到一定例数的病种组合形成本地的病种组合，与国家医保局的病种组合一起形成当地的目录库。

二、DIP目录库总体框架

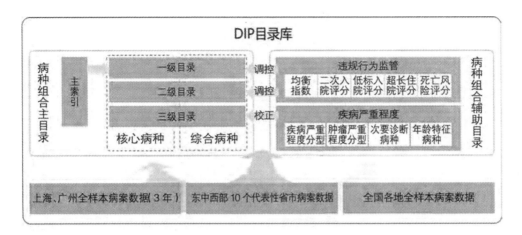

图3-1　DIP目录库

DIP目录库分为主目录和辅助目录。

主目录由核心病种和综合病种组成，形成病种分值库，以大数据形成的标准化方法凝练疾病与治疗方式的共性特征，反映诊断与治疗的一般规律，是DIP目录库的核心构件。

主目录按照诊断+诊疗层级路径分为一级、二级、三级目录，一级目录相当于DRG的MDC组、二级目录相当于DRG的ADRG组、三级目录相当于DRG细分组，由此组成了病种分值库。

辅助目录以大数据提取诊断、治疗、行为规范等的特异性特征，其与主目录形成互补，对临床疾病的严重程度、并发症/合并症、医疗行为规范所发生的资源消耗进行校正。

（一）DIP主目录

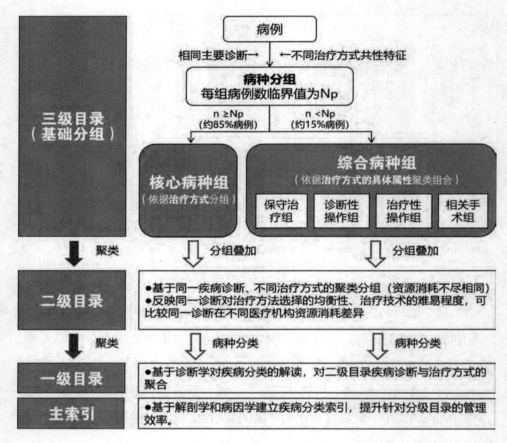

图3-2　DIP主目录

　　主目录最基础的就是三级目录，三级目录由核心病种（常见病种）和综合病种（特别病种）组成。在数据聚类过程中，以15 例临界值将病例划分入组到核心病种和综合病种。

　　1.基础分组

　　将采集的出院病人的病案首页数据，截取出院主要诊断代码"X00.0"（前4位码）与对应的所有手术编码（ICD-9-CM-3 医保V1.0版）进行排列组合（出院主要诊断+具体手术诊疗操作），忽略顺序和重复的情况，形成基础分组。以急性阑尾炎伴局限性腹膜炎为例，聚类可以形成以下各个组合。

表3-2 基础分组示例

诊断编码	诊断名称	操作编码	操作名称（治疗方式）	例数	次均费用	分值
K35.3	急性阑尾炎伴局限性腹膜炎	45.2302	电子结肠镜检查			
K35.3	急性阑尾炎伴局限性腹膜炎	47.0100	腹腔镜下阑尾切除术			
K35.3	急性阑尾炎伴局限性腹膜炎	47.0100+54.1903	腹腔镜下阑尾切除术+腹腔切开引流术			
K35.3	急性阑尾炎伴局限性腹膜炎	47.0100+54.5101	腹腔镜下阑尾切除术+腹腔镜下肠粘连松解术			
K35.3	急性阑尾炎伴局限性腹膜炎	47.0100+54.5903	腹腔镜下阑尾切除术+肠粘连松解术			
K35.3	急性阑尾炎伴局限性腹膜炎	47.0901	阑尾切除术			
K35.3	急性阑尾炎伴局限性腹膜炎					

2.核心病种

通过基础分组，将超过病例数15例的病种纳入核心病种，还是以上面急性阑尾炎伴局限性腹膜炎为例，如果以上的组合均超过15例，即纳入核心病种。

表3-3 核心分组示例

诊断编码	诊断名称	操作编码	操作名称（治疗方式）	例数	次均费用	分值
K35.3	急性阑尾炎伴局限性腹膜炎	45.2302	电子结肠镜检查	18		
K35.3	急性阑尾炎伴局限性腹膜炎	47.0100	腹腔镜下阑尾切除术	25		
K35.3	急性阑尾炎伴局限性腹膜炎	47.0100+54.1903	腹腔镜下阑尾切除术+腹腔切开引流术	20		
K35.3	急性阑尾炎伴局限性腹膜炎	47.0100+54.5101	腹腔镜下阑尾切除术+腹腔镜下肠粘连松解术	21		
K35.3	急性阑尾炎伴局限性腹膜炎	47.0100+54.5903	腹腔镜下阑尾切除术+肠粘连松解术	20		
K35.3	急性阑尾炎伴局限性腹膜炎	47.0901	阑尾切除术	26		
K35.3	急性阑尾炎伴局限性腹膜炎			17		

3.综合病种

通过基础分组，将病例数少于15例的病种纳入综合病种，这种分组方式与核心病种的分组方式没有差异，均是通过数据所呈现的共性特征对数据的分类，差别仅在于核心病种直接将治疗方式作为分组的依据，综合病种则因为病例数量的关系需按照治疗方式的具体属性进行分组。通过大数据确定的治疗方式属性包括保守治疗、诊断性操作、治疗性操作、相关手术4个分类，按照下表方式对综合病种进行分组：

表3-4　综合病种分组

保守治疗组	将未包含手术及操作的组合作为保守治疗组合，按照诊断分类（ICD-10第1位）进行聚类
诊断性操作组	将操作（ICD-10医保V1.0 版，ICD-9-CM-3 医保V1.0版）属性为"诊断性操作"的组合，叠加主诊断类目（ICD-10医保V1.0版前3位）进行聚类，构建诊断性操作组
治疗性操作组	将操作（ICD-9-CM-3医保V1.0版）属性为"治疗性操作"的组合，叠加主诊断类目（ICD-10 医保V1.0 版前3位）形成治疗性操作组，并依据严重程度分为三个等级，III级包含呼吸机、气管插管、临时起搏器、中心静脉压监测等操作，II级包含血液透析、骨髓穿刺等操作，其他操作归入I级
相关手术组	将操作（ICD-9-CM-3 医保 V1.0版）属性为"手术"的组合，叠加主诊断类目（ICD-10 医保V1.0版前3位）聚类形成相关手术组，并进一步按手术操作所对应的复杂程度、资源消耗程度拆分为I、II、III三个等级

综合病种以再次收敛的形式建立分组，解决了分组过细操作不便、分组过粗交叉互补严重的问题，以客观的方式直观表达综合病种的数据特征。综合病种与核心病种共同构建了 DIP 目录体系，争取临床病例入组率的最大化，实现以统一标准对疾病资源消耗水平与临床实际成本进行评价，增强了方法的完整性与可用性，避免病例纳入不全等不合理现象，病种分组更加细化、合理。

以急性阑尾炎伴局限性腹膜炎为例，如果以上组合病例数均少于15例，即纳入综合病种进行重新组合。

表3-5 综合病种分组

诊断编码	诊断名称	操作编码	操作名称（治疗方式）	例数	重新分类	分值
K35.3	急性阑尾炎伴局限性腹膜炎	45.2302	电子结肠镜检查	8	K35 诊断操作组	
K35.3	急性阑尾炎伴局限性腹膜炎	47.0100	腹腔镜下阑尾切除术	5	K35 手术组	
K35.3	急性阑尾炎伴局限性腹膜炎	47.0100+54.1903	腹腔镜下阑尾切除术+腹腔切开引流术	10	K35 手术组	
K35.3	急性阑尾炎伴局限性腹膜炎	47.0100+54.5101	腹腔镜下阑尾切除术+腹腔镜下肠粘连松解术	3	K35 手术组	
K35.3	急性阑尾炎伴局限性腹膜炎	47.0100+54.5903	腹腔镜下阑尾切除术+肠粘连松解术	10	K35 手术组	
K35.3	急性阑尾炎伴局限性腹膜炎	47.0901	阑尾切除术	6	K35 手术组	
K35.3	急性阑尾炎伴局限性腹膜炎			7	K 保守治疗组	

该病例通过以上的分组，形成了由核心病种和综合病种组成的病种分值库——主目录。

4.DIP目录分级

DIP 目录库在国家层面以"统一标准、统一目录、统一方法、统一规范"的标准完成基于大数据的顶层架构设计。DIP 利用大数据的优势，对最细化目录向上进行逐层的聚类和收敛，形成一套包含三级目录的 DIP 主目录体系，满足不同的应用需求。

（1）三级目录（相当于DRG的DRG细分组）

三级目录是基于大数据对同一诊断下不同治疗方式共性特征（相同诊断、治疗方式的资源消耗相近）的聚类组合，是 DIP 的基础目录库，其组内差异度小，用于拟合不同 DIP 的成本基线，确定支付标准，从微观角度支撑疾病的按病种分值支付与个案审计。

三级目录按例数维度收敛形成核心病种与综合病种，可利用 CCI 指数（辅助目录参考指标）、疾病严重程度、肿瘤严重程度以及年龄进行分组校正，更精准地还原成本。

（2）二级目录（相当于DRG的ADRG组）

二级目录是在三级目录基础上的聚类，是相同诊断、不同治疗方法的组合，各病组资源消耗不尽相同，综合反映了同一诊断对于治疗方法选择的均衡性、治疗技术的难易程度，以及在此基础上不同医疗机构资源消耗的比较。可用于引导医疗机构以最适宜的技术、方法及成本与社会需求、医保资源之间保持平衡。

（3）一级目录（相当于DRG的MDC组）

一级目录基于诊断学对疾病分类的解读，与疾病诊断分类及代码（ICD-10医保 V1.0 版）的类目（前3位）相吻合，是对二级目录疾病诊断与治疗方式的聚合，可用于建立宏观层面医保资金的预估模型、支撑医保基金全面预算管理实现区域资源的总体调控。

（二）DIP辅助目录

DIP辅助目录是在主目录病种分组共性特征的基础上，建立的反映疾病严重程度与违规行为监管个性特征的目录。辅助目录在统一标准体系下，对疾病收治、诊疗行为的过程合规性进行快速识别、科学评价，与主目录关联，对其中对应分级目录的支付费用进行校正，能促进医疗费用的精确预算、精细管理与精准支付。DIP病种组合辅助目录包括疾病严重程度辅助目录和违规行为监管辅助目录两种。

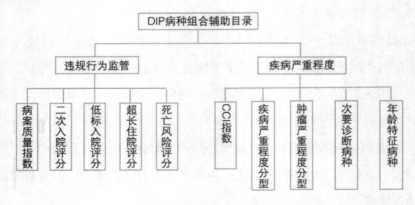

图3-3　DIP病种辅助目录

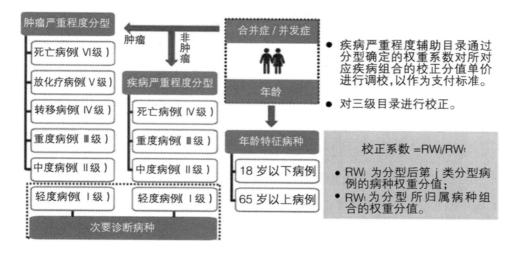

图3-4　DIP辅助目录——疾病严重程度

（三）疾病严重程度辅助目录

疾病严重程度辅助目录与收治患者的复杂程度相对应，基于疾病的复杂性、多样性，在主目录的基础上结合次要诊断、年龄等相关因素，对病种分组内不同类型病例所反映出来的个性化规律进行挖掘，进而形成细化分类，以更精准地还原成本，对医疗机构所收治的每一病例进行资源消耗的客观评价，从源头上降低医疗机构因利益驱动而选择病人的风险。疾病严重程度辅助目录包括CCI指数、疾病严重程度分型、肿瘤严重程度分型、次要诊断病种以及年龄特征病种5类。

1.CCI指数辅助目录

在DIP的设计中，同一病案中有多个手术操作分类与编码时，可将各编码叠加作为新的分类，但没有对同一个病案中有多个并发症/合并症的情况进行处理。当一个病例有多个严重程度较高的并发症/合并症时，CCI指数辅助目录的构建能保证更好地反映医疗成本，对病例进行精准支付。

CCI 指数通过大数据建模技术，采用大量数据拟合不同分类下病例费用随诊断数量及诊断前4位编码的变化关系，测定每个诊断前4位编码的严重程度权重值。当一个病例有多个并发症时，可以通过严重程度权重值的数学组合对本次住院的并发症/合并症进行定量描述，从而使得原本大量的并发症/合并症编码转变为病例严重程度和资源消耗的数学度量，变不可比为可比。CCI 指数可以将病例的并发症/合并症严重程度分为极严重、严重、一般和无四个等级。

2.疾病严重程度分型辅助目录

疾病严重程度分型辅助目录可根据是否有并发症/合并症、并发症/合并症危及范围及死亡状态等疾病数据特征，将DIP内的病例区分为中度、重度及死亡3级不同的疾病严重程度，客观反映疾病的复杂程度以及资源的消耗水平，进一步降低组合变异系数（CV），更好地契合成本，避免病例交叉互补。

表3-6　疾病严重程度分型辅助目录

死亡病例（Ⅳ级）	死亡病例以住院天数 3 天为界分为两组，其中住院天数 3 天及 3 天以下的作为Ⅳ-A 级，住院天数 3 天以上的作为Ⅳ-B 级
重度病例（Ⅲ级）	重度病例是病情较为严重，除主要诊断以外，同时具有"功能较好、休克、血症、脓毒血症"等全身系统性并发症/合并症的次要诊断，且住院天数3天以上的病例
中度病例（Ⅱ级）	中度病例是除主要诊断以外，同时具有"重要器官病损+重要脏器感染"等局灶性并发症/合并症的次要诊断，且住院天数3天以上的病例

除根据以上规则已明确严重程度的病例外，将剩余病例作为Ⅰ级病例纳入"次要诊断病种辅助目录"进行评价与管理。

3.肿瘤严重程度分型辅助目录

肿瘤严重程度分型辅助目录是针对肿瘤DIP的特异化校正目录，该辅助目录在疾病严重程度分型辅助目录的基础上叠加肿瘤转移、放化疗等因素，将病例按照严重程度分为5级，以不同治疗方式对应的疾病发展阶段更加精准地反映疾病严重程度对资源消耗的影响。

表3-7　肿瘤严重程度分型辅助目录

死亡病例（Ⅵ级）	死亡病例以住院天数3天为界分为两组，其中住院天数3天及以下的作为Ⅵ-A级，住院天数3天及以上的作为Ⅵ-B级
放化疗病例（Ⅴ级）	放化疗病例是肿瘤放、化疗对资源消耗有显著影响，住院总费用明显高于同DIP其他病例的严重病例，其中Ⅴ-A级作为放疗严重病例，Ⅴ-B级作为化疗严重病例
转移病例（Ⅳ级）	转移病例是肿瘤有转移或在其他部位有并发肿瘤（次要诊断中含有肿瘤的诊断，所属类目与主要诊断不同），且住院天数3天以上的病例
重度病例（Ⅲ级）	重度病例是病情较为严重，除主要诊断以外，同时具有"功能衰竭、休克、菌血症、脓毒血症"等全身系统性并发症/合并症的次要诊断，且住院天数3天以上的病例
中度病例（Ⅱ级）	中度病例是除主要诊断以外，同时具有"重要器官病损+重要脏器感染"等局灶性并发症/合并症的次要诊断，且住院天数3天及以上的病例

4.次要诊断病种辅助目录

将经过综合评价确定为疾病严重程度较轻的病例纳入次要诊断病种辅助目录进行管理，合理评价次要诊断对病种分组内以住院天数、住院费用为表征的资源消耗的影响程度，对疾病个案进行校正，以真实地体现临床实际成本。

次要诊断病种辅助目录结合住院天数可划分为不同的级别：将住院天数为3天及3天以下的病例作为Ⅰ-A级；将仅有主诊断或次要诊断与主诊断无紧密关联的，住院天数为3天以上的病例作为Ⅰ-B级。

5.年龄特征病种辅助目录

利用疾病与年龄之间的关系建立年龄特征病种目录，重点针对18岁以下及65岁以上的病种进行筛查，对个体差异、疾病严重程度等原因进行分析以确立合适的校正权重，实现基于数据特征的医保支付调节，引导医院针对患者的病情采取合理的治疗方案，从而避免不愿意接收危重病人的情况。

（1）18岁以下病例

大数据分析显示，儿科疾病资源消耗往往与年龄阶段有较高的关联度，按照新生儿期、婴幼儿期、学龄前期、学龄期、青春期等不同阶段的划分，对每阶段的特征病例进行识别，结合医疗资源消耗给定加权系数，客观拟合儿科疾病的成本消耗。

（2）65岁以上病例

老年疾病往往伴随并发症/合并症，且疾病严重程度差异性大，所以要利用疾病严重程度辅助目录进行校正，对不同年龄段、疾病严重程度不同的病例进行识别，结合医疗资源消耗给定加权系数，客观拟合老年疾病的成本消耗。

6.疾病严重程度辅助目录的应用

疾病严重程度辅助目录的作用是辅助三级目录对病种进行细分，从而使病种划分更贴近临床实际的治疗过程与资源消耗，实现精准支付。

三级目录的形成是一个聚类的过程，先形成诊断与手术操作的组合全集，再进行聚类合并。聚类形成的数量可以根据实际情况确定。

疾病严重程度辅助目录的应用是一个分类的过程。已经形成的三级目录并不需要使用全部的疾病严重程度辅助目录。某个特定的三级目录是否需要启用辅助目录，该启用哪些辅助目录，要经历一个分类的过程，应当应用决策树等分类算法，合理测算该三级目录应如何进行细分，尤其是针对CCI指数四个等级的科学划分。

（四）违规行为监管辅助目录

违规行为监管辅助目录侧重于利用大数据所发现的医疗机构行为特征，建立针对违规行为的洞察发现与客观评价机制，以病案质量指数、二次入院、低标入院、超长住院以及死亡风险等指标引导医疗机构规范医疗行为，降低医疗机构组别高套、诱导住院、风险选择、分解住院的可能性，提高医疗质量。

第二节　DIP 核心指标定义

按病种分值付费（Diagnosis-Intervention Packet，DIP）是利用大数据优势建立的完整管理体系，发掘"疾病诊断+治疗方式"的共性特征对病案数据进行客观分类，在一定区域范围的全样本病例数据中形成每一个疾病与治疗方式组合的标化定位，客观反映疾病严重程度、治疗复杂状态、资源消耗水平与临床行为规范，可应用于医保支付、基金监管、医院管理等领域。

按病种分值付费（DIP）是指医保经办机构以基金总额控制为基础，根据出院主要诊断和住院期间的诊疗方式，对历史数据（病案首页）进行聚类，形成病种组合，对不同病种赋予不同的分值，每个病人出院按照诊疗情况与分值库进行匹配，最后以患者出院累计总分值与定点医疗机构进行费用结算的一种付费方式。

在总额预算机制下，医保部门根据年度医保支付总额、医保支付比例及各医疗机构病例的总分值计算分值点值，基于病种分值和分值点值形成支付标准，对医疗机构每一病例实现标准化支付。

DIP付费涉及医保经办机构、医院、参保人三方。医保经办机构是制定DIP分值库、实施细则的政策制定者，医院是政策的执行者，参保人就医的相应待遇不会因为DIP政策而改变。

一、适用范围

DIP主要适用于住院医疗费用结算（包括日间手术、医保门诊慢特病医疗费用结算），精神类、康复类及护理类等住院时间较长的病例不宜纳入DIP范围。

二、DIP数据需求表

表3-8　DIP数据需求表

组合轴心	信息/数据
数据来源	医疗保障基金结算清单
编码系统	《医疗保障疾病诊断分类及代码（ICD-10）》 《医疗保障手术操作分类与编码（ICD-9-CM-3）》
资源消耗	医疗费用（医保药品、耗材、医疗服务项目分类与代码）、住院天数
治疗方式的属性	保守治疗、诊断性操作、治疗性操作、相关手术
疾病严重程度及特异性特征	其他诊断、个体因素（如年龄、性别等）等
肿瘤严重程度	肿瘤转移、放化疗等，疾病发展阶段
医疗状态	出院状态（死亡、医嘱出院、非医嘱出院、转院）
医疗付费	医保支付、个人支付、支付方式

三、主要名词释义

（一）主目录

主目录是在疾病与治疗方式组合穷举与聚类的基础上，以大数据形成的标准化方法，反映诊断与治疗的一般规律，是DIP目录库的核心构件；主目录可基于病例数收敛划分为核心病种与综合病种，并挖掘共性特征，形成明确的分组及层级化的分级目录。

（二）核心病种

核心病种（常见病种）是指DIP中所有的病种组合按照包含病例数从高到低排列，结合当地病案数量测算出临界值，临界值之上的病种。核心病种直接纳入DIP目录库，依据治疗方式分组。

（三）综合病种

综合病种（特别病种）是指DIP中所有的病种组合按照包含病例数从高到低排列，结合当地病案数量测算出临界值，临界值之下的病种。综合病种会再次收敛，依据治疗方式的具体属性聚类组合。

（四）CCI指数

CCI指数是为了满足当一个病例有多个严重程度较高的并发症/合并症时，更好地反映医疗成本，对病例进行精准支付而构建的辅助目录。通过CCI指数，可以将病例的并发症/合并症严重程度分为极严重、严重、一般和无四个等级。

（五）病案质量指数

病案首页是应用DIP的基础，基于病案学规范和临床知识库构建的病案质量评价体系可以真正反映医院套高行为。病案质量指数包含合规性指数、编码套高指数、编码套低指数三个部分。

合规性指数指病案中发生的诊断手术与基础信息（如年龄、性别、出生体重）不符、诊断冲突、手术冲突、诊断与手术不一致等，反映医疗机构对病案学基础规范掌握程度，是病案质量的一种体现。

编码套高问题指医疗机构通过调整主诊断、虚增诊断、虚增手术等方式使病案进入费用更高分组的行为，是在使用 DIP 情况下欺诈骗保的一种常见方式。

编码套低指数指医疗机构因诊断漏填、主诊断选择错误、手术漏填、主手术选择错误等问题导致病案进入费用较低病种的情况。

（六）二次入院

二次入院反映的是相同诊断在区域内再次入院情况，具体分为不同级别医院二次入院、相同级别医院二次入院两个类别。

（七）低标入院

低标入院是指可以经门诊治疗不需住院的病人，这部分病例的病种分值（RW）通常很低，且住院天数很短。DIP针对不同病种建立基于大数据的低标入院临界病种分值（RW）确定机制，客观还原医疗机构收治的病例，从而合理评价其医疗行为，形成行为约束的价值导向，引导医疗机构合理利用医疗资源。

超长住院是指大数据通过对区域内每一个病种组合的平均住院日进行标化，病例住院日超出区域内每病种平均住院日1倍及以上。要分析不同病种延长住院的发生频率，对资源消耗增加程度进行评估，以确定超长住院的合理性。同时，计算出超长住院病例在不同医疗机构的发生率，与区域标准形成比对，反映出医疗机构疾病治疗管理水平、床位使用效率，以及资源利用的科学程度等。

死亡风险是基于病种组合死亡率与均值的偏离程度，对每个病种进行评估。DIP通过其在不同风险分级总体病例中的占比，衡量病种组合中不该发生死亡病例的死亡率，借以判别医院的医疗质量与救治能力。

DIP分值，病种分值是不同出院病例的标化单位，可以利用该分值实现医院医疗服务产出的评价与比较，形成支付的基础。

计算公式：$RWi = mi/M$

M：全部病例平均住院费用

mi：第 i 类病种组合内病例的平均住院费用

为综合反映历年疾病及费用的发展趋势，以近3年的往期数据按照时间加权的形式计算该费用均值，如当前年度为 2021 年，则采用前三年历史数据，按照 2018年：2019年：2020年=1：2：7 的比例进行测算。

病种分值（RW）依据全样本数据病例平均医药费用测算，是反映不同病种组合资源消耗程度的相对值，数值越高，反映该病种的资源消耗越高，反之则越低。

第三节　DIP 实施细则

DIP在各地具体实施过程中，除基本政策外，还需要制定具体的实施细则，包括分值计算、费用偏差、年度清算等。

一、病种分值的计算

病种分值是根据各病种及基准病种的次均医疗总费用，对照基准病种分值计算各病种分值。

病种分值的计算公式：

病种组合分值（RWi）=各病种的平均住院费用（mi）（不同诊疗方式组合）÷基准病种的平均住院费用（M）× 基准病种分值（1000）

基准病种的平均住院费用可以采用将区域内住院平均医疗费用或基准病种的次均医疗费用作为基准两种方法。基准病种通常是本地普遍开展、临床路径明确、并发症与合并症少、诊疗技术成熟且费用相对稳定的某一病种。M，全部病例平均住院费用或某个基准病种。mi，第i类病种组合内病例的平均住院费用。

为综合反映历年疾病及费用的发展趋势，以近3年的往期数据按照时间加权的形式计算该费用均值，如当前年度为2020年，则采用前三年历史数据，按照2017年：2018年：2019年=1：2：7的比例进行测算。

病种的平均住院费用（mi）越大，说明消耗的医疗资源也越多，M不变，则RWi越大。也就是说，某一病种组合分值RWi越大，消耗的医疗资源越多，医保支付的费用也越多，就是医保支付与临床消耗的医疗资源相一致。

表3-9 某市社会医疗保险按病种分值付费分值表（部分）

序号	诊断编码	诊断名称	操作编码	操作名称	分值	备注
6161	K80.0	胆囊结石伴有急性胆囊炎	51.9801	保守治疗（含简单操作）	585	基层病种
6162	K80.0	胆囊结石伴有急性胆囊炎	51.8502	经皮经肝胆道引流术（PTCD）（PTBD）	2018	
6163	K80.0	胆囊结石伴有急性胆囊炎	51.230154.5103	十二指肠乳头切开术，经内窥镜	2442	
6164	K80.0	胆囊结石伴有急性胆囊炎	51.230154.5101	胆囊切除术，经腹腔镜/肠粘连松解术，经腹腔镜	2094	
6165	K80.0	胆囊结石伴有急性胆囊炎	51.230154.1901	胆囊切开术，经腹腔镜/腹腔粘连松解术（含腹膜、网膜），经腹腔镜	2094	
6166	K80.0	胆囊结石伴有急性胆囊炎	51.2301	胆囊切除术，经腹腔镜/腹腔切开引流术	2094	
6167	K80.0	胆囊结石伴有急性胆囊炎	51.2201	胆囊切除术，经腹腔镜	1604	
6168	K80.0	胆囊结石伴有急性胆囊炎	51.0402	胆囊切除术	2002	
6169	K80.0	胆囊结石伴有急性胆囊炎	51.0302	胆囊切开取石术，经腹腔镜	1252	
6170	K80.0	胆囊结石伴有急性胆囊炎	51.0302	胆囊造口术，经腹腔镜	3179	
6171	K80.0	胆囊结石伴有急性胆囊炎	51.0301	胆囊切开造口术	3123	
6172	K80.0	胆囊结石伴有急性胆囊炎	51.0201	胆囊穿刺置管引流术（PTGBD）	1752	

从上表我们可以看到，在聚类时取ICD-10前4位码与手术操作进行聚类，而ICD-10是6位码，以K80.0为例，6位码共有12个诊断，在聚类时，只要前4位码K80.0一致，均进入这个病种组合。相同的诊断（K80.0），不同的诊疗方式消耗的医疗资源（费用）也不一样，每一组的分值也不一样，反映了消耗医疗资源与支付分值的关系。

二、基层病种

大部分的统筹区都会选择部分病种作为基层病种。基层病种主要选择权重系数（病种分值）低，适合在基层开展。部分地区也根据历史数据测算三级、二级、一级医疗机构之间的次均费用数据作为权重系数的参考，大部分地区采用同样分值，不再设置不同的权重系数，各地根据实际情况决定如何设置权重系数。

表3-10　某市社会医疗保险按病种分值付费分值表（部分）

序号	诊断编码	诊断名称	操作编码	操作名称	分值	备注
4	A08.0	轮状病毒性肠炎	n（y）	保守治疗（含简单操作）	225	基层病种
5	A09.0	其他和未特指传染性病因的胃肠炎和结肠炎	n（y）	保守治疗（含简单操作）	376	基层病种
6	A09.9	胃肠炎和结肠炎	n（y）	保守治疗（含简单操作）	349	基层病种
59	A16.2	肺结核，未提及细菌学或组织学的证实	n（y）	保守治疗（含简单操作）	631	基层病种
63	A16.2	肺结核，未提及细菌学或组织学的证实	34.0401	保守治疗（含胸腔闭式引流术）	1314	基层病种
149	A75.3	恙虫病立克次体引起的斑疹伤寒	n（y）	保守治疗（含简单操作）	631	基层病种
163	B00.9	疱疹病毒感染	n（y）	保守治疗（含简单操作）	579	基层病种
166	B01.9	水痘不伴有并发症	n（y）	保守治疗（含简单操作）	274	基层病种
167	B02.2	带状疱疹累及其他神经系统	n（y）	保守治疗（含简单操作）	711	基层病种
171	B02.9	带状疱疹不伴有并发症	n（y）	保守治疗（含简单操作）	519	基层病种
173	B08.4	肠病毒水疱性口炎伴有疹病	n（y）	保守治疗（含简单操作）	280	基层病种
174	B08.5	肠病毒性水疱性咽炎	n（y）	保守治疗（含简单操作）	222	基层病种
244	C11.9	鼻咽恶性肿瘤	n（y）	保守治疗（含简单操作）	1389	基层病种

三、DIP入组原则

DIP是在总额预算机制下，根据年度医保支付总额、医保支付比例及各医疗机构病例的总分值计算分值点值。医保部门基于病种分值和分值点值形成支付标准，对医疗机构每一病例实现标准化支付。而DIP入组结果决定了其对应的分值点值。

从国家技术规范来看，DIP分组利用出院病人的病案首页数据，截取出院主要诊断代码"X00.0"与对应的所有手术编码（ICD-9-CM-3 医保 V1.0 版）进行排列组合，忽略顺序和重复的情况。

以深圳市实施的DIP来分析分组规则的要点及解决思路。

DIP入组的步骤：

第一步：数据获取。

从医院上传给医保局的医疗保障基金结算清单中识别诊断编码和手术操作编码（注意：国临版映射医保版）、年龄、离院方式等分组需要的字段，并提取出来。

第二步：数据匹配。

1.医保结算清单的第一诊断（病案首页的主要诊断）编码（取小数点后一位）。例，脑梗死恢复期I69.300X003，识别为脑血管病后遗症（I69.3）。

2.医保结算清单的手术操作编码取原始编码。例，偏瘫肢体的综合训练93.3802、低频脉冲电疗法17.9200x010、针刺99.9200、电针治疗99.9200x016、作业疗法93.8301.艾灸93.3500x005。

注意：各地提取规则存在差异，有的地区会出于历史数据质量缺陷的考量，以手术操作编码前四位（如46.41）作为分组数据。

3.过滤重复和不参与分组的非必要手术操作编码。如93.3802（偏瘫肢体的综合训练）、17.9200x010（消渴推拿治疗）、99.9200（针刺）、89.5200（心电图）。不参与分组的手术操作一般满足以下条件之一：①清单填报规范中无须填报的编码；②医疗资源消耗较小，适用范围广泛，与疾病诊断和治疗关联性不强；③被医保部门认定为非必要操作。

注意：各地区的DIP分值库中都会有明确的非必要操作目录，一般不会公开，需要使用者自行实践整理。

4.最后识别诊断和手术操作编码为脑梗死后遗症。如治疗性操作I69.3：93.8301。

第三步：入组规则（匹配顺序：基层病种—核心病种—综合病种—空白）。

规则一：完全匹配入组核心病种。

医保结算清单的主要诊断编码亚目+手术操作编码（过滤后）与本地核心病种目录库《2022年度深圳市DIP综合病种目录库》进行匹配，能完全匹配时，入组唯一匹配的病种，不能完全匹配则进入下一步流程。

表3-11　唯一匹配的核心病种

	主要诊断编码	手术操作编码	主要诊断名称	手术操作名称
实际案例	M51.202	80.5107+81.0801	腰椎间盘突出	腰椎间盘切除术+腰椎椎体间融合术，后入路
本地目录库（深圳）	三级目录编码		三级目录名称	
	M51.2：80.5107+81.0801		其他特指的椎间盘移位：腰椎间盘切除术+腰椎椎体间融合术，后入路	

规则二：部分匹配入组核心病种。

①在医保结算清单的主要诊断编码亚目不变的情况下，病例如果能匹配病种分值表的有关病种，手术操作编码多于相关病种组的操作时，优先入组匹配操作数量最多的病种组；在手术操作数量一致，实际编码存在差异时，按最接近的原则对病例进行分组。

②在医保结算清单的主要诊断编码亚目不变的情况下，病例如果同时可匹配多个操作数量相同的病种组，则优先入组与该病例诊次费用最接近（病例的诊次费用是病种分值表中相关病种组的次均费用的最小绝对值）的病种组。

③如果费用最接近的病种组出现两个以上有高有低分值时，取高分值的病种组；如果对应到的病种组出现两个以上相同分值时，选其一。

表3-12　入组次序

主要诊断编码	手术与操作编码	入组次序一	入组次序二	入组次序三
病历与病种分值表一致	手术与操作编码	与匹配病种组的操作编码表一致（编码数量由多到少）	如匹配多个操作数量相同的病种组，则入组费用最接近的病种组	如费用最接近的病种组出现两个以上有高有低分值时，入组高分值的病种组
I20.9	A、B、C	ABC＞AB、AC、BC＞（A、B、C）	如某病例的诊次费用为11000元，同时符合病种分值表中的AB、AC组，AB组次均费用为10000元，AC组次均费用为9000元，则入组AB组	如某病例的诊次费用为11000元，同时符合病种分值表中的AB、AC组，AB组次均费用中的AB、AC组，AB组次均费用为12000元，AC组次均费用为12000元，BC组次均费用为10000元，则入组AB组（次均费用12000元，选其一入组。用高即分值高）

注意：优先入组手术类（含介入治疗）病种，当入组选择均为手术类病种时，优先入组到手术级别为四级的病种。

由于主要手术操作填写的意义强于其他手术操作，所以病例无论能够匹配多少手术操作，都必须满足"主要手术操作必须在核心病种目录内"的条件。

规则三：匹配综合病种。

医保结算清单的第一诊断（主要诊断）编码能匹配DIP病种目录库病种，但按上述规则仍未能入组的病例归入综合病种。首先，会根据手术操作诊疗信息是否存在被认定的手术操作区将治疗方式分为保守治疗与手术操作治疗两类。

若病历中未填写手术操作编码或填写的手术操作编码被认定为非必要手术操作，病例则会进入保守治疗病种。根据DIP技术规范，病例一般是以ICD-10的第一位进行入组，但部分地区在制定本地综合病种目录库时，会根据ICD-10类目（I63.9）、ICD编码章、ICD编码节收拢保守治疗综合病种。此时，保守治疗综合病种的诊断入组优先级为ICD-10类目（I63.9）＞ICD编码节＞ICD编码章。

若病历中填写的手术操作编码信息被认定为有效手术操作，又分为两种处理方式，一种是以所有手术操作的手术类型最高级别定义病例手术操作类型，另一种是以主要手术操作的手术类型来定义病例手术操作类型。由此可见，主要手术操作填写会影响DIP分值。

表3-13　2022年度深圳市DIP综合病种目录库（部分）

序号	诊断编码	诊断名称	操作类型	操作类别	分值
1	A	某些传染病和寄生虫病	0	保守治疗	23.71
2	A	某些传染病和寄生虫病	1	诊断性操作	140.42
3	A	某些传染病和寄生虫病	2	治疗性操作	382.05
4	A	某些传染病和寄生虫病	3	相关手术	474.04
5	A09	其他传染性和未特指病因的胃肠炎和结肠炎	1	诊断性操作	95.6
6	A09	其他传染性和未特指病因的胃肠炎和结肠炎	2	治疗性操作	122.07
7	A09	其他传染性和未特指病因的胃肠炎和结肠炎	3	相关手术	127.59
8	A15	呼吸道结核，经细菌学和组织学证实	1	诊断性操作	106.45
9	A15	呼吸道结核，经细菌学和组织学证实	2	治疗性操作	184.42
10	A15	呼吸道结核，经细菌学和组织学证实	3	相关手术	312.18

注意：入组的优先级为规则一＞规则二＞规则三。

规则四：入组空白病种。

空白病种类似于DRG分组的0000组。也就是病例进行核心病种与综合病种匹配之后，均无法入任意一组，最终认定为空白病种。

造成空白病种的原因主要考虑：①清单/首页主要诊断数据填报错误；②缺乏历史数据，未开展此类诊疗技术或未正确填报导致的无历史数据。

注意：每个地区DIP政策不同，仅供参考。

四、诊断和手术与操作对分值的影响

接下来具体看病案首页填写不同对分值的影响。

1.主要诊断对分值的影响。我们从一个案例来看，主要诊断不同，对应的入组不同。

表3-14　2022年深圳市DIP核心病种目录库（部分）

序号	三级目录编码	三级目录名称	分值	一级系数	二级系数	三级系数	三甲系数
3463	K50.0	大肠克罗恩病	83.92	0.5695	0.5695	1.0012	1.0012
3468	K40.1	大肠克罗恩病	87.55	0.6892	0.6892	1.0017	1.0017
3469	K50.8	其他的克罗恩病	84.38	0.4334	0.9967	0.9967	1.0073
3474	K50.9	未特指的克罗恩病	76.99	0.8248	1.0012	1.0012	1.0012

注意：一般情况下，主要诊断填得好，病例会进入入组理想分值结果。

2.手术与操作对分值的影响。主要诊断相同，附加不同的手术或者操作，对应的入组不同，分值则不同。

表3-15　2022年深圳市DIP核心病种目录库（部分）

序号	三级目录编码	三级目录名称	分值	一级系数	二级系数	三级系数	三甲系数
8700	Z51.1	为肿瘤化学治疗疗程	120.44	0.4585	0.4585	1.004	1.004
8701	Z51.1	为肿瘤化学治疗疗程：高强度聚焦超声治疗	192.57	0.8751	0.8751	1.0022	1.0438
8702	Z51.1	为肿瘤化学治疗疗程：气管镜检查	245.11	1	1	1	1
8703	Z51.1	为肿瘤化学治疗疗程：气管镜检查+超声内镜下化疗药物注射/动脉化疗栓塞/动脉注射化疗药物/化疗药物灌注/化学物质栓塞/静脉注射化疗药物/椎管内注射化疗药物	285.14	0.7129	0.7129	0.7129	1.7751
8704	Z51.1	为肿瘤化学治疗疗程：胸腔闭式引流术	324.81	0.8263	0.8263	0.8263	1.2258
8705	Z51.1	为肿瘤化学治疗疗程：胸腔闭式引流术+静脉输液港植入术	387.08	0.9762	0.9762	0.9762	1.2574
8736	Z51.1	为肿瘤化学治疗疗程：化学物质栓塞/椎管内注射化疗药物/超声内镜下化疗药物注射/皮下注射化疗药物/子宫颈注射化疗药物/动脉化疗栓塞/动脉注射化疗药物/静脉注射化疗药物/肌肉注射化疗药物/化疗药物灌注/膀胱灌注化疗	125.58	0.6842	0.6842	1.0029	1.0029
8737	Z51.1	为肿瘤化学治疗疗程：干细胞采集	485.02	1	1	1	1

注意：核心病种中，手术或诊断性操作、治疗性操作填写全的病例会进入理想病种分值结果。

3.不入组现象。多数地区的DIP不会出现不入组现象，但是深圳2022年DIP分值目录中会有部分编码不入组，例如陈旧性脊柱脱位（T91.800x003）。

表3-16　2022年深圳市DIP核心病种目录库（部分）

序号	三级目录编码	三级目录名称	分值	一级系数	二级系数	三级系数	三甲系数
8472	T91.1	脊柱骨折后遗症	84.95	0.8998	0.8998	0.8999	1.2807
8473	T91.2	胸和骨盆的其他骨折后遗症	87.87	0.4481	0.4481	0.4488	1.0983
8474	T91.3	脊髓损伤后遗症	242.55	0.7431	0.9722	1.071	1.1706

表3-17　2022年深圳市DIP核心病种目录库（部分）

序号	诊断编码	诊断名称	操作类型	操作类别	分值	一级系数	二级系数	三级系数	三甲系数
1603	T91	颈部和躯干损伤后遗症	3	相关手术	506.76	0.7417	0.8458	0.9071	1.0258

注意：陈旧性脊柱脱位T91.800x003，核心病种无法入组，只有做了手术的才能入综合病种，没有做手术的患者就无法入组。

五、费率

病种分值费用（费率）的确定=全市年度按病种分值付费住院医疗总费用总额÷全市定点医疗机构年度分值总和。

注意：大部分地区年终才能知晓费率。

六、费用偏差病历分值确定

当医院收治的某一病例住院后，病人病情较轻，住院费用可能较少；病人住院后如果病情较重，出现并发症，住院费用超出较多，医保局就会采用费用异常病例的处理方式进行处理，即费用偏差。

当病例医疗总费用在该病种上一年度同级别定点医疗机构次均医疗总费

用的50%以下或2倍以上时，为费用偏差病例（各地标准不同，深圳费用取值30%和3倍）。

病种分值计算公式：

费用在50%以下的病例病种分值=该病例医疗总费用÷上一年度同级别定点医疗机构该病种次均医疗总费用×该病种分值（据实支付分值）；

费用在2倍以上的病例病种分值=（该病例医疗总费用÷上一年度同级别定点医疗机构该病种次均医疗总费用−1）×该病种分值（超2倍部分补偿计算分值）。

费用偏差支付的设定，病例医疗总费用在该病种上一年度×同级别定点医疗机构次均医疗总费用的50%以下是医疗机构存在治疗可能不足，医保局即不按照标准分值支付（按照实际使用率支付分值），而当病人病情出现异常，病情较重，消耗的医疗资源（费用）较高，超过2倍的部分费用折算成分值予以补偿，是补偿机制的体现，这体现了合理适度的诊疗支付机制。

医保在整个支付的过程中，均体现的是分值支付，模糊了诊疗和支付费用的直接关系。出院费用（使用率）与支付分值举例如下表。

表3-18 住院使用率与分值支付情况

诊断名称	操作名称	次均费用	标准分值	本次住院费用	使用率40%（50%）支付分值	支付费用（15元/分）	超额/结余
上消化道出血	保守治疗（简单操作）	10896.04	703	4358.42	281.20	4218	−140.42
上消化道出血	保守治疗（含超声胃肠镜检查）	8096.56	468	3238.62	187.20	2808	−430.62
上消化道出血	保守治疗（含胃镜检查）	11300.5	950	4520.20	380.00	5700	1179.8

表3-19 住院使用率与分值支付情况

诊断名称	操作名称	本次住院费用	使用70%（50%—100%）支付分值	支付费用（15元/分）	超额/结余
上消化道出血	保守治疗（简单操作）	7627.23	703	10545	2917.77
上消化道出血	保守治疗（含超声胃肠镜检查）	5667.59	468	7020	1352.41
上消化道出血	保守治疗（含胃镜检查）	7910.35	950	14250	6339.65

表3-20 住院使用率与分值支付情况

诊断名称	操作名称	本次住院费用	使用305%（>200%）支付分值	支付费用（15元/分）	超额/结余
上消化道出血	保守治疗（简单操作）	33232.92	1441.15	21617.25	−11615.67
上消化道出血	保守治疗（含超声胃肠镜检查）	24694.51	959.4	14391	−10303.51
上消化道出血	保守治疗（含胃镜检查）	34466.53	1947.5	29212.5	−5254.025

说明：病种组合上消化道出血保守治疗（简单操作），在不同住院费用情况下支付分值不一样，医院最终结余情况，上年度次均费用10896.04元，病种组合标准分值703分，支付分值首先要计算使用率。

1.当本次住院费用为4358.42元时，使用率为4358.42÷10896.04×100%=40%，使用率<50%，支付分值=使用率×标准分值=40%×703=281.2分，预测分值单价为15元/分，医保支付费用=281.2×15=4218元，本次住院结余=4218−4358.42=−140.42元，超额140.42元。

2.当本次住院费用为7627.23元时，使用率为7627.23÷10896.04×100%=70%，使用率在50%—200%之间，支付分值=标准分值=703分，预测分值单价为15元/分，医保支付费用=703×15=10545元，本次住院结余=10545−7627.23=2917.77元，结余2917.77元。

3.当本次住院费用为33232.92元时，使用率为33232.92÷10896.04×100%=305%，使用率>200%，支付分值=（305%−1）×标准分值=1441.15分，预测分值单价为15元/分，医保支付费用=1441.15×15=21617.25元，本次住院结余=21617.25−33232.92=−11615.67元，超额11615.67元。

七、特殊病例分值确定方法

部分病情比较复杂、疑难危重的住院病人，可能住院费用远远超出支付标准，费用偏离度较大，部分地区为此设置了特殊病例申请。住院费用超过支付标准5倍的病例，可以考虑特殊病例申请，但必须符合一定的条件，各个地区的限制不同。

八、转科病例和15天内再入院病例相关规定

各地医保对患者住院期间出现转科的问题，采取的方式不一，大部分地区没有细分，即不增加分值，因为在统计病种费用时，历史数据包含了转科患者的平均数。个别地区则对此有明确规定，以深圳为例。

《深圳市医疗保障定点医疗机构服务协议书》第一百三十三条第十一款：为未达到出院标准的参保患者办理出院，并在短时间内因同一种疾病或相同症状再次办理入院的。

1.符合以下情形的，不认定违约：

（1）患者出院后因急危重症原因再入院治疗的情形；

（2）需行康复治疗的患者，在专科治疗病情稳定符合专科出院标准，再次入院进行后续康复治疗的情形；

（3）因不同专科、不同疾病诊断出院再入院手术的情形；

（4）按床日付费方式结算的情形；

（5）属于日间病房的情形。

2.存在以下情形的乙方应当主动申请合并结算，未主动申请合并的按违约处理：

（1）参保人入院7日以内（含7日）分娩的病例，应当按生育保险记账。

（2）参保人因等待检查结果、用药原因不能手术、生理周期、手术窗口期等原因15日内出院再入院治疗，按一次完整的住院诊疗过程合并结算。

（3）未达到出院标准，参保人或其监护人自行要求出院，7日内再次入院的，按一次完整的住院诊疗过程合并结算。

九、全市年度住院统筹基金支出金额

以年度住院医保基金预算支出为基础，扣除区域调节金、异地就医费用、不纳入DIP结算等费用，确定年度DIP医保基金支出。

各地根据实际情况设立统筹地区年度按病种分值付费调节金（以下简称区域调节金），主要用于年度清算时的合理超支分担。

十、权重系数确定

在进行病案首页聚类统计的过程中，数据来源于所有医疗机构，每一个病种组合的分值是所有医疗机构的病种组合平均住院费用折算成分值，涵盖了各级医疗机构。要综合考虑定点医疗机构的级别、功能定位、医疗水平、专科特色、病种结构、医保管理水平、协议履行情况等相关因素，设定定点医疗机构等级系数，区分不同级别、不同管理服务水平的定点医疗机构分值并动态调整。

1.基本权重系数

以不同级别医疗机构相同病种（不含综合病种）医疗费用比例关系作为基本权重系数，三级医院初始值设置为 1。

例如，三级医院：二级医院：一级医院＝1：0.7：0.5，即如果某一病种组合标准分值为100分，支付三级医疗机构100分，支付二级医疗机构100×0.7＝70分，支付一级医疗机构100×0.5=50分。

特殊医院（精神病专科）住院时间长且费用相对恒定，采用床日费用分值方法进行结算，不设等级系数。

2.加权系数

各地医保经办机构在基本权重系数的基础上，考虑医疗机构的功能定位、救治能力、医疗水平等，设置不同的加权系数（加成权重系数），以某一地方加权系数为例。

（1）CMI 加成系数：CMI≥1时，权重系数加成1个百分点；CMI 每增加0.1，权重系数依次多加成1个百分点；权重系数最高加成 10 个百分点。

CMI 即定点医疗机构病例组合指数，可综合反映定点医疗机构收治病种的结构及能力。计算公式：某病种分值=该病种次均总费用÷基准病种次均总费用×1000；某定点医疗机构 CMI=该院所有病例总分值÷该院总例数÷1000。

（2）老年人加成：定点医疗机构 60 岁（含）以上老年人住院人次占比大

于等于全市平均水平时，权重系数加成 1 个百分点；平均水平上每增加 0.1，权重系数依次多加成1个百分点；权重系数最高加成 5 个百分点。由此，激励基层医院多收老年病患，引导分级诊疗。

（3）医保分级管理等级评定加成系数：定点医疗机构分级管理等级评定为AAA级的，权重系数加成1.5个百分点；分级管理等级评定为 AA 级的，权重系数加成0.5个百分点。医保管理部门对医疗机构进行等级评定，有利于加强医保管理部门的管理力度。

（4）"高水平医院建设"定点医疗机构加成系数：属于"高水平医院建设"定点医疗机构的，权重系数加成 0.5个百分点。部分地方政府为了提高当地的医疗水平，设立高水平医院建设，将当地水平较高的少数医院纳入高水平医院建设，给以政策等方面支持，支持医院提高医疗水平。

（5）重点专科加成系数：由国家、本省或本市卫生部门评定的重点专科定点医疗机构，权重系数加成0.5个百分点。重点专科只定性，不计数。重点专科与医院同一证照的，则各院区权重系数均加成，否则只加成获得认证的院区。不同的地区对国家、省市的重点专科有细化和不同的加权，由各地具体制定。

（6）区域医疗中心：为支持区域医疗中心（包括国家级、省级）开展新技术，收治区域内疑难危重病人，给予医保加权系数 1%—2%。

（7）儿童患者比例加成系数：定点医疗机构6岁（含）以下儿童住院人次占比大于等于全市平均水平时，权重系数加成1个百分点；平均水平上每增加0.1，权重系数依次多加成1个百分点；权重系数最高加成 5 个百分点。

定点医疗机构级别、相关资质或评级指标，以年度结束时状态为准。

医疗机构最终的权重系数=基本权重+加权权重系数。每家医疗机构的权重系数都不一样，与医疗机构的医疗、管理水平相一致。

十一、权重系数的扣减

有些医保经办机构在设置加权权重的同时，对某些情形也设置了扣减系数，以某一地方扣减权重系数为例。

1.二次住院系数：定点医疗机构出院参保人在3天内（含3天）再入院（含本院和其他定点医疗机构，已办理转院备案或医疗机构自行办理住院费用合并计算的病例除外）的人次占比超过20%，扣减 1个百分点权重系数；再入院人次占比每增加10个百分点，多扣减 1个百分点，最高扣减5个百分点。本项扣减权重系数仅考核病例转出的定点医疗机构。

2.次均费用增长率：部分医保经办机构设置了次均费用增长率，病例住院费用超过次均费用的也给予扣减系数。

十二、年度考核系数

各地医保经办机构均会对医疗机构进行年度考核，并且作为DIP支付的考核目标。考核内容包括定点医疗机构年度履行协议、执行医保政策情况，为确定DIP年度预清算支付金额、年度清算等提供依据。

DIP专项考核可纳入定点医疗机构协议考核，采用日常考核与现场考核相结合的方式，协议考核指标应包括DIP运行相关指标。

考核指标与定点医疗机构绩效考核相结合，确定各项指标的考核方式、评分主体、评分标准，确保指标评价的客观性及可操作性，将各定点医疗机构考核结果应用于各定点医疗机构DIP 年度预清算。

十三、病例评审

有条件的地区可定期开展病例评审，组织专家对实施DIP的偏差病例、特殊病例等按比例进行抽检。病例评审结果与年度清算挂钩。

病历作为医疗行为的文书记载，病案首页又是DIP支付的基础资料，因此，规范医疗行为，保证病案质量，是DIP支付最基础和最重要的环节。由于各地情况不同，各地医保经办机构可以根据实际情况制定相关政策。

十四、月度预结算

月度预结算是对定点医疗机构申报月度结算费用，可按照一定比例按月予以预结算，暂未拨付的部分纳入年度清算处理，也可根据地方实际按月结算。

以某一地区为例，以各定点医疗机构当月申报的纳入按病种分值付费结算范围病例发生的统筹基金记账金额为基数，医保经办机构按照95%的比例预拨付给各定点医疗机构。有条件的地区，医保经办机构也可以按照医保局每月公布的预算点值计算医疗机构的支付费用的95%进行支付，前提是医保局每月公布预算点值、医疗机构总分值。

十五、年度清算

年度清算根据基金收入、DIP医保基金支出，结合协议管理、考核、监测评估等因素开展，清算年度为每年1月1日至当年12月31日，每一病例清算时间以费用结算数据和病案首页数据均上传完成时间为准。

年度清算主要包括病种分值结算点值、各定点医疗机构年度分值、各定点医疗机构基于疾病严重程度辅助目录的校正费用总额、各定点医疗机构基于违规行为监管辅助目录的扣减费用总额、各定点医疗机构年度统筹基金预清算支付总额、各定点医疗机构年度统筹基金清算支付金额、各定点医疗机构年度统筹基金应偿付总额。

1.根据全市可支付DIP的基金计算点值，计算统筹地区年度总分值。

2.根据点值和各定点医疗机构的年度分值，确定各定点医疗机构的预清算总额。

3.综合考虑定点医疗机构经审核扣减后的医保基金支付金额、DIP年度预清算支付金额、协议管理情况、区域调节金等因素，计算结余留用或超额补偿金额，确定各定点医疗机构的年度医保基金支付金额。

4.核定各定点医疗机构DIP年度医保基金支付金额和按月度预付金额之间的差额，向定点医疗机构拨付医保基金。

5.定点医疗机构年度总分值：定点医疗机构年度分值＝［核心（综合）病种病例累计分值＋辅助分型病例累计分值＋费用偏差病例累计分值］×定点医疗机构系数＋基层病种病例累计分值×基层病种系数＋床日病种病例累计分值×床日病种系数＋特殊病例累计分值。

6.定点医疗机构年度统筹基金预决算支付金额：根据各定点医疗机构年度总分值、分值单价、权重系数、年度考核计算各定点医疗机构年度统筹基金预决算支付金额。各定点医疗机构按病种分值付费年度统筹基金预决算支付总额以其年度分值与全市当年度病种分值费用，结合该医疗机构年度按病种分值付费医疗费用统筹基金支付率、年度考核系数和费用明细审核扣减金额等综合确定。定点医疗机构年度考核方法由市医保经办机构制订，并根据各医疗机构考核结果确定年度考核系数。

7.定点医疗机构按病种分值付费支付系数（使用率）：除根据医疗机构年度得分计算的可支付预决算支付金额，医疗机构收治患者还有实际产生的住院费用（统筹基金），医保经办机构是否全额支付按病种分值付费年度统筹基金预决算支付总额，还要考核实际产生的住院费用与按病种分值付费年度统筹基金预决算支付总额的系数，这就是结余留用和合理超额分担的机制。

8.定点医疗机构按病种分值付费统筹基金决算支付总额：不同的统筹区设置不同支付系统的结余留用标准，目前部分地区设置了60%—115%的结余留用和超额分担，并且分层计算。

第四节　DIP 政策要点

一、DIP分值组合

DIP分值组合以病人出院诊断+住院期间诊疗方式（保守、手术、治疗性操作、诊断性操作）组成病种组合，与病种分值库匹配入组，支付分值（点数），这些资料来源于病案首页。

二、分值支付

医保经办机构根据规则对出院医保病人支付分值，支付方式与使用率相关，单例病人费用使用率=实际住院费用÷上年度同级别该病种组合次均费用

×100%。举例如表3-21。

表3-21 分值支付示意图

使用率（实际住院费用/同级别住院次均费用）	支付分值	示意		
		标准分值	使用率	支付分值
使用率＜50%	使用率×标准分值	100	40%	40%×100=40
使用率=50%—100%	标准分值	100	70%	100
使用率=100%—200%	标准分值	100	150%	100
使用率＞200%	（使用率-1）×标准分值	100	300%	（300%-1）×100=200

三、费用控制目标（结合当地政策制定）

医保费用控制要实现合理化而不是最小化，要在保证医疗质量安全下，合理诊疗，为患者提供技术适宜的医疗服务，既不能过度医疗，又不能治疗不足。

科室控制最佳目标：例均费用，该病种每例住院费用使用率在该病种基准费用的50%—100%，按标准分值付费，是控费的最佳目标；所有病例总的住院费用（费用使用率）控制在医保可支付费用的85%—100%。

全院控制最佳目标：所有病例总住院费用（费用使用率）控制在医保可支付费用的85%—100%。

四、重点强调

1.计算费用为总的住院费用，包括自费费用。

2.把握个例和全院的支付费用计算、控费目标。

3.分值支付与出院主要诊断和不同的治疗方式有关，关键是病案首页质量。

4.更新观念，抛弃以往的次均费用和医院总额的思维。

五、DIP支付实施特点

1.统计数据来源于历史数据、病案首页。

2.DIP支付采用区域总额控制，费用测算采用总住院费用打包付费（含自费）。

3.DIP支付医保局定工分，医院挣工分；从过去的"分蛋糕"到DIP支付"抢蛋糕"方式，医疗质量、专科建设、医疗服务等方面的水平决定了蛋糕的份额。从医院与医保的博弈变成医院间的竞争，倒逼医院不断提升自身竞争力。

4.病组分值高低与疾病复杂程度、消耗的医疗资源一致。

5.入组与病案首页质量密切相关。

6.费率年终才能明确，未知因素较多。

7.合理超额分担、结余留用。

六、DRG/DIP医保结余方式

医保结余=收入—成本

=（总权重×费率×系数）—成本

=[出院病例数×CMI（病例组合指数）×费率×系数]—成本

=[出院者占用总床日数÷平均住院日×费率×系数]—成本

第五节　DIP 入组过程中的常见问题

一、医保结算清单与病案首页的对比

1.基本信息的对比

医保结算清单强调的是对医疗资源消耗数据的采集，而病案首页强调的是对医疗质量影响数据的采集。详见表3-22。

表3-22 医保结算清单与病案首页对比

数据指标	医保结算清单	病案首页
病例分型、抢救成功次数	无	有
手术级别、切口等级、愈合类别	无	有
肿瘤类型	无	有
呼吸机使用时间	有	无
重症监护的时间	有	无
护理级别	有	无

2.主要诊断选择的对比

医保结算清单强调的是以对医疗资源消耗最多的疾病为主，病案首页强调的是以对健康危害最大的疾病为主。详见表3-23。

表3-23 医保结算清单与病案首页主要诊断选择原则对比

内容	医保结算清单	病案首页
定义	经医疗机构诊治确定的导致患者本次住院就医主要原因的疾病（或健康状况）	一般是患者住院的理由
三最原则	首选消耗医疗资源最多	首选对患者健康危害最大
入院病情"4"	除特殊约定的要求外，原则上不能选入院病情"4"的诊断 特殊约定： ①急诊手术后或择期手术前出现的并发症 ②产科的主要并发症或合并症	无明确规定
病因诊断与临床表现	无此项规定	①病因诊断能包括疾病的临床表现，则选择病因诊断 ②疾病在发生发展过程中出现不同危害程度的临床表现为诊治目的，则选择该临床表现
并发症	①急诊手术后或择期手术前出现的并发症按"三最"原则选择 ②择期手术后出现的并发症，不能作为主要诊断（选择原发病） ③入院治疗手术和其他治疗的并发症时，选并发症	住院过程中出现比入院诊断更为严重的并发症或疾病时选择： ①手术导致的并发症，选择原发病 ②非手术治疗或出现与手术无直接相关性的疾病按总原则选择

（续表）

内容	医保结算清单	病案首页
出院诊断不明确	①有明确诊断时，症状、体征和不确定情况不能作为主要诊断	无此项
	②有明确的临床症状和相关的疑似诊断时，优先选择明确的临床症状	无此项
	③以疑似诊断为主诊断，且按肯定诊断编码	相同，但恶性肿瘤疑似时，只能编码"肿瘤"或"占位"
	④以疾病、损伤、中毒、体征、症状、异常发现为主诊断	相同
	⑤2个或2个以上疑似诊断，无法确定哪个更主要时，任选一个	无此项
有2个或2个以上诊断同时符合主要诊断标准	依据"三最"原则	无此项
原诊疗计划未执行	①未做其他诊疗情况下出院的，仍选择拟诊疗的疾病	无其他治疗出院的，选择拟诊疗疾病
	②针对某种导致原诊疗计划未执行的疾病（或情况）做了相应的诊疗时，选择该疾病（或情况）	
留观后入院	因为同一疾病（或情况）在同一家医院住院，选择导致急诊留观的疾病（或情况）	无此项规定
门诊手术后入院	①因并发症入院，选择并发症	无此项规定
	②因其他另外的疾病（或情况）入院，选择另外疾病（或情况）	
住院目的为了康复	选择患者需要康复治疗的问题或后续治疗	无此项规定

（续表）

内容	医保结算清单	病案首页
肿瘤	①针对恶性肿瘤治疗时，选择恶性肿瘤 ②对恶性肿瘤进行外科手术切除（包括原发部位或继发部位），即使做了术前/术后放疗/化疗时，仍选择恶性肿瘤 ③住院目的为了明确肿瘤诊断（如恶性程度、肿瘤范围），或为确诊肿瘤进行某些操作（如活检等），即使做了放疗/化疗，仍选择原发（或继发）部位的恶性肿瘤 ④当治疗是针对继发部位恶性肿瘤时，以继发部位恶性肿瘤为主要诊断。 ⑤专门为恶性肿瘤进行化疗、放疗、免疫治疗而入院时，选择恶性肿瘤化疗、放疗或免疫治疗，若同时接受了多项上述治疗，根据总原则选择 ⑥当患者为接受化疗、放疗、免疫治疗而入院，治疗中产生了并发症，仍选择化疗、放疗、免疫治疗为主要诊断，并发症作为其他诊断 ⑦针对恶性肿瘤和/或为治疗恶性肿瘤所造成的并发症进行治疗时，选择该并发症为主要诊断。 ⑧未特指部位的广泛转移恶性肿瘤（C80），只有在患者有了转移病灶且不知道原发和继发部位时使用 ⑨妊娠者患有恶性肿瘤，选择妊娠、分娩及产褥期并发恶性肿瘤（O99.8） ⑩肿瘤患者住院死亡时，应根据上述原则，视本次住院的具体情况正确选择	①住院针对肿瘤进行手术治疗或进行确诊的，选择肿瘤，对应清单中的①②③ ②住院针对继发肿瘤进行手术治疗或进行确诊的，即使原发肿瘤依然存在，选择继发肿瘤，对应清单④ ③仅对恶性肿瘤进行放疗或化疗时，选择恶性肿瘤放疗或化疗，对应清单中的⑤⑥，但无明确同时接受多种治疗方式的选择 ④住院针对肿瘤并发症或肿瘤以外的疾病进行治疗的，选择并发症或该疾病，对应清单中的⑦，肿瘤患者住院死亡且肿瘤为死亡原因时，选择原疾病为主要诊断

3.（ICD-10）国临版与医保2.0版对比，见表3-24、表3-25。

表3-24　ICD-10国临版与医保版2.0对比

不同点	例数
细目不同	4390
亚目不同	813
类目不同	386
章节不同	136

表3-25　ICD-10国临版与医保2.0版对照表

国临版编码	国临版名称	医保版2.0编码	医保版2.0名称
K45.803	肠造口旁疝	K43.500	造口旁疝，不伴梗阻和坏疽
K91.400x013	结肠造口旁疝	K43.500	造口旁疝，不伴梗阻和坏疽
K52.900x003	秋季腹泻	A08.000	轮状病毒性肠炎
K52.905	急性胃肠炎	A09.901	胃肠炎
K52.906	急性结肠炎	A09.902	结肠炎
I84.200x002	内痔	K64.805	内痔

二、结算清单数据质控、审核、上传

结算清单是患者就医后医院与医保局结算的报销凭证，质控的规则集中在此次住院的主要资源消耗上，同时要确保重点收费项目如输血量、各等级护理天数、呼吸机时数等信息准确。

医院需确定一个牵头科室，由牵头科室统筹安排结算清单的内容填写、规则质控、数据提取、审核上传等工作流程。

三、医保部门与病案室的工作划分与协同

在支付方式改革的背景下，医保部门和病案室是联系最紧密的两个科室。病案室对编码编译准确性负责，同时组织培训临床科室诊断的填写原则并注重病案首页质量，从单纯的病例管理科室上升到质量效益型科室；医保部门对分组准确性和及时性负责，做好政策解读和上传下达工作，组织临床医生参与申诉反馈工作，及时与医保局进行沟通，从传统的事后管理科室上升到全流程业务管理科室。

当分组亏损与病案编码底层规则相矛盾时，为了数据质量的准确性，建议以编码规则为准，后期数据集中让医保局调整，促使支付方式的改革有效可持续。

四、数次转科的重症患者入组方式

出院科室在填写诊断时一定要考虑以下"三最"原则（对健康危害最大、消耗资源最多、住院天数最长）去筛选主要诊断和主要手术操作，主要诊断选择与出院科室无必然联系。

部分疑难重症患者诊疗存在新技术的实施，重症医学科费用基本都呈超支态势，其中大多数患者由于疾病进展或者伴随多项合并症导致诊疗费用超高，正常情况下可以与医保局沟通协商据实支付；若是存在过度诊疗现象，该部分患者会进入高倍率病例并导致次均费用超支严重。

五、医保灰码处理

医保灰码是病案首页采集数据至医保结算清单的过程中，临床编码与医保版编码之间映射未被匹配的灰色编码，表现为以"00"结尾，也被称为00码。

根据相关报告显示，70.55%的DIP不入组病案缺陷为ICD-10使用医保灰码。医保灰码的亚目即便符合DIP目录库入组条件，也会因为其灰码性质被医保局系统的质控规则拦截。

对策：

①医保结算清单主要诊断的选择是质控工作中的重点和难点，提高主要诊断选择以及编码的正确率，减少无效主要诊断情况发生，是每个医院必须面对的重点问题。应提高各环节质量，加强编码员与临床科室的沟通合作，开展疾病分类、医学专业知识的培训等，提高编码员主要诊断填写以及编码水平，持续提升医保结算清单数据质量。

②信息化建设：做好医保灰码映射。

六、常见无效主要诊断及其编码分析

众所周知，DRG入组存在歧义（QY），则病例无法入组，DIP支付下同样也有无法入组的病例，这种病例往往被称为空白病例（无效主要诊断），对医院正常结算医保费用带来影响。常见无效主要诊断如下：

1.恶性肿瘤个人史（Z85）

恶性肿瘤个人史，指该病人曾患恶性肿瘤，恶性肿瘤不能作为主要诊断。恶性肿瘤病人前来住院，要根据主要诊断选择原则选择主要诊断。

例：病人"膀胱肿瘤术后1年，间断血尿3周"入院。

临床诊断：膀胱恶性肿瘤史；输尿管继发恶性肿瘤；输尿管狭窄；泌尿道感染。

膀胱恶性肿瘤个人史（Z85.503）不能作为主要诊断，主要诊断应为输尿管继发恶性肿瘤（C79.102）。

2.其他疾病个人史（Z86–Z87）

其他疾病个人史，指患者以前曾患有某种疾病，这次入院要根据主要治疗的情况选择主要诊断，而不能选择病史作为主要诊断。

例：脑梗死个人史（Z86.703）不能作为主要诊断。可以依据患者本次的治疗情况选择主要诊断。

3.术后状态（Z98）

手术后状态不能作为主要诊断，也就是说"××术后"不能作为主要诊断。主要诊断可编码为随诊治疗和恢复期（Z42-Z51，Z54）或操作后或手术后并发症。

例：病人胫骨骨折术后入院的目的为取内固定装置。

临床诊断：胫骨骨折术后。

胫骨骨折术后不能作为主要诊断，主要诊断应为取除骨折内固定装置（Z47.0）。

4.分娩结局（Z37–Z38）

分娩结局，也就是生了几个孩子，是活胎还是死胎，不能作为主要诊断。应当选择产科的主要并发症或合并症作为主要诊断。没有并发症或合并症的分娩，主要诊断应当由妊娠、分娩情况构成。

例：单胎活产（Z37）不能作为主要诊断。自然分娩顺产：可选择头位顺产（O80.001）、多胎顺产（O84.001）、臀位顺产（O80.101）作为主要诊断。

5.人工造口状态（Z93）

人工造口状态不能作为主要诊断，主要诊断可编码为需要维护或处置的人工造口（Z43）或外部吻合口的并发症。如果将人工造口状态作为主要诊断，只能说明目前患者处于造口状态。

例：输尿管造口状态（Z93.600x001）不能被选为主要诊断。

如入院目的是人工造口进行维护（去除、更换），可选择人工造口维护（Z43）作为主要诊断。

如入院目的是人工造口存在并发症，选择吻合口的并发症作为主要诊断，如小肠造口术后功能障碍（K91.401）。

6.器官后天性缺失（Z90）

例：手术后颅骨缺失（Z90.000x003）不能选择为主要诊断，可以根据入院目的选择颅骨缺损修补（Z42.001）作为主要诊断。

七、无须在医保结算清单中填报和编码的操作

1.石膏的固定、置换、去除。

2.经留置导管的膀胱灌注、膀胱造口冲洗。

3.插管。

4.除心导管、外科插管、新生儿插管以外的动脉或静脉插管，如PICC、CVC、S-W插管。

5.除耻骨上造瘘的插管以外的泌尿系统插管。

6.Doppler 检查。

7.一般其他药物治疗，须编码（日间病例主要依靠该药物治疗，化疗、新生儿特殊的药物干预除外）。

8.ECG，Holter检查。

9.伴心脏手术时，经皮或经静脉置入的临时电极（术中使用临时心脏起搏器），包括对其进行调整，重新定位，去除电极等操作。

10.肌电图、尿道括约肌肌电图、眼肌电图。

11.影像：一般X线平片检查、核磁、CT、B超检查（经食道超声心动TOE除外）。

12.监测：包括心脏、血管压力监测＜24小时（如24小时血压监测、中心静脉压监测、肺动脉压监测、肺动脉嵌入压监测）。

13.鼻—胃管插管的减压和鼻饲（新生儿除外）。

14.操作中的某些组成部分。

15.应激试验，如铊应激试验伴经食管心室起搏、铊应激试验不伴经食管心室起搏。

16.骨牵引、皮牵引。

注意：各地区的DIP分值库中都会有明确的非必要操作目录，一般不会公开，需要使用者自行实践整理。

八、医保基金监管中高套分值的违规行为

1.高编入组指编码人员通过调整病案首页中的疾病或手术编码，使相应病例进入支付标准较高的组，从而获得更高的医保补偿。

表现形式：①无视患者诊疗过程，根据权重或分值情况调整主要诊断和其他诊断顺序；②增加无诊断依据支持、未进行治疗的其他诊断；③增加实际未进行的手术操作编码。

2.低码高编行为是指医方为提高医疗服务的补偿水平而故意无视主要诊断选择的原则，对患者的病程诊断资料进行不适当的编码和分类，将诊断中入组权重更高的疾病诊断作为主要诊断，甚至编纂病程记录，从而影响DIP入组和权重的行为。

表现形式：①低指征入院编造诊断和手术操作的；②无诊断依据编造主要诊断的；③有主要诊断但与本次诊治明显不符的；④无诊断依据编造次要诊断的；⑤主要诊断与次要诊断故意编错次序的；⑥无手术操作编造手术操作的。

3.低病高编是指未按照医疗保障基金结算清单填写规范上传病案首页信息，而是通过调整主诊断、调整主手术、虚增诊断、虚增手术等方式使病案进入费用更高分组。

例：主要诊断为急性心力衰竭，疾病编码I50.907。

其他诊断为病态窦房结综合征，疾病编码I49.500。

主手术操作为永久心脏起搏器植入术37.8301。

其他手术操作为首次经静脉入心房和心室置入导线（电极）37.7200。

表3-26　某市病种分值目录库

序号	诊断编码	诊断名称	操作编码	操作名称	分值
4029	I50.9	心力衰竭	37.7201 37.8301	首次经静脉入心房和心室导联（电极）置入术/DDD永久心脏起搏器置入术	6898
3946	I49.5	病态窦性综合征	37.7200 37.8301	首次经静脉入心房和心室导联（电极）置入术/DDD永久心脏起搏器置入术	6070

分析：根据病案首页、医保结算清单主要诊断选择原则，以手术治疗为住院目的的，选择与手术治疗相一致的疾病作为主要诊断。该病例明显是以手术治疗病态窦房结综合征为目的，应选择病态窦房结综合征为主要诊断，对应永久心脏起搏器置入术为主要手术操作。

该病例入组明显是根据病种分值填写主要诊断而忽视了主要诊断选择原则。

第六节　基于 DIP 的医院管理策略

由于病种分值每一分的费用都要在年终才能知道，意味着每一病种要年终才能知道费用。在诊治过程中，医院在保证医疗质量、安全的前提下，严格按照四个合理进行诊治，合理控制医疗费用。但由于费用不明确，控费压力也比较大。

按病种分值DIP付费涉及医院的医保、病案、财务、信息多个职能管理部门及所有临床科室。只有在医院统一领导下，各个部门各司其职，才能做好管理工作。由于费用的不确定性，医院要想做到既治好病，又不出现医保超额，合理控制费用，必须有科学性和可行性的分析，做到可预测和具前瞻性。

1.体系建设：医院从顶层设计，医保、医疗、病案、信息、财务、临床科室等全面参与体系建设。在保证医疗质量、安全的情况下，医院要做到精细化管理，合理、科学控制医保费用。

2.领导重视：建立院级、职能科室、临床科室的三级管理体系。成立以主管院长为组长，各职能科室负责人为成员的按病种分值付费领导小组，统筹全院工作，开展管理、科研工作，通过专题会议解读新政策。

3.积极参与医保局的会议，提出合理化建议；按医保局要求及时上报相关数据。

4.全员参与、宣传培训。

5.改变医生行为：调结构、转方式、转机制。

调结构：业务、费用、床位使用、医疗质量、病种、诊断、治疗、成本、经济结构（医疗任务的复杂性）。

转方式：依托新的诊疗路径，融入现代医学诊疗，促进诊疗方式多样化（症状学—病因学能力提升）。

转机制：病床管理过渡为病种管理（多劳多得）。

6.以"临床路径/单病种质量控制"为抓手，提升DIP的内涵。

7.费用管控：精读政策、精心测算。结合政策，抓住重点指标，制定病种费用管控目标、重点管控项目。

8.信息化建设：规范疾病诊断和手术操作编码程序、费用监控系统、费用统计、智能提醒等。

一、体系建设

医保DIP支付方式改革，涉及医疗各部门，各部门需要相互配合，落实主体责任。应成立主管院长领导下的DIP管理工作小组，负责日常DIP统筹、管理，政策落实，制定工作方案等。

二、开展行政MDT管理

DIP实施不仅是医保部门的工作，还涉及医务（医疗质量、医疗行为）、病案、财务、信息、药学、耗材等相关处室，只有各部门相互沟通协调，落实责任制，才能使DIP工作开展好（本案例医院未设运营部）。

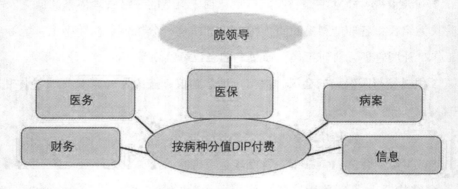

图3-5　行政MDT管理示意图

1.医务部门

医院的医疗质量管理、专科建设、医疗服务水平等均由医务部门管理。通俗来讲，医务管理部门是医疗质量管理的核心部门，医务管理部门在提升医疗质量、规范医疗行为、加快医疗运行效率、管控医疗成本、实施临床路径等方面发挥统筹、组织、实施、推进、考核等管理职能。医院的医疗质量、医疗水平不仅是医院的基础，也是DIP最基本、最重要的条件。所以，医院只有不断提高医疗技术水平，按功能定位收治病人，提高核心竞争力，规范医疗行为，才能在DIP政策下取得更好的成绩。

2.病案科

DIP支付的资料来源于病案首页，病案首页出院诊断的填写、手术操作编码的填写影响到入组的准确性，即影响到DIP支付。医师是病案首页填写的第一关，编码员是病案首页填写的审核者、守门员，只有医师、编码员充分认识病案首页的重要性，才能提高病案首页的质量。

病案科主要负责医院病案质量管理，培训医师按照病案填写指南准确完整填写病案首页，把好归档病案质量，保证病案质量，及时准确完整上传病案首页和医保结算清单，既要严防高套分值等违规行为，也要准确编码，防止低套分值，造成医院不必要的损失。

由于病案首页与DIP密切相关，编码员不仅要具有病案编码的专业知识，也必须学习、熟悉DIP相关政策，才能准确地填报病案首页和医保结算清单，保证DIP分值支付的合理性。

3.财务部门

在DIP 支付方式下，医院财务部门需加强医疗成本控制，将财务管理融入DIP管理全流程，通过管控成本，降低医疗费用，使费用控制在合理区间。在绩效方面，医院既要考虑成本考核，同时也要结合DIP 的结余/超额，将成本率与医保结算盈亏综合管理，才能更准确地把握医院的真正效益。

在DIP具体操作方面，财务部门必须准确上传住院明细费用清单，及时准确提交医保申报表，协助医保部门进行医保预算管理，管控成本，开展内控，做到合理收费，严防多收费、乱收费等违规行为，保证基金安全。

4.信息部门

临床医师、编码员要准确填写疾病诊断和编码，信息部门要准确、完整、及时上传病案首页、医保结算清单，避免出现手术操作编码字段漏传等信息丢失的现象，保证DIP支付的准确性。

同时，信息部门需协助医保部门建立医院、科室、医师工作站的 DIP分析监控系统，开展信息化、智能化DIP全程管理，保证DIP的精细化管理。

5.药学部门

DIP政策下，医院药学部门要在保障医疗质量的前提下，通过对临床诊疗过程中合理用药的监管，规范合理用药行为，同时筛选质优价廉的药品，降低医疗成本，有效控制药品费用不合理增长，通过管控不合理用药特别是辅助用药，降低药品费用，使DIP的费用控制在合理的水平。

6.耗材管理部门

医用耗材管理部门应结合合理诊疗，按照医保基本原则，通过"结余留用、超支分担"的激励机制，管控高值耗材、消耗性耗材的使用，在保证医疗质量安全的前提下，降低耗材费用，合理控制医保费用，使DIP费用控制在合理的水平，达到DIP支付盈余。

药品、耗材管理部门在取消药品耗材加成后成为成本单位，通过管控药品耗材的合理使用，降低医疗费用，才能充分发挥药品、耗材管理部门在DIP合理费用管控中的作用，达到DIP支付盈余。

7.医保管理部门

医保管理部门是DIP支付的关键部门，是领头羊、协调者和组织者。在DIP支付政策下，医保管理部门要做好费用控制和基金监管两项工作。

8.开展宣传培训

DIP支付是一项全新的政策，需要全院医务人员知晓熟悉，掌握要点。宣传方式可以是全院培训、重点科室培训等，还可以将文件、分值库、培训资料通过医院的OA（办公系统）、微信群进行宣传，也可以制作"临床医师口袋书"。

三、实施DIP的基础性工作

1.临床医师填好病案首页

住院病案首页是医院进行住院病案登记、疾病分类、审查等的主要依据，我国要求各级医院都要在住院病案首页记录病人的基本情况、住院医疗及诊断情况、住院医疗经费情况等信息，这些信息也是医保经办部门办理相关业务的重要依据。

2.编码员对病案首页疾病及手术操作进行编码

虽然DIP付费相较于DRG编码要求有所降低，但是病案编码的目的并不仅仅是为了DIP付费，还要满足其他一些数据采集的需求，所以即使在DIP付费下，病案首页编码一定要遵循客观性、合规性、规范性原则。

提升病案首页主要诊断编码正确率，应关注以下几个问题：

①医师及编码人员未掌握主要诊断填报原则，主要诊断填写和编码错

误、主要诊断与主要手术不匹配。

②部分医院主要诊断名称与编码不匹配，未使用国家统一发布的疾病分类代码国家临床版实施编码，编码过于笼统且与临床诊断不符。

③编码员业务水平较低，不能对主要诊断、主要手术/操作进行准确分类，编码错误率较高。

3.病案管理人员做好编码映射并上传至医保结算清单

清单源于首页，但有别于首页。目前病案首页采用的是国临版疾病与手术操作编码2.0版，而医保采用的是另一套编码，所以在病案首页上传至医保结算清单之前要做好映射工作。医保结算清单与病案首页在对医疗机构结算医保费用影响最大的主要诊断选择规则方面有所区别，见表3-27。

表3-27　医保结算清单与病案首页区别

医保结算清单	病案首页
（1）消耗医疗资源最多 （2）对患者健康危害最大 （3）影响住院时间最长	（1）对患者健康危害最大 （2）消耗医疗资源最多 （3）影响住院时间最长

病案首页和医保结算清单主要诊断选择的原则都引用了这三个"最"，但顺序并不相同。在病案首页中，首要的"最"是"对患者健康危害最大"，但是在医保结算清单中强调的是"消耗医疗资源最多"。

通常情况下，对患者健康危害最大与消耗医疗资源最多两项呈正相关。但在有些情况下，消耗医疗资源最多的疾病与对患者危害最大的并不是同一种疾病。所以，在填写医保结算清单时，若是遇到这种情况，应当格外注意，要选择消耗医疗资源最多的疾病作为主要诊断。因为从临床角度来讲，当患者病情非常严重时，消耗的医疗资源反而可能会变少。所以在医保结算清单中，要重点突出对医疗资源的消耗。

4.做好病案质控工作

2022年1月21日，国家卫生健康委办公厅发布了《病案管理质量控制指标（2021年版）》，这是自《住院病案首页数据质量管理与控制指标（2016

版）》发布以来，首次修订病案管理质量控制指标。更改后，质控指标更加全面，从10条变为27条核心指标，范围从住院病案首页扩大至整个病案质控指标。

病案质量监控的三阶段中，基础质量和环节质量是决定病案质量的重要环节。

① 建立全流程质控

一份高质量的病案首页数据依靠临床、病案科、财务、信息科等多部门的通力协作。病案首页质控不仅仅是终末质控，应该从源头开始对每个环节进行质控，只有每一个环节都正确，病案首页才能有一个好的结果。

② 从临床医生的首页填写开始质控

病案首页数据的源头在于临床医生的填写，想要确保临床医生填写的信息准确无误，就需要有完善的数据质量检测。这就需要病案首页数据质控与HIS系统（医院信息系统）无缝对接。

在临床医生病历保存的环节，需要对病历进行质控检测，在病历提交到病案系统前，需要对病历强制审核，未通过校验的不予提交。要做到病历实时填写实时检测实时提醒实时修正，确保每份提交到病案室的首页信息都是准确完善的。

病案首页数据整理归档的终点在病案室，很多时候病案室也担负着首页数据质控重任，对病案首页数据的终末质控也成为病案室的重要工作之一。这需要病案首页质控体系全面且与病案管理深度融合，在功能上做到既可实时检测实时调整，又可批量审核批量修改。

5.临床手术操作与医疗服务价格项目映射

医疗机构的收费政策执行《公立医疗机构基本医疗服务价格目录（2021）》，收费项目由医保价格部门制定，而诊断与手术操作编码由卫健委制定发布，手术操作与收费项目名称并不完全一致，导致一些医疗机构的手术收费出现不一致或不准确的现象。同时，临床实际诊疗过程中，不少的手术操作无法对应收费或没有明确的收费项目，导致医疗机构无法收费。另外，大部分医院是由临床人员录入手术操作收费，由于专业性问题，也会出现理解偏差而错收费等问题。

如何避免医院临床手术操作后出现违规收费、错收费、漏收费现象，解决临床人员手术操作与医疗收费项目不一致，达到准确收费？对策是建立医院临床手术操作与医疗服务价格项目映射表。

由医保物价、病案、临床医务人员共同参与，使用国家临床版3.0手术操作编码（ICD-9-CM-3）与本地区基本医疗服务价格目录进行对应匹配。

手术操作编码的诊疗方式分别按照手术、介入治疗、治疗性操作、诊断性操作与本地区基本医疗服务价格目录中的"收费编码"进行映射。

理想中的状况是手术操作能与收费编码唯一对应。在实际诊疗过程中，可能出现一个手术操作可对应N个收费编码，或N个手术操作可对应1个收费编码的情况，要依据实际目录给予一对多或多对一映射，临床实际收费必须按照实际的情况（例如部位等）选择对应的收费项目。

例如，诊疗中使用腹腔镜、宫腔镜、尿道、膀胱镜、关节镜、电子显微镜、脊柱内镜（含微创通道）辅助、单孔腹腔镜、单孔胸腔镜、碎石针（杆）加收，术中使用神经手术导航系统、脑室镜、眼内窥镜、鼻内窥镜、胸腔镜、经皮肾镜、胆道镜、腹腔镜、宫腔镜、尿道、膀胱镜、关节镜、显微镜、其他内镜、脊柱内镜（含微创通道）辅助、单孔腹腔镜、单孔胸腔镜加收等按规定加收，均需映射其中。

表3-28 某医院临床手术操作与医疗服务价格项目映射表

手术操作编码及名称				收费部分							医保部分			
序号	手术操作编码	手术操作名称	手术级别	操作类型	备注	财务分类	编码	项目名称	项目内涵	除外内容	计价单位	说明	三级医疗服务价（元）	医保结算类型	医疗收费项目类别	限制范围
10	01.2300	颅骨切开术部位的开再切开		手术		G	330201007	开颅内减压术	指大脑板、额板、枕板的切除减压							
20	01.2100	脑静脉窦切开引流术	四级	手术		G	330503018	经乳突脑脓肿引流术	指颞叶、小脑、乙状窦周围脓肿穿刺或切开引流		次		3120.00	甲类	手术费	0
170	01.5300	脑叶切除术	四级	手术		G	330201033	癫痫病灶切除术	指病灶切除、软脑膜下烧灼术、脑叶切除；不含术中脑电监测	术中脑电监测	次		6739.20	甲类	手术费	

（续表）

序号	手术操作编码	手术操作名称	操作类型	手术级别	备注	财务分类	编码	项目名称	项目内涵	除外内容	计价单位	说明	三级医疗服务价（元）	医保结算类型	医疗收费项目类别	限制范围
															医保部分	
	手术操作编码及名称						收费部分									
180	01.2407	颅骨钻孔探查术	手术			G	3302011010	颅骨钻孔探查术			次	两孔以上计价。另立开展次手术	2529.80	甲类	手术费	
6078	51.8701	腹腔镜下胆总管T管引流术	手术		一对二	G	331006011	腹腔镜下胆总管T管引流术	不含术中B超、术中胆道镜检查和术中胆道造影		次		3380.00	甲类	手术费	
6079	51.8701	腹腔镜下胆总管T管引流术	手术		一对二	G	33000000-8	术中使用腹腔镜加收			次		1420.50	甲类	手术费	
80	38.7x03	上腔静脉滤器置入术	介入			G	330804035	腔静脉切开滤网置放术	指手术切开滤网及输送器		次		2704.00	甲类	手术费	

（续表）

	手术操作编码及名称				收费部分								医保部分		
序号	手术操作编码	手术操作名称	手术级别	操作类型	备注	财务分类	编码	项目名称	项目内涵	除外内容	计价单位	说明	三级医疗服务价（元）	医保结算类型	医疗收费项目类别	限制范围
100	01.0901	颅内穿刺引流术		治疗性操作		D	310100017	侧脑室穿刺术	含引流、冲洗、注药	一次性脑室引流装置	次		174.62	甲类	检查费	
3400	87.4101	胸部CT检查		诊断性操作		D	210300000-1	X线计算机体层（CT）					96.00	甲类	检查费	
3401	87.4101	胸部CT检查		诊断性操作		D	210300000-2	X线计算机体层（CT）扫描加收（三维重建）	指血管、胆囊、CTVE（仿真内窥镜）、骨三维、灌注等		人次		96.00	甲类	检查费	
3402	87.4101	胸部CT检查		诊断性操作		D	210300000-3	X线计算机体层（CT）扫描加收（四维重建）	指血管、胆囊、CTVE、骨三维、灌注等		人次		320.00	甲类	检查费	

6.加强院内对医保结算清单的智能审核，确保清单上传准确

在对医保结算清单的管理上，采用 PDCA 循环进行闭环管理，重点在医保结算清单环节进行质量管理，从清单的填写者（临床医生）开始到病案室编码员，再到医保科审核人员，最后到结算清单的上传人员，环环相扣、层层把关。

医生工作站设置临床诊断术语与ICD-10 国临版疾病诊断编码库和ICD-9-CM-3 国临版映射，临床医生在填写病案首页出院诊断时，疾病诊断编码和手术操作编码可进行模糊检查，同步完成诊断和编码的匹配。医生完成首页填写后提交病案室，由编码员进行疾病编码和手术操作编码的再审核，编码员完成编码审核后，医保出院患者的病历进入到医保科审核系统，医保科内人员对医保出院患者的病历进行最终审核再上传至医保结算系统进行结算。

第三篇　实践与应用篇

第四章　DRG/DIP 医保支付方式下的医院管理思路

　　"精益"本质上是一个过程改进的方法论，是一种领导风格和一套管理体系。"精益"一词最早由麻省理工学院国际机动车项目的成员乔恩·克拉夫茨克所创，用以描述一种运用现有资源的一半就能实现预定目标的管理体系。这些资源包括物理空间、工人劳动、资本投资和库存，同时，次品和安全事故的出现次数也减少到远远低于现在水平一半的程度。该词虽然描述的是结果，但在英语中同样可用于描述方法。医院是何时开始跨行业寻求"精益思想"的不得而知，美国西雅图儿童医院的精益之旅可以追溯到1996年早期同曾任职于波音公司的琼·韦尔曼顾问的讨论。2001年，《今日美国》对一项由罗伯特·伍德·约翰逊基金会开展的研究做了报道，该研究在各个医院中寻找那些与其他医院行事迥然不同的院领导。该基金会执行副总裁刘易斯·桑迪说："我们想看到一个医疗护理行业的丰田。这已经是医护业的壁垒之一。没有人能指着一家医疗机构说，'那便是努力的方向'。"各个医院必须通过同行看到广泛存在的系统问题并寻求解决办法。

　　运营管理是对生产实物产品或者交付服务产品的企业和组织的管理系统进行设计、运行、评价和改进的系统思维与理论方法，是企业管理的核心职能之一。传统的运营管理理论主要关注制造领域，随着现代服务业的快速发展，运营管理的相关理论与方法越来越多地被应用于医疗健康、金融证券、电子商务和旅游等服务领域，并发挥着越来越重要的作用。近年来，经济全球化和贸易自由化持续发展，特别是新冠疫情后，企业面临着市场环境的不断变化和竞争对手的不断施压，迫切需要通过实施有效的运营管理，来提高其生产力和服务水平，运营管理理论和方法遇到了前所未有的挑战和机遇。

医疗健康服务业是关系国计民生、人们生命安全的重要行业。近年来，通过医疗卫生体制改革和国家对医疗卫生事业的扩大投入，我国医疗卫生事业取得了很大的发展，但是，目前仍存在医疗资源分配不均、医疗机构管理效率较低等问题。运营管理作为优化资源配置、提高组织管理效率的重要理论体系，在生产企业和服务业的应用已经非常成熟，将其应用于医疗健康服务行业亦是目前的趋势。与生产制造系统相比，医疗服务系统具有需求的不确定性和动态性、供需信息的不对称性、服务效用的滞后性、高风险性和易逝性等特点，如各个科室之间存在差异性，药剂资源具有共享性，医护人员工作时间和医疗设备运行时间具有易逝性等，管理难度很大。如何结合这些特性，应用运营管理的理论与方法，对医疗服务系统的规律进行分析，对优化配置医疗资源等各个环节进行精细化管理，以提高医疗机构运行效率，并提供系统的科学指导，已成为当前医院管理，特别是医院智能管理的重要课题。

2021年5月，国务院办公厅发布《关于推动公立医院高质量发展的意见》（国办发〔2021〕18号），指出：公立医院发展方式从规模扩张转向提质增效，运行模式从粗放管理转向精细化管理，资源配置从注重物质要素转向更加注重人才技术要素，是构建公立医院高质量发展新体系，引领公立医院高质量发展新趋势，提升公立医院高质量发展新效能，激活公立医院高质量发展新动力和建设公立医院高质量发展新文化的"五个新"任务，推动公立医院运营管理的科学化、规范化、精细化，促进可持续发展。

作为知识密集型产业的医院，应持续关注并改善自身在日常运营中的细微环节及质量安全，鼓励支持学科建设及技术创新，杜绝医院内部各种浪费及因质量安全导致的成本升高，即实现医院精细化管理。

精细化管理是一种精益求精的管理理念和优化策略，是一种有效的管理手段，是通过信息采集和标准作业等方法，使各单元运行流程提高效率，具有准确性和稳定持久度。

　　精细化管理理念是目前国内较为先进的管理理念，它精准地定位每一个单元的运行关键点，并对出现问题的各个细节进行完善和改进。医院精细化管理是用科学的方法实施管理活动，使医院各单元精确、高效、协同运行。其内涵包含"三高三重"，即高标准、高质量、高效率、重落实、重基础、重细节。

　　医院精细化管理针对其管理侧重点又细分为多种模式，如精细化运营管理、精细化医疗管理、精细化行政管理、精细化后勤管理等。其中医院精细化运营管理主要包括全院资源配置、运行管理与绩效核算，是医院精细化管理的中坚力量，重点关注工作负荷、工作效率、成本控制、卫生经济学四大指标。

　　新时期，医院精细化运营管理既要注重内部管理的挖掘，又要关注外部环境的变化对机构经济运行情况的影响，对医院运营精细化管理提出了更高要求。

　　医院需进行脆弱性分析、风险评估和建模预测，把握经济社会发展趋势，预测医疗健康发展趋势、新规律和服务需求，以推动国家医学进步为目标，依托现有资源规划申请设置国家医学中心（均含中医，下同）、临床医学研究中心、区域医疗中心和中医药传承创新中心，形成临床重点专科群，集中力量开展疑难危重症诊断治疗技术攻关，开展前沿医学科技创新研究和成果转化，培养高层次医学人才。

　　医院需坚持技术创新，推进医学技术创新，面向生命科学、生物医药科技前沿，面向国家战略需求和医药卫生领域重大科学问题，加强基础和临床研究，推动原创性疾病预防诊断治疗新技术、新产品、新方案和新策略等的产出，推动科技成果转化，推动医学＋信息、医学＋装备、医学＋材料交叉学科的蓬勃发展。

　　医院需主动转变发展方式，强化运营管理，在保障质量安全的前提下，提升运营效率、效益、效能。医院与其被动接受DRG/DIP 支付制度改革，不如主动适应、参与、引导DRG/DIP 支付制度改革，未雨绸缪转型调结构，优化病种结构、调整专科布局与资源配置。

医院需从病种费用分析转到病种成本分析，从费用管控转到成本管控，注重成本绩效分析，提升运营含金量。注重资源配置绩效分析，实现资源实时调度优化共享，提高单位资源产出，针对重装资源（CT/MRI/PET/加速器/放疗/机器人/内镜/NGS/ 伽马刀/质子重离子）、人力资源（高端人才、技术专家、管理专家）、资金、无形资产（品牌）进行及时的后效评价。构建外部绩效考核、内部绩效考核与内部绩效分配一体化联动新体系。

第五章　DRG/DIP 医保支付管理中的常见问题

第一节　数据治理

国际数据管理协会（DAMA）将数据治理（data governance）定义为在管理数据资产过程中行使权力和控制的活动集合，包括计划、监控和实施。数据治理只能是指导所有其他数据管理活动，强调从企业的高级管理层及组织架构与职责入手，建立企业级的数据治理体系，自上而下推动数据管理活动在全企业范围开展（摘抄于《DRG/DIP医院实施指南》）。在医院DRG/DIP实际操作中，数据治理主要针对的是病案首页信息相关项目。

一、病案信息标准化

病案首页信息不仅是患者在住院期间所有信息的高度浓缩，也是医院进行疾病分类、医疗统计和信息登记的主要根据；医院在不断加强自身内部管理、提升医疗质量和医学技术等情况下，病案首页信息为医院管理、教学、科研提供了相关的资料数据，可以进行统计分析及数据支持；在目前医疗支付手段变革、国家三级医院绩效考核等多重外部因素影响下，病案首页信息能够实现对医保支付、绩效考核指标的提炼，所以医院内部或医院主管部门对病案信息的标准化需要迫在眉睫。

病案信息标准化的内容包括病案（书写）质量标准、疾病与操作分类及编码标准、名词术语及定义标准、索引种类标准、信息管理和评估指标标准、报表格式标准、信息交换格式标准、电子病案定义标准等内容。通常，病案信息应尽可能采用国际、国家已经统一的标准，如国际疾病分类标准（ICD-10）、手术操作分类标准（ICD-9-CM-3）、全国统一的病案首页等。

（一）特殊字符处理

病案首页中，部分项目会出现特殊字符，如出院诊断"高血压病I级（极高危）""心绞痛，其他类型的""扩张性心肌病[充血性心肌病]""特发性房室束支退化症[lengre病]""心功能Ⅱ—Ⅲ级（NYHA分级）""干燥综合征\[舍格伦\]"等诊断中的"（）""、"":""，""、""[]""、""\"等符号不是默认的汉字字符，而是属于特殊符号，在编码和进行诊断不同版本映射时就要注意录入时字符的英汉状态，以免格式不正确导致此条信息无法识别，不能转换。

（二）无效值处理

首页中，还有一部分项目是用数字直接代表某种含义的，当首页的信息为这些特定代码以外的数字时，被认为是无效值，系统无法处理。如入院病情栏一般为4种情况，1为有，2为临床未确定，3为情况不明，4为无，如果首页信息医师填写为5，则没有对应入院病情的具体类别，被判定为无效值，因为无法对对应的信息进行分析和处理。

（三）缺失值处理

首页中，绝大多数项目为必填项，如果必填项为空项，在对医保数据进行处理时会认为是缺失值，有些项目如姓名、诊断名称、诊断编码等是缺失值时直接导致病例无入组或者入组错误。造成缺失值的原因有很多，病人基本信息为缺失值的往往是因为医师在填写首页过程中态度不认真导致的，而诊断栏和手术操作栏出现缺失值的原因很大程度是因为上传数据时错误的操作直接导致数值的丢失，所以一定要重视首页的填写和信息端口的科学性。

（四）不合理值处理

不合理值指首页中的两个或几个项目逻辑校验不成功或者出现逻辑错误的值。比如盆腔积液（N94.806）这个诊断出现在男性患者的病案首页中，诊断是属于女性生殖器官范围内的，但是患者是男性就会出现逻辑错误而无法入组，这样就得返回来查看到底哪个项目填写错误；再比如患者的自付金额大于住院总费用，自付金额就会被认为是不合理值，要求与实际出院台账进行核对，只有把相应的费用查验清楚才能认为此患者的信息合理，才能正确地给出入组结果及病例类型。

（五）不规范值处理

首页中，有些项目的值必须全部与设定值一致才被认为是正确的，只要有一个字符错误就不能被正确识别，比如诊断"脑梗死"写为"脑梗塞"，高血压病3级（极高危）诊断编码I10.x00x032中的"x"写为I10.X00X032，大小写不一致在分组器中也被认为是与编码库数据不符而无法识别，等等。这些不规范值要求平时工作要注意首页录入的统一性，不仅要与病例内容相一致，还要与首页填写范围、相关联的编码库内容完全保持一致。有些医院由于使用的编码库版本与数据平台不一致，编码也会变为不规范值而无法被识别，所以要关注平台要求，做到统一或映射后版本统一。

二、医保结算数据标准化

前面介绍过医保结算清单与病案首页大部分相似但是有的项目也略微不同，我们在填写时要注意填写规范，在从病案首页转化为医保结算清单的过程中要建立好两者的映射关系，使每一项都能很好地转化。

（一）职工和居民医保基金结算字段名称统一

医保基金结算主要针对的是职工医保和居民医保（城镇居民医保和农村合作医疗保险已合并为居民保险），虽然结算时用的统筹基金池不一样，但是医保结算清单及CHS-DRG分组器都一样，所以在结算清单中，职工和居民的结算字段名称首先要统一。

（二）职工和居民医保基金结算字段内涵统一

职工和居民医保结算清单项目名称是一致的，建立在名称下的字段内涵要统一，要有统一的标准、统一的解释、统一的使用。

（三）职工和居民医保基金结算总费用构成和收费项目类别统一

医保结算中，总费用构成的类目要与医院平时操作的类目相一致，才能够使病人的费用更加清晰，并且能够更好地解释病人在院期间收费的合理性。不能私自制定一些收费项目，比如在清单上不好归类和体现的，不利于医保的监督和统一管理。

（四）职工和居民医保基金结算明细的收费项目类别统一

众所周知，医院的收费项目繁多，归类与各类报表、病案首页、医保结算清单都有直接的关系。医保进行数据统计会影响相关的DRG统计指标，如药费消耗指数、材料消耗指数等，所以，我们要统一每个收费项目归属的类别。

（五）各医疗机构在医保基金系统的编码统一

医疗机构的机构代码、医师和护士的医保代码、医疗项目付费的代码要做到唯一，这样才能体现本院的隶属问题，对于之后从市级DRG结算上升到省级DRG结算乃至理想的国家级DRG结算都有很重要的意义。

（六）结算清单与病案的唯一关联字段统一

病案首页与医保结算清单的每项关联字段一定要统一，这样才能正确进行对照每项信息，否则极大可能出现无效值、缺失值、不合理值等。

（七）关联病案后，重复或对冲记录的处理

每份病例在医保结算清单中只能有一份对应的记录，所以两者的关联是唯一的。有些医疗机构由于操作错误或者接口不当会导致病例重复上传或者由于病案内容的调整需要重新上传，这中间就会出现重复记录，我们就要及时进行覆盖或者对冲记录。

三、医院数据治理的准备工作

（一）院内患者基本信息数据的统一

病案首页的很多信息，小到患者的姓名、住院号，大到患者的诊断、手术操作信息，医院内很多地方都会重复使用。比如患者从入院登记到出院结算，都会用到姓名，过程中还会存在同名同姓的，我们要使用患者的身份证号码、住院号码等信息进行关联，这样就应该用统一的格式来表示患者。病人从入院登记开始统一身份证号、名字、入院科室等基本信息，一个病人只有一个标识，住院期间的检查、治疗直至出院，病人的基本信息要做到统一。

（二）院内收费项目的统一

患者住院期间会做很多检查和治疗，不论在哪个科室，同样的检查内容要做到收费统一，收费代码和内容要一致；在进行治疗时，药品、操作、手术项目也要做到统一，包括名字、代码、内容、金额等，这样治疗明细和收费项目吻合起来，首页关于诊断和手术操作的信息才能与治疗项目统一，做到有理可依、有据可查。

（三）诊断和手术操作的名称和编码要统一

在病案首页和治疗过程中，一些治疗的操作和手术项目都要用到疾病和手术操作编码，编码的版本很多，我们要及时统一，这样就不会在传递的过程中出现理解偏差，也有利于收费项目的统一。病案信息统一也有利于与临床进行交流和反馈。

（四）病案首页填写标准统一

病案首页各项内容解释要具体，主要诊断和主要手术操作选择原则要符合填写规范要求，编码做到客观、准确、完整。

医院信息化正从以建设信息系统和业务应用为主转变为以数据资源利用为焦点。在大时代背景下，基于数据的新型应用不断涌现，数据治理已然成为提高公立医院资产管理水平的重要手段。医院数据治理是一个"修高速公路"的过程，人工智能大数据挖掘应用是"跑车"。修路时，基础设施建设需要大量的投入，而且不会快速产生效果。但是，若没有成功的数据治理，数据可用性就会有问题，现有的大数据挖掘的结果和有效性就会大打折扣。因此，应投入人力物力，建立有效的数据治理机制，保障大数据战略的有效实施。

第二节　运营理念

医院运营管理（health operations management，HOM）是针对医院提供医疗服务的直接资源进行有效的整合利用，以实现投入产出活动的效率、效益和效能最优化的过程。

医院运营管理者按照医院工作和发展的客观规律，运用运营管理的理论和方法，对医院的人、财、物、信息、时间等资源进行计划、组织、协调和控制，以充分发挥系统整体运行功能，达到资源配置最优化和最佳综合效益，满足患者的医疗服务需求。某种程度上而言，医院通过对运营活动的管理，可以为患者提供更优质的医疗服务。医院运营管理的目标是创建和管理一个系统，在正确的时间和地点为人群提供优质服务，并以尽可能低的社会成本使个人尽可能长时间地保持健康。

医院运营管理更关注医院日常业务和医疗服务一线的情况，并要求根据一线情况实时反馈，实时调整，以提升运营质量和运营效率。从医院的具体经营活动角度看，医院运营管理包罗万象，涉及战略、财务、绩效、信息等多方面关系，具体包括医院运营管理战略、医院精细化运营管理体系建设、流程管理、医院资源配置与调度、医院绩效考核评价与薪酬管理等，以及人工智能的疾病诊断、医疗行为辅助决策等。

医院运营管理的目的，一是提升资源配置效率，即根据医院的特点合理配置资源，实现供给在一定限度下的动态平衡，这是医院资源配置的本质要求，而充分调控有限的医院资源，对各项医院资源实施优化重组，实现医疗服务效率和效益最大化，是医院资源配置的终极目标；二是减少运行管理成本；三是提升服务质量和满意度，影响医院服务质量的因素众多，患者满意度是患者对医疗服务的认知、态度及情绪的反应，因此，提升医院的服务质量和患者满意度是一项复合工程；四是改善医院绩效水平，随着国家公立医院绩效考核对"运营效率"的关注，医院核心业务工作与运营管理工作深度融合，医院的运营管理将更加着眼于将现代管理理念、方法和技术融入运营管理的各个领域、层级和环节，坚持高质量发展和内涵建设，将运营管理转化为价值创造，有效改善医院绩效水平。

2019年和2020年10月，国家医保局分别发布进行DRG/DIP支付方式改革的有关通知，2021年11月印发《国家医疗保障局关于印发DRG/DIP支付方式改革三年行动计划的通知》，DRG/DIP成为我国医保支付方式改革路上的又一选择。

不管是DRG还是DIP，都突出了总额预算管理与支付限额，避免了按项目付费的弊端，有利于保证患者医疗质量安全，加强费用控制，但给医院带来了极大的挑战，倒逼医院内部运营机制改革，推动医院管理从"粗放型规模扩张"模式向"质量效率型集约增长"模式转变，引导公立医院重塑自身定位与发展战略，推动公立医院重塑内部管理体系，助力医院提升信息化水平建设，降低经济运营风险。DRG/DIP支付时代的来临，引发了公立医院对"价值医疗"的思考、对成本管控的现实需求。如何有效应对DRG/DIP支付改革、推动医院的高质量发展，成为公立医院面临的重要问题。

一、强化政策培训，转变管理理念

DRG/DIP付费与按项目付费不同，按项目付费属于后付费，犹如"医生点餐，医保买单"，医院管理的导向是"粗放式规模增收发展模式"，运营管理激励"多做项目或多收入才能多得"。DRG/DIP付费则是按测定病种、病组费率权重测算，"医生点餐，医保不一定全买单"，在对标各病种标准次均费用、控制好患者医疗总费用的前提下，提高医疗技术水平、合理控制成本，才能得到合理的经济价值，如果医院观念不改变，依然停留在传统惯性运转的管理模式，就有可能出现激励增收不增效，医保不买单医院还要倒贴的双亏局面。因此，培训先行，改变管理观念。医院要认真学习和领会DRG/DIP支付方式改革的主要目的，改变当前粗放式、规模扩张式运营管理机制，转向更加注重内涵式发展，更加注重内部成本控制，更加注重体现医疗服务技术价值，促进医院精细化管理、高质量发展。

二、研究结算政策，制定应对策略

医院要深入研究当地DRG/DIP医保结算政策及实施细则，梳理总结出有利于提高医保结算回款率的具体举措，围绕结算政策及应对举措加强对一线医护人员的针对性培训，让所有医护人员明白政策，掌握应对举措，在确保医疗质量及安全的前提下将医保管理与临床诊疗行为有机结合。

三、部门分工协同，构建"运营+"模式

DRG/DIP支付方式改革，是对传统医院运营绩效管理的颠覆，牵一发而动

全身，DRG/DIP支付方式改革在医院归口看似是医保办的事情，其实是全院协同的大事情，因此，医院要建立DRG/DIP协同管理的"运营+"模式，全方位发力，助力医院高质量发展。可借鉴台湾长庚医院、华西医院运营管理模式，坚持统筹设计、突出重点、循序渐进的基本路径，突出目标导向和问题导向，加强顶层设计和整体谋划，逐步搭建起"运营+"模式的专科运营管理体系。以运营管理部为"火车头"单位，培养一支专科运营经理队伍，以医院和科室的核心需求为"锚点"，医务科、财务科、信息科、门诊部、护理部等多部门协同，深入科室积极开展各项经营举措，实现运营管理与业务发展的深度融合，做好预算管理、绩效管理、成本管控、医保管理、学科建设、运营分析、流程优化、服务提升等各项工作，在DRG/DIP支付方式改革大环境下赋能医院精细化管理。

1.预算管理

医院要结合战略发展目标、科室的发展情况，综合制定整体预算目标，通过上下沟通、反复协调，将医院整体目标分解到科室中，院长与科主任签订《科室运营管理综合目标责任书》，加强对预算的过程管控，完善预算完成情况跟踪评价机制。

2.绩效管理

绩效是引导工作开展的指挥棒，要建立一套符合行业发展要求、DRG/DIP支付方式改革及医院发展实际，注重运行效率、技术、学科建设、医疗质量和服务质量、成本管控，权、责、利分明，以绩效总量调控和岗位工作量为基础，人员分类实施绩效分配的综合考核体系，贯彻多劳多得、优绩优酬的分配原则，进一步激发和调动各类人员的工作积极性，提升人力资源运行效率，激发医院发展的动力和活力。此外，要将绩效考核与预算管理相结合，在绩效考核中融入预算指标，一科一策，根据不同科室的业务特点，设置不同的考核项目、考核标准，将一些关键业务指标与科主任的管理绩效及科室绩效挂钩，提高科室尤其是科主任对预算管理的重视程度。

发挥专科运营经理桥梁纽带作用，组织专科运营经理进行绩效考核方案的专项培训学习并按要求在科室进行宣贯培训，让全院各科室对绩效分配方案有更深入的了解，提高绩效导向作用的发挥。

3.成本管理

DRG/DIP给医院带来的最直接、最主要的影响是，既往医院的医疗服务做得多，医疗业务收入就多；而在DRG/DIP规则下，医院提供医疗服务多并不一定意味着收入多，特别是在药品、医用耗材"零加成"下，药品、耗材成为医院的支出和成本。医院如果片面追求增加业务收入，将会让自身陷于被动。在DRG/DIP规则下，逐利动机下的多收费、套餐收费、过度诊疗等不仅无法获得效益，还会给绩效考核和医保基金监管带来负面影响。医院需要通过强化合理诊疗、合理用药、合理使用高值耗材，来管控诊疗成本，以获得预期的医保支付效果。

成本是DRG/DIP运营管理之"本"，探索按照综合指数法开展病种成本核算，按照"算为管用、算管结合"管理会计思路，对DIP成本按照制造成本法，开展"药耗成本、直接成本、业务成本"核算，为测算DIP盈亏打下坚实的基础。

（1）构建完整的成本核算体系

成本核算管理，是将医院开展医疗业务活动中实际发生的全部耗费，按成本核算对象，根据既定的方法进行归集和分配，计算各成本核算对象成本。医院据此分析发展规律和行业间差距，制定管控目标，从而优化成本结构、降低成本费用、提升医院竞争力。完整的成本核算体系依赖于医院的信息化水平，需要搭建能够对临床业务数据及医院运营管理数据进行采集、梳理、核算，并能够反馈分析结果和指导医院运营的信息系统。医院的成本管理系统要具备和医院的HIS系统、医保结算系统、病案首页信息系统、人力资源等系统对接的接口模块。

成本核算体系的构建涉及临床业务、病案首页的填写、信息系统的支持、绩效的引导等，要组建由财务科、信息科、医务科、病案室、绩效办等人员参加的复合型团队，并细化科室成本核算颗粒度，为DRG/DIP医保支付提供数据信息，为加强医院精细化成本控制提供数据支持。

（2）加强临床路径管理

加强临床路径管理可以使治疗、药耗、检查、化验、护理等医疗行为标准化，从而规范诊疗行为，保障患者治疗安全。另一方面，加强临床路径管理，也会促进医院合理使用药品耗材、合理检验检查，加强住院流程环节控制，提高病床周转率，提升运行效率，在保障患者治疗安全的前提下控制医疗成本，从而合理地控制住院医疗费用。

（3）加强药耗管控

①将药耗占比纳入基于目标管理的绩效考核体系。

②降低耗材采购成本，加强试剂、耗材需求管控，建立在用二级库管理，实现精准的耗材管控，控制耗占比。

③降低药品采购成本，加强合理用药监管，搭建合理用药信息系统，借助信息系统进行实时医嘱审核，加强对抗菌药物使用的监管和培训，规范药物使用，控制药占比。

④打破画地为牢的管理模式，提倡设备资源共享，加强设备管理责任。对万元以上设备开机率、设备损坏率、故障率纳入监管，与绩效考核挂钩。

4.运营分析

建立医院运营分析机制，加强预算过程管控，结合医院实际情况建立院内各级例会及报表机制，阶段性总结、分析医院及科室业务指标、财务指标完成情况及DIP医保结算情况，充分发挥专科运营经理队伍的作用，定期组织专科运营经理进行科室运营分析，对一些指标完成不太理想或者波动较大的科室，要深入科室进行现场沟通调研，了解科室在运营方面存在的问题及需要医院协助解决的问题，及时解决问题，为科室提供最优良的发展环境。

5.医保管理

构建"事前引导、事中监控、事后分析、定期考核"的闭环管理机制，规范诊疗行为，提高医保回款率。

（1）事前引导

通过组织全院培训、专科运营经理培训、科室培训等途径加强医保政策培训及指导。

（2）事中监控

借助信息化、专科运营经理医保早交班、日常质控检查等手段加强过程管控，规范诊疗行为及费用控制。

（3）事后分析

对全院及各科室DRG/DIP医保结算情况进行预估测算，对指标完成不理想的科室及时分析原因、发现问题并协助科室整改；充分发挥专科运营经理的作用，组织专科运营经理对科室月度DRG/DIP医保结算情况进行分析，分享医保管理经验，指出存在问题并协商制定应对措施。

（4）定期考核

结合医保管理工作开展及DRG/DIP医保结算情况制定考核管理办法，通过考核手段提高全院全员加强医保管控的积极性。

6.病案质量提升

DRG/DIP支付方式改革下，医保结算清单不仅作为医疗机构与医保部门之间的统一结算凭证，还作为DRG/DIP分组结算的唯一数据来源，决定了医院的入组结算金额。医保结算清单来源于病案首页，如果病案首页填写不规范，医院很可能出现不必要的病组亏损，更严重者将导致医保拒付的情况，直接影响医院的经济利益。医院应加强病案质量管理，重视病案管理方面的人才培养，强化政策学习，准确掌握病案首页填写及诊断编码选择规范，确保上传至医保结算平台的病案数据完整、真实、准确。

7.学科建设

在DRG/DIP医保支付方式改革下，医院要想实现高质量发展，除关注收入、成本、效率、质量等多维度因素外，仍需要持续锻造学科，提高专业技术水平，打造优势学科群，不断提高大病重病的救治能力，提高CMI，提升行业竞争能力。基于部分地区医保支付办法向重点学科、特色学科倾斜的趋势，医院更应高度重视高端学科的打造及重点学科的创建。

8.服务提升

要始终以患者为中心，持续开展服务理念培训和服务文化营造，通过开展服务演练、服务竞赛、医护查房服务质量大赛等多种形式提升员工对服务重要性的认识，鼓励和引导员工持续提升医疗服务品质，让患者享受到有温度的医疗。

医保支付方式改革对于医院来说既是机遇又充满挑战，医保定点医疗机构应清醒地认识到医保支付方式改革给医院带来的是与非，多部门协同，形成合力，把握机遇，多措并举，通过"运营+"的精细化管理模式，助力医院高质量发展。

第三节　医疗纠纷

一、医疗纠纷定义

医疗纠纷，是指医患双方因诊疗活动引发的争议。

二、DRG/DIP医保支付改革与医疗纠纷发生的关系

曾有研究显示，近几年受国内传媒形式改变的影响，老百姓在接受医疗服务过程中的维权意识快速觉醒，部分自媒体在宣传过程中的不良行为，如对医疗过失事件进行过分夸大或渲染，严重影响了当前医患关系的状态。新冠疫情发生以来，广大医护人员在阻击疫情传播和健康中国建设中发挥了主力军的作用，社会上形成了尊医重卫的良好氛围，但各级各类医疗纠纷仍逐年增多。

伴随DRG/DIP医保支付改革的进程，医疗纠纷呈上升趋势，笔者认为这是短时期内的必然。DRG/DIP医保支付方式为按病组权重或病种分值的总额支付，相较于按项目付费更加科学、精准、透明，在实现医疗服务精准定价的同时，必然会挤压掉按项目付费的过度医疗的水分。长远看来，改革会引导医疗机构产生提质、控费、增效的内生动力，但改革初期难免会发生动作变形，如：

（1）为控制总费用，减少检验、检查项目支出，出现漏诊、误诊现象；

（2）挑选轻症，推诿重症，收住结余更高的病患，减少收住易超支的重患；

（3）过度节约成本，缩短住院时间，压缩服务成本，引起治疗不足，造成出院后生存质量下降甚至危及生命；

（4）治疗方案升级，内科手术/操作化，外科术式升级；

（5）拆解住院，对应延续治疗的涉及多科诊疗的复杂患者进行系统拆解，造成患者再住院率上升，再次缴付起付线额度；

（6）转嫁费用，为获得更多结余，将部分药品或检查转移嫁接至门诊或自费；

（7）低标准住院，造成患者院内感染或并发症发生率上升；

（8）与原有按项目付费的"过度医疗"对比所造成的医疗不足。

以上医疗机构可能出现的行为，以及要扭转大众在按项目付费时期的认知惯性，均可能成为医疗纠纷增加的导火索。

三、DRG/DIP医保支付改革带来的医疗纠纷走势预见

调查分析显示，无工作、无医保人员患病后所承受的经济压力更大，其学历水平相对较低，存在着明显的认知误区，往往认为医疗花费与日常消费性质完全相同，付出金钱后就一定能够得到良好的治疗，如出现合并症、并发症则均是院方的责任，就必须得到经济赔偿。

政府应不断扩大参保人群，实现广覆盖；推进DRG/DIP医保支付，加强基金监管，使人人都能公平地享有基本医疗保障，更有利于实现公民生命权和健康权的基本公平，减少医疗纠纷的发生。

相关研究发现，因医疗机构对病情评估预判不足而误诊误治漏诊引发的纠纷占医疗纠纷总数的60.00%，所以，避免医疗纠纷的核心问题是医疗规范。医疗规范，是基于诊断建立标准的诊疗路径。病人存在个体差异，但应基于循证医学对患者每一次符合诊疗规范的病情评估预判，确立标准诊疗指南。DRG/DIP的推行，倒逼医疗机构将控费做到病组层面，医疗行为将受到全面监控，

所以，规避医疗纠纷，医院必须基于每一个患者的循证过程，实施以诊疗规范为指南的医疗行为。

第四节　财务管理

一、预算问题

DRG/DIP支付改革背景下，医保支付方式由项目付费转变为价值付费。按价值付费不同于按项目付费，其收入和成本都与收治的患者相关，预算难度增加，医院财务风险也随之增加。财务风险来源包括外部市场环境和内部医院管理等，我们需要了解国家政策和市场环境情况，更需要了解自身风险，规避损失，寻找机遇，提升市场竞争力，提升医疗质量。

DRG/DIP背景下，实行打包付费，超出医保支付额度的费用由医院负担，结余部分为医院效益，所以医院必须合理控费，才能实现盈利。预算在费用控制中发挥重要作用，合理的预算编制、执行和考核等能帮助医院掌握费用支出情况，实现合理的费用控制和资源配置，但不合理的预算编制、随意的预算执行以及不规范的预算考核等情况会导致预算管理制度形同虚设，财务风险增加。

（一）预算编制

DRG/DIP背景下，医院想盈利就必须控制成本，预算作为成本控制的目标，其编制非常重要。一些医院预算编制随意，为了提高业务量和经济效益，没有科学分析实际需求，就盲目安排支出，导致资金出现较大缺口，往往不得不重新调整计划，压缩必要支出，缩小规模。长此以往，医院无法按照既定计划实现预算，从而使得风险进一步增加。医院可以按照科室、归口、院级设置三级预算，完善预算管理的组织机构，将责任落实到每个单元，更好地进行绩效管理和成本管理。

（二）预算执行

DRG/DIP时代，医疗收入相对确定，控制成本是提升医院竞争力的有效手段，预算执行能够帮助医院了解其费用支出情况，但是预算执行中也会产生一些风险，使得医院不能很好地掌握费用支出情况，影响医院经济效益，导致医院竞争力下降。

一些医院没有严格按照规定的程序执行预算，或者预算执行人员出现失误，容易导致实际支出超出预算。例如，某医院科室在执行预算过程中，由于受到利益诱惑，擅自改变或者放弃原定的设备购买计划，造成预算结果偏差，导致预算不准确，产生财务风险。一些医院在制定医院年度经费支出计划时，没有严格执行国家有关规定和预算编制原则及要求，将没有纳入部门及单位年度财务收支计划，或未按规定报送审批的事项纳入年度经费支出计划，或未按规定报送有关部门审批，却为了达到某种目的编制超支开支。一些医院财务管理意识不强，未做好业财融合，医院科室设置与财务管理工作分离，缺乏完整的财务管理体系，一些项目或大型设备即使符合实际需求，也可能因为缺乏应有的资金支持和维护，导致不能达到预期，反而造成资源浪费。以上情况都会导致不合理支出，降低医院收益，或导致医院亏损，影响医疗服务水平。

为了减少预算执行中的风险，医院应定期对预算执行情况进行检查，并在发现问题后及时予以纠正。各部门、科室应定期汇报预算执行情况，进行预算分析，及时分析出现问题的原因，并提出解决方案，必要时经上级主管部门批准后予以调整。如果存在特殊情况，可以适当延长执行期限或暂停执行该预算。预算管理工作不只是财务人员的工作，更需要全体员工的参与。在DRG/DIP背景下，医院不仅要做好预算执行，更要做好业财融合，为资源配置和绩效考核提供相对准确的预算结果，通过有效的管理措施控制预算风险，坚持无预算不支出的原则，严格管理现金流量，按照三级预算的组织设置明确责任，同时预算执行的结果要和绩效考核关联，将预算管理落到实处。

（三）预算考核

DRG/DIP预付费背景下，医院要保证医疗质量还要优化成本结构，应重视预算考核，尽可能全面地进行预算管理，将预算管理与各科室绩效分配关联，这样有利于控制成本、优化资源结构，对于规范预算管理、提升预算准确度有很大帮助。

一些医院在考核预算时，只注重对财务指标的考核，而忽略了非财务指标。例如，某科室为节约成本，减少必要的检查项目，这样就容易出现患者治疗不充分的状况，影响医院的社会效益。医院不同于企业，不能一味地追求利润，要注重医疗质量的提升。因此，在进行预算考核时，非财务指标也应该受到重视。日常工作中制定的预算考核指标应该清晰、明确、可量化。医院要通过时间和空间两个维度来创建考评指标体系，并对层级考评标准设置合理的等级，针对院级、归口和科室三个层面进行月度、季度和年度的考评。

考核人员的专业性不够也会导致预算考核结果的不准确。因此，在进行预算考核前，须先对考核人员进行培训。预算考核人员要认真负责，公平公正地进行预算评价。医院进行预算管理时，流程和结果要尽量公开透明，确保预算考核公平，才能更好地发挥预算管理的作用，规避财务风险。预算考核可以按照医院设置将责任落实到每个单元，提升全院员工的预算管理意识，减少浪费，降低财务风险。

医院应设置完整的预算评价指标体系，进行公正的预算评价，为绩效考评提供更加准确的数据基础，规范医院资金运行，控制财务风险和提升经济效益。预算考核结果要有所应用，在保证医疗质量的前提下，医院要对收支控制表现优秀的科室进行奖励，提高员工参与预算工作的积极性，有效控制费用，更好地适应DRG/DIP时代。

二、结算问题

（一）DRG结算风险

在按医疗服务项目付费的时代，医保部门按照医院提供的项目进行结算，医院服务的患者越多、提供的服务项目数量越多，经济效益也就越高。在DRG背景下，医院结算规则发生了重大变化。将病例按照疾病种类、治疗方式、病例特征等划分，形成不同的DRG组，针对不同DRG组确定不同的权重，并根据总权重预测本年住院总费用，确定费率，进而确定各DRG支付标准，按照年度预算、月度预拨、季度考核、年终清算的方式进行结算，超支不补、结余留用。

从医院自身看，病案首页填写尤为重要，填写错误或不规范的病案首页会给医院带来结算风险，例如一些高倍率病案会导致医院产生亏损。在日常工作中，医院应对高倍率、低倍率、未入组病案等进行重点关注，以尽可能规避其带来的结算风险。另外，费用控制需要所有员工共同努力。一些医院未对费用控制进行提醒和宣传，一些临床人员不了解DRG结算规则，仍然保留着按项目付费时代的思维，导致成本增加，进而结算风险增加。医院应及时对员工进行培训，并通过会议、讲座等形式提高员工成本控制意识，分析可能导致亏损的原因并及时改进，以规避结算风险。医院还应建立全成本管理系统，不完善的成本管理体系同样会导致不合理的费用支出，增加结算风险。

从外部环境看，医院为了盈利就要节约成本，DRG的支付标准也可能会随之发生变化，医院下年度需要更加节省成本才能盈利。按价值付费的支付方式也加大了市场竞争，影响了医院的经济效益。

从患者方面看，一些患者在治疗时，希望做一些其他方面的检查，由于DRG支付的限制，医院若给患者提供检查会超出支付标准导致亏损，如不提供则可能会增加医患矛盾。

（二）DIP结算风险

与DRG相似，DIP也是采用打包付费的方式进行结算，遵循"以收定支、收支平衡、略有结余"的结算原则。与DRG付费不同的是，DIP是按照疾病诊断和治疗方式进行大数据分组，比DRG更客观，但也会带来更大的结算风险。DIP付费背景下，要依据病案首页中主要诊断编码和手术操作编码对病例进行分组，对不同组别设置不同的分值，在年终或第二年年初确定结算点值，医保部门在总额预算的前提下计算支付标准，与医疗机构进行年度清算。医院收治病人越多，疑难、重症病例越多，分值就越高，医保支付费用也就越高。与DRG相比，病案首页填写更加重要，填写错误或不规范的病案首页会给医院带来更大的结算风险，很有可能会导致医院亏损，临床人员不了解DIP结算规则，缺乏成本控制意识，也会导致结算风险增加。在DIP背景下，医院能够测算出其获得的分值，却无法预测每一分对应的金额，增加了医院费用控制的难度。

财务风险不代表一定会带来损失，它既是挑战也是机遇。因此，医院在日常管理中要增强风险意识，建立完整的全面预算体系，各部门要相互配合，对DRG/DIP费用支付方案进行研讨和培训，提高全体员工的控费意识，降低财务风险，提高经济效益，做到收支平衡，争取略有富余，为人民提供更优质的医疗服务。

第五节　绩效考核体系

自2009年国务院第一次提出对公立医院实行绩效改革以来，国家多次出台公立医院绩效考核相关政策，进一步明确了公立医院绩效考核的指标。但是医院内部绩效考核体系建设不可能"千人一面"，医院要根据自身具体情况，建立适合自家医院的绩效考核体系。同时，随着DRG/DIP医保支付改革的到来，医院绩效考核体系亦需与时俱进。绩效改革实施过程中，很多医院在绩效模式、绩效体系指标建设等方面存在的问题与矛盾层出不穷，本节就几个常见问题进行重点阐述。

一、绩效模式思想未实现真正转变

我国公立医院目前普遍存在内部绩效评价模式落后陈旧、方法粗放、激励导向不明确等问题，需要尽快适应DRG/DIP预付制结算方式，否则很难通过付费方式改革改善临床的诊疗习惯，只能被动地承担越来越沉重的运营压力，遇到医保付费改革的压力瓶颈，有可能出现增收不增效，"多劳不一定多得"的窘境。

DRG医保支付方式改革试行以后，医院绩效考核方案要积极、科学、合理地采用DRG相关指标，从医务人员的劳动价值及医疗质量等方面进行设计，不能完全局限于医保费用支付所带来的绩效影响。医院绩效考核总体的评价方向从做得多不多、做得难不难、做得优不优三方面展开；按照框架体系的设计维度，针对医院发展过程中关注的管理指标，引导医务人员合理开展诊疗行为，回归医疗本质，以价值评价为基础，实现"优劳优得、高质量发展、效率优先"，调整医院收入结构，追求公益性和经济性的平衡。

例如，RBRVS（以相对价值为尺度，支付医师劳务费用的方法）+DRG绩效模式，能够分别从病组和项目两个层面对医疗服务进行评估，对医疗结果进行兼具差异性及互补的双重考核与管理。

二、绩效指标设定未体现医院正确的发展方向

某些医院在绩效指标设定方面人云亦云，国家推出哪些考核指标或主要矛盾，医院就在自身考核体系中无条件层层叠加，"尽善尽美"地把一切问题都纳入绩效管理中，虽在权重设置方面似有侧重，但同时也弱化了对主要矛盾的管理。

例如，病例组和指数（CMI）指标的选择。

CMI是实施DRG过程中医疗质量维度的关键指标，CMI值可以衡量一所医

院收治疑难危重症的水平，是衡量医院高质量发展的重要标尺。如果不结合医院的等级、不找准医院的发展定位，盲目地追求高CMI，会阻碍医院的良性发展和分级诊疗。区域一流医院应以CMI为抓手，主攻疑难杂症的处理，提升科研和技术水平。地市三甲综合医院应努力提升医院的CMI水平，筛选优势病种，减少一般性诊疗，做好向下转诊工作。二级、一级医院应通过分析自身的优势、地域病种的特点等，精准定位，巩固原有病种，提供覆盖人群医疗服务。

三、绩效指标设定缺乏科学的校正与校验

未经校正的传统指标缺乏真实性，有些传统指标不能够完全反映出临床医师真正的效率以及诊疗技术水平和救治能力，比如，抗菌药物使用强度（DDDs）、医疗服务收入占医疗收入比例、住院次均费用增幅，此三项指标受多种因素影响，为使数据尽量客观，通过反映疾病复杂程度的病例组合指数（CMI）校正，让指标反馈更加科学。

平均住院日能在一定程度上反映医疗机构的住院诊疗效率。但是，不同医疗机构之间、不同科室之间，因难度不同，很难直接进行比较。平均住院日数据通过CMI校正后，可以更科学地对不同医疗机构、科室时间效率进行评价。

CMI校正后的平均住院日=平均住院日÷CMI值。

未经校验的主管指标缺乏合理性，个别医院在设定绩效考核指标过程中以主观臆断为主，实施前无数据支撑，实施后未反复校验，最终绩效考核结果与绩效考核指标之间呈负相关。

例如，山东某医院在执行DRG医保支付改革后，对临床科室的绩效考核方案进行了调整，调整后包含的绩效指标及计算公式为：DRG付费月度考核奖惩公式=科室DRG付费月度盈亏金额×校正CMI+RW≥2病组的病例数×100+1.5≤RW<2病组的病例数×50-（歧义组病例数+实际发生费用≤DRG支付标准0.4倍的病例数）×100。

调整后的绩效考核方案从表面上看是鼓励科室发展诊疗技术，提高诊疗难度，防止发生诊疗不足、推诿重病患、分解住院等不良医疗行为，实现提质

增效的目的，但医院在实施调整后的绩效考核方案4个月后，第三方机构进行统计学分析，发现科室获得绩效奖金与CMI、RW＞2及盈亏金额呈负相关，仅与权重呈正相关。因此，调整后的绩效方案缺乏"多劳多得+优劳优得"的公平性，缺少优绩优酬的激励性，偏离公益性，与绩效方案改革初衷相悖。

表5-1　2022年1-4月八科室相关性分析

		CMI	RW22	总权重	盈亏
奖金	皮尔逊相关性	−0.734★	−0.721★	0.850★★	−0.927★★
	sig.（双尾）	0.038	0.044	0.007	0.01

注：在0.01级别（双尾），相关性显著。

在0.05级别（双尾），相关性显著。

四、信息化建设滞缓，导致绩效考核指标数值缺乏准确性

大部分公立医院在信息化建设过程中对大数据的认知程度普遍偏低，院内系统间的数据传输偏差大，且无数据共享平台支撑，DRG指标评价的客观性很难实现。因此，医院要加强信息化建设，通过信息化建设对绩效考核信息进行实时分析、动态监管，在一定程度上促进发挥绩效考核的正向激励和引导作用。

例如，绩效考核中的全面成本管理不是简单而静态的成本核算，而是从不同角度对各种成本进行全方位考察，实行全过程控制，涉及医院多部门、多系统，全面成本管理所需要的各种成本数据需详细、准确，在没有良好的信息化建设的情况下，极难从多维度、多角度进行成本精准测算（核算），成本绩效不尽如人意。

总之，无论是传统的绩效体系还是前进中的绩效改革，还存在着许多其他问题，如绩效体系不完整、反馈机制匮乏、考核流于形式等。良好的绩效考核体系从面到点均较为复杂，且非一成不变，它应随着医院不断创新发展、随着医院相关业务交替变更。同时，在DRG医保支付改革的推动下，医院的绩效评价体系也应紧跟时代步伐，遵循行业的发展规律，在探索中不断前

行、不断完善，充分解决DRG医保支付方式带来的各种困惑，MDT多部门协作势在必行。

第六节　市场竞争

DRG/DIP支付改革工作推进，更加促使医院提供高质量的医疗服务、控制总费用等，也就是说，这种支付方式使得我国医疗市场的竞争越来越明显。医院需要在服务质量、病组/病种选择、成本控制等方面取得竞争优势，从而满足患者的需求，提升市场竞争力。

医院竞争力是指一定区域内的卫生机构利用卫生资源，以优质、高效的卫生服务产品吸引更多消费者，不断满足人群多层次卫生服务需求的一系列能力的综合，其本质内涵是卫生服务消费者剩余最大化，即消费者得到高于竞争对手的卫生服务及其产品的最好品质与最大价值。医院竞争力既有显现的实力，如医院规模、设备、名医、建造环境等，又有潜在的实力，如科研人才的适应能力与创新能力以及与时俱进的知识结构、对人才的吸引力等，还有无形资源的实力，如管理与决策能力、价值观念、医院文化以及医院所拥有的人才梯队结构及其特殊技术、诀窍、经验、社会资源等。医院的竞争力具有动态性、多维性、公益性、区域性、综合性等特点。

我国医院是按等级分类管理，医疗资源分布不平衡，医院之间是规模为王和技术为王的竞争格局，加上等级医院评审的推波助澜，鼓励公立医院扩张成本，医院都在拼床位数、业务量、技术力量、硬件配置，最终形成了三甲医院赢者通吃的局面。不同等级、不同规模的医院间竞争不平等，高级别医院既有品牌和技术优势，同时也占据了绝大部分的医保资金份额。

当DRG/DIP医保支付改革启动，医保资金成为市场战略购买的推手。原来患者为王、赢者通吃的局面就会转变为资源为王，谁能赢得医保资金谁就能占有市场，这是一个患者的需方市场向医保的买方市场转变的过程。买方对医疗服务的选择不再是技术和品牌，而是能不能提供符合成本效益要求的产品。换言之，当某二级医院能够在某项医疗服务产品上达到采购标准时，高级别医院技术和品牌优势不再起作用时，这些市场资源份额就会被释放出来，二级医院就和三级医院处于平等的资源竞争地位。因此，我国医院格局将可能迎来重新洗牌，大医院将被定位为医、教、研、防一体化的医学中心，二级医院面临改制或转型，社会办医将夺回医疗市场半壁江山，等等。

医院作为服务供给方，与多个供给方竞争，通过提供更为优越的条件，满足支付方的需求，与支付方进行合作。因此，如果要了解医院所处的竞争环境，就需要对支付方进行深入剖析，知晓谁是支付方，需求为何，从何角度提升竞争力。

医院之间竞争的三个基本因素：

第一是区域因素，即医疗服务本身有很强的本地市场竞争优势，有相对恒定的本地市场容量，与其他医院的距离越远，区位竞争优势越强。

第二是技术因素，技术越强竞争优势越明显。对于某DRG病组而言，如若本地服务供给方无能力提供某种产品，在技术方面处于完全劣势，区域竞争无意义，患者只能选择异地就医。如若本地服务供给方能提供一个服务产品，但异地竞争对手也能做到，这种情况下就要通过其他竞争优势来赢得患者。

第三是资源优势，虽然县级医院通过区域优势占有一部分市场，但是三甲医院却能通过技术优势获取更大市场。随着交通越来越便利，医保的异地支付政策不断优化，大城市三甲医院资源优势会持续上浮，基层医院区域优势会越来越弱，不利于发展。

当医疗保障资金成为战略购买方，实施DRG/DIP模式之后，就在原有三个竞争因素上又增加一个竞争因素，即医疗服务产品层面的竞争。要提升该层面的竞争力，可以从以下几方面着手：

首先要摆脱技术品牌竞争壁垒。基层或级别较低的医院能够在一个单独的产品或产品类别上与三甲医院重新站在同一个起跑线上竞争，从而改变赢者通吃的局面，尤其是针对那些对三甲医院综合技术平台依赖少的医疗服务产品，如慢病治疗与管理等，医院回归到做好基础，扎实服务，即可赢得竞争。

另外，医保资金的一个最重要的管理目的就在于，将更多的资金分配到初级医疗服务和疾病预防方面，真正推动分级诊疗。

其次是形成差异化产品。医院可以通过差异化战略来改变发展模式，寻找不同的业务增长点，满足不同层次的医疗需求。①CHS-DRG共分为376个ADRG组，其中包括167个外科手术操作组和187个内科诊断组。基层医院可以根据医疗行业市场发展环境、医院整体运行态势、医疗行业市场运行的现状分析等，找到医院发展的优势学科和本区域大多数医院不能提供服务产品但市场尚有部分需求的其他学科，发展差异化服务产品，在产品层面提升竞争力。②公立医院在提供基本医疗服务、发挥公益性的同时，按照差异化发展思路在住院服务、健康管理等方面，从以医疗为中心快速转变为以患者为中心，在流程再造上更加关注患者的感受，为患者提供物理和信息环境更优、职业形象更好的医疗服务。③依赖社会资本办医的医疗机构，在专科医疗、健康管理、医养结合等方面，应瞄准高水平、连锁化、规模化，提供比公立医院标准更高的医疗服务。

再次是明确当今医疗竞争是以资源为王。当医疗保障资金主动承担起战略购买的责任，开始针对不同的产品，如按病组/病种进行策略性购买和支付之后，医疗服务市场真正的支付方就从患者转移到了国家医保，对于资源的竞争不再取决于医院的规模，而是取决于医疗服务产品的定价、成本和收益。资源利用的效率将决定资源的占有量。在资源利用效率不高的情况下，占有资源越多亏损越严重，各种产品通吃的大型三甲医院面临的挑战要远远大于低等级医院，因此医院就要寻求提质、降本、增效的策略。DRG作为住院服务产品的支付方式，其所激励的不是提供更多的服务，而是成本控制。DRG在核定支付价格的时候，并不考虑医院基础设施成本、人力资源成本、硬件配置成本，更不会考虑医院的床位数和患者量，这和医院等级评审的思路完全不同。例如，几个心脏外科的专家从公立医院出走，成立一个心脏搭桥中心，只有30张床位，每年只服务几百个患者。这个搭桥中心恐怕评不上三甲，但是它提供的是不折不扣的三甲医疗服务，而且它的医疗服务成本很有可能低于大型医院。因此，

DRG所创造的竞争环境不再是规模和技术的竞争，而是以疾病诊断相关组为定义的医疗服务产品的竞争。由此可见，DRG对于三甲医院的挑战远远大于对基层医疗服务的挑战。

市场竞争是市场经济的基本特征，在市场经济条件下，企业从各自的利益出发，为取得较好的产销条件、获得更多的市场资源而竞争。通过竞争，实现企业的优胜劣汰，进而实现生产要素的优化配置。在DRG/DIP支付改革影响下，医疗格局将面临洗牌，这也给行业带来了发展的机遇。随着医院间竞争的加剧，医疗服务规范化和专业化得到进一步提升，医疗资源得以更加合理地优化配置，未来医疗行业的发展前景应该是积极的。

参考文献：

[1]中华人民共和国国务院.医疗纠纷预防和处理条例[EB/OL].[2018-07-31].http://www.gov.cn/zhengce/content/2018-08/31/content_5318057.htm.

[2]殷璐，曾日红，高熹，等．三甲医院医疗纠纷发生现状及影响因素分析——基于医、患、家属三方视角[J].卫生经济研究，2019，36（12）：67-70，74.

[3]庞超，莫春宝.我国医疗损害责任纠纷诉讼案件的空间分布特征及影响因素[J].卫生软科学，2021，35（8）：86-90.

[4]李志行，陈嘉俊，孙高昂.《医疗纠纷预防和处理条例》实施下广东医患纠纷化解满意度影响因素研究[J].南方论刊，2020（7）：56-64.

[5]杨立，常云峰，蔡继峰，等.医疗损害责任纠纷原因分析——以医院、患者及社会为视角[J].中国司法鉴定，2018（4）：32-36.

[6]杨雯，王小合，王福洁，等.多元主体治理视角下患者就医获得感影响因素研究[J].中国医院管理，2021，41（1）：36-39.

[7]陈建华，郭立伟.2016—2021年福建省某三级综合医院医疗纠纷分析及对策研究[J].江苏卫生事业管理，2022，33（8）：1024-1026.

[8]肖斐，姜敏.DRG支付方式改革下医院财务管理探究[J].行政事业资产与财务，2022（22）：82-84.

第六章 DRG/DIP 医保支付方式下的管理指标体系建设

DRG的产生源于医疗付费方式改革，其不仅应用于医保支付，也是医院精细化管理的工具之一。DRG的本质是一种根据年龄、疾病诊断、合并症、并发症、治疗方式、病症严重程度及转归和资源消耗等因素，将患者分入若干诊断组进行管理的病例组合分类方案，所以其既是医保结算的工具，亦可以用于衡量医疗服务质量与安全。2022年12月15日，国家卫生健康委发布了《三级医院评审标准（2022年版）》及实施细则，在保持2020年版《标准》主体框架和内容不变的基础上进行了更新式的修订。无论是2020版还是2022版标准，第二部分"医疗服务能力与质量安全监测数据"都涉及DRG指标，涉及DRG组数、CMI值、时间指数、费用指数以及低风险死亡率。2022年9月末，国家卫生健康委发布的《公立医院高质量发展评价指标（试行）》中包含了DRG相关指标（CMI值、时间消耗指数、低风险组病例死亡率）考核。2023年，三级公立医院绩效考核方案在"医疗质量安全"考核指标中，同样涉及低风险组病例死亡率。

一、基于DRG/DIP建立科学合理的指标体系

1.科学合理的指标体系能够对医院的各项工作进行量化评估。指标体系应包括医疗质量、医疗安全、患者满意度、医院经济效益等多个方面，每个指标都应该能够反映医院的实际情况和发展需要。同时，医院在建立指标体系的过程中，还要考虑到指标的权重和难易程度等因素，以确保指标的公正性和可操作性。

2.医院应该根据指标体系制定科学的考核办法，明确考核方法和流程，确保考核结果的公正性。同时，还应该对考核过程中可能出现的问题进行预测，提出应对方案。

3.医院要根据指标体系，建立相应的激励约束机制，根据最终得分，对工作人员进行适度的奖惩，同时加强风险防范，避免员工满意度受损。

4.医院应该完善数据管理系统，确保数据的真实性和完整性，提升数据监控和分析能力，及时发现异常。

5.建立多部门MDT协作，建立跨部门的沟通机制，促进不同部门之间的信息共享和协调，确保各项工作能够有序地开展，营造良好的工作氛围与医院文化。

6.医院应建立健全信息管理系统，对各项指标进行实时监测和分析，提高运营、管理效率。

二、基于DRG/DIP的相关评价指标

表6-1 DRG评价指标

维度	指标	公式	意义
能力	MDC覆盖情况	出院病例覆盖MDC的数量（共26个）	医院学科发展均衡性的指标和诊疗技能全面性的标准
	MDC出院病例覆盖率（院与院之间对比）	MDC组的病例/出院总病例数	反映科室的收治能力比某医院在全院其他科室的收治能力的强弱
	DRG组数	出院病例覆盖的DRG组数	治疗病例所覆盖的范围，能够提供的诊疗服务范围
	［稳定病组（病例数＞5）及重点病组（病例前80%）］DRG组覆盖率（院与院之间对比）	医院各MDC实际DRG组数/各MDC标杆DRG组数	稳定病组、重点病组治疗病例所覆盖的范围，能够提供的诊疗服务范围
	DRG权重	医院某病组病例的例均费用/本地区某病组病例的例均费用	反映不同DRG组资源消耗程度的相对值，区分了病情的难易程度，是体现医院医疗产出的重要指标。数值越高，说明该病组的资源消耗越高，反之则越低

（续表）

维度	指标	公式	意义
	总权重	总权重=∑（某DRG费用权重×该医院该DRG病例数）	反映医疗服务提供者的总产出
	总权重（按每十万人口进行标化）	总权重	标化后的医院产出
	权重分布	权重RW规定范围内的病例数/总病例数 （Ⅰ）RW≤1定义为低难度病组，1＜RW≤2为中等难度病组，RW＞2为高难度病组 （Ⅱ）一般病例为RW＜2的病例，疑难病例为RW≥2的病例	0＜RW＜1的权重范围内，较低权重病例数占比如果过高则说明医院收治了大量低难度病人，占用了较多医疗资源，提示医院要减少可门诊治疗患者的收治。基于科室实际，可将高难度、病例数较大病组定义为战略病组；将中等难度、病例数较大病组定义为主力病组；将低难度病组定义为基础病组；将高难度、病例数少的病组定义为罕见病组。战略病组和罕见病组，建议适当资源倾斜，允许一定亏损，因其彰显科室实力，可能是医院、科室发展重点，力争做到人无我有。主力病组，建议要确保盈亏平衡，做到规模化、效益化，费用比、时间比上力争人有我强。基础病组，建议提高周转、日间治疗或选择性放弃（分级诊疗），做到路径标准化，对每一步骤的检查、耗材、药品使用有详细的路径管理
	每床位权重	总权重/实际开放总床日数	反映每床位的住院服务总产出
	疑难病例分段例数（2≤RW＜5 RW≥5）	可比较人次数、总权重、平均住院日、标杆平均住院日、每权重住院费用	诊治能力。例如2≤RW＜5的疑难病例平均住院日略高于标杆水平，提示疑难病例的住院时间有下降空间，如低于标杆要考虑离院方式等其他因素影响
	疑难病例在科室的分布	疑难病例在各科室的病例数，病例数占比	各科室诊治疑难病例能力对比
	疑难病例病组医院分布	可比较人次数、CMI、总权重、平均住院日、标杆平均住院日、平均费用	
	CMI（病例组合指数）	总权重/总病例数	反映医疗机构诊治病种的总体技术难度，大于1说明技术难度高于平均水平
	住院次均费用	出院患者住院总费用/住院人数	所有住院病人在该院住院发生费用的平均数，衡量医疗机构医疗费用增高或降低的水平

（续表）

维度	指标	公式	意义
	平均住院日	出院患者占用总床日数/出院人数	一定时期内每一出院者平均住院时间的长短，是评价医疗效益和效率、医疗质量和技术水平的比较硬性的综合指标
	病床使用率	实际占用总床日数/实际开放的总床日数	床位资源使用情况的重要指标
	CMI与住院次均费用组合分析		《山东省三级综合医院住院服务绩效分析报告》明确指出医院的发展方向是在提高大病救治能力（治疗难度CMI值）的同时，努力降低住院治疗费用
	CMI与平均住院日组合分析		医院在提高治疗难度（CMI值）的同时要尽可能减少病人住院天数，提高医疗资源的利用效率
	外科手术能力分析	各级别手术台数、手术占比	手术开展情况，并且可以对比《山东省三级综合医院住院服务绩效分析报告》中三级管理综合医院三四级手术占比
	重点诊治DRG组分析	出院病例前80%的病例所在的DRG组	可对比每年哪些重点病组较上年缺失，说明这些病组未跟上医院发展速度，没有其他病组发展快，需引起医院重视
	缺失ADRG分析		医院要结合当地人口、发病情况、外转情况及医院的人、财、物等现实情况进行梳理，找出新的发展方向
	学科建设	学科建设分值=∑（该学科的CMI+该学科的总权重+中高级人才得分）	医院学科发展均衡性的学科范围
	异地住院人次	DRG组权重>5且现住址不在本市的病例总和	医院收治异地疑难危重病人人次
效率	费用消耗指数	本院的DRG组次均费用/全样本DRG组次均费用的加权平均 ∑（医院各DRG组平均费用/地区各DRG平均费用×该医院各DRG组病例数）/该医院总病例数	治疗同类疾病所花费的费用值。指数等于1时为平均状态；指数小于1，表示医疗费用较低，说明该医院的服务效率较高；指数大于1，表示医疗费用消耗较高，说明该医院的服务效率较低
	时间消耗指数	本院的DRG组次均时间/全样本DRG组次均时间的加权平均 ∑（医院各DRG组平均住院日/地区各DRG平均住院日×该医院各DRG组病例数）/该医院总病例数	治疗同类疾病所花费的时间值。指数等于1时为平均状态；指数小于1，表示住院时间较短，说明该医院的服务效率较高；指数大于1，表示住院时间较长，说明该医院的服务效率较低

（续表）

维度	指标	公式	意义
	药品消耗指数、耗材消耗指数	本院的DRG组次均药品（耗材）消耗费用/全样本DRG组次均药品（耗材）消耗费用的加权平均	药品耗材消耗指数上升，说明本院药品耗材方面需要改善
	院感分析		比较医院感染病例与非医院感染病例的时间与费用消耗水平，科学评价医院感染病例负担情况
	每CMI床日费用	住院费用÷实际开放总床位数÷365÷CMI值	反映每床日平均费用（CMI标化后）
	时间基础率	时间基础率=平均住院日/CMI	时间基础率高表明单位CMI所消耗的平均住院时间长，效率低；时间基础率低表明单位CMI所消耗的平均住院时间短，效率高
	最佳平均住院日	最佳平均住院日=时间基础率（标杆）×CMI（科室）	反映收治与本科室同等难度病例的情况下，标杆医院同类科室的平均住院日
	本医院加权秩和比	秩和比法	医院进行住院服务水平优劣分档排序，作出综合评价
安全（质量）	低风险组死亡率、中低风险组死亡率	低风险组，中低风险组死亡病例数/总病例数	定义低/中低风险组死亡率的基本原则是：病例并不严重，一旦发生死亡，意味着死亡原因可能不在疾病本身而在临床过程
	治愈率		不同医疗服务单位同DRG组疾病服务质量的横向比较
	重返类指标（非计划再入院）	是指病人出院31天因相同或相关疾病非计划再入院	评价医疗服务质量的重要指标
	医院感染发病率	指住院患者中发生医院感染新发病率	医院感染管理质量控制指标

（续表）

维度	指标	公式	意义
	医师的累计医疗风险	采用该办法对各组总体患者基础死亡风险进行评估，分为5个等级：无风险组、低风险组、中低风险组、中高风险组、高风险组。依据各风险组别进行对应积分量化，其步骤如下：（1）计算各DRG的住院死亡率（Mi）；（2）对Mi取对数[ln（Mi）]；（3）计算ln（Mi）的均值[ln（Mi）]和标准差（si）；（4）按照0~4分进行患者五级评分："0分"表示收治的所有DRG组别患者未出现死亡病例，"1分"表示住院死亡率低于负一倍标准差（-si），"2分"表示住院死亡率在平均水平与负一倍标准差之间，"3分"表示住院死亡率在平均水平与正一倍标准差之间，"4分"表示住院死亡率高于正一倍标准差。然后将其进行归类，并换算为评分。再根据其五级评分分数换算成风险值，该风险值用R表示。进而核算该医师的累积治疗风险（RA）与平均治疗风险（RM），公式分别为：$$R_A = \sum_{i=1}^{k} R_i \times n_i$$ $$R_M = \frac{\sum_{i=1}^{k} R_i \times n_i}{n}$$	值越高，医师所承担的风险也越高
科室绩效排名	产能得分	产能得分="诊疗范围分数"×"技术难度分数"诊疗范围分数=某医院（科室）的DRG组数÷各医院（科室）DRG组数的平均值技术难度分数=某医院（科室）的CMI值÷各医院（科室）CMI值的平均值	
	效率得分	效率得分=1/费用消耗指数×1/时间消耗指数	

（续表）

维度	指标	公式	意义
	安全得分	质量得分＝低风险死亡分数×中低风险死亡分数：低风险组死亡率＝0，赋值100%；0＜低风险组死亡率＜0.05%，赋值90%；0.05%≤低风险组死亡率＜0.1%，赋值80%；如此类推。中低风险死亡分数：中低风险死亡率＝0，赋值100%；0＜中低风险组死亡率＜0.2%，赋值90%；0.2%≤中低风险组死亡率＜0.5%，赋值80%；如此类推	
	综合得分	总分＝（产能得分×80%＋效率得分×20%）×质量得分	不同医院或科室在不同维度的表现通常各有优劣，为全面、客观对医院各科室进行综合评价，可分别对产能、效率、安全进行评分，进而得出医院或科室的住院服务绩效综合分值
专病专治	对医院各科室收治同一专业的DRG组、病例数进行对比分析	对比病例数、病例数占比、涉及DRG组数	评价该专业疾病是否集中由对应的临床科室收治，即是否存在跨科收治病人的情况，可能存在主要诊断选择不准确，或跨科室收病人情况问题
同病同治	不同科室收治相同病组的效率比较分析	对比病例数、总权重、次均住院费用、费用消耗指数、每权重住院费用、平均住院日、时间消耗指数、每权重住院天数	可评价科室在哪些指标下有无优势，提示医院加强相应科室的治疗规范管控

（续表）

维度	指标	公式	意义
科室差异化分析	科室差异化分析	运用波士顿矩阵，分析各科室结余率和业务量增长率两个方面，临界值分别为结余0和医院整体业务量增长率0.12（为医院整体增长率的平均值）	医院可根据各科室的结余率以及业务量增长率将各科室划分到以下四个象限中，明星组（Ⅰ），问题组（Ⅱ），瘦狗组（Ⅲ），金牛组（Ⅳ）。明星科室是医院的品牌科室，竞争能力强，对医院运营发展有重大影响，是医院可重点投入资源和人才的科室。问题科室通常处于快速发展期，业务增长率处于较高水平，入院病人较多。高业务增长率说明其拥有较多的患者基数以及较好的发展前景，而结余率为负数，说明医院及科室管控出现问题。医院需加强对问题科室的成本管理，优化运营方案，将问题科室逐步从亏损科室转变为盈利科室，实现向明星科室的飞跃。瘦狗科室业务增长率较低，常年营业处于亏损状态。较低的业务增长率意味着该领域在市场中处于成熟饱和状态或该类型科室在市场中缺乏竞争力，科室业务量和科室盈利的提升难度较大。但或由于医院运营发展的需要，或因公益性需求，这类科室为必须存在科室。金牛科室处于盈利状态，但业务增长率低于全院平均值，较低的业务增长率使其优势发挥受限。所以医院应更多投入成本和资源，进一步开拓市场

表6-2　DIP评价指标

分析项	分析指标	计算方法	意义
病案首页与医保结算清单	住院病案首页填报完整率	病案首页填报完整率=首页必填项目完整填报的病案份数/检查出院病案总数 ×100% 病案首页项目填报完整率= n份病案首页填报的必填项目之和/n份病案首页全部必填项目总数×100%	住院病案首页质量直接与DIP支付情况挂钩，病案首页的完整、准确、规范对于医保支付十分重要
	主要诊断选择正确率	主要诊断选择正确率=病案首页主要诊断选择正确的病案数/检查出院病案总数 ×100%	

（续表）

分析项	分析指标	计算方法	意义
	主要诊断编码正确率	主要诊断编码正确率=主要诊断编码正确的病案数/检查出院病案总数×100%	
	主要手术及操作选择正确率	主要手术及操作选择正确率=主要手术及操作选择正确的病案数/检查有手术及操作的出院病案总数×100%	
	手术及操作编码正确率	手术及操作编码正确率=手术及操作编码正确的病案数/检查有手术及操作记录的出院病案总数×100%	
	病案质量指数	病案质量指数=合规性指数×0.2+编码套高指数×0.3+编码套低指数×0.5	
DIP病种范围覆盖率	区域DIP范围覆盖率	区域DIP覆盖率=开展DIP病组数/区域DIP总病组数×100%	评价医院住院医疗服务广度的重要指标，覆盖率越高表明医院收治住院患者诊疗服务能力较强，反之则不然；可以细化指标分析到院级、科室、医疗组、主诊医师
	ICD-10覆盖率	ICD-10覆盖率= DIP-10病种数/ ICD-10医保V2.0版总病种数 ×100%	
	ICD-9-CM-3覆盖率	ICD-9-CM-3覆盖率= ICD-9-CM-3病种数/ICD-9-CM-3医保V2.0版总病种数 ×100%	
DIP分值	DIP实际分值指数	DIP实际分值指数=∑（医院各个DIP实际分值总数/DIP病种数量）/医院DIP平均实际分值	开展DIP实际分值与标准分值指数偏离度分析，用于评价医院DIP资源消耗状况
	DIP分值指数偏离值	DIP分值指数偏离值=DIP实际分值指数-DIP标准分值指数	
	DIP分值指数偏离度	DIP分值指数偏离度=DIP分值指数偏离值/DIP标准分值指数×100%	
DIP住院量	DIP入院率分析指标	DIP入院率=DIP入院患者/门急诊人次×100%	DIP住院患者多少，反映医院住院工作效率，同时直接影响医院医保支付结算金额，因此，医院应加强DIP住院量相关指标分析
	DIP入院途径结构分析	DIP入院来源途径分析=DIP各入院来源（门诊、急诊、其他医疗机构转入、其他）/DIP总入院人数×100%	
	DIP入院效率分析	DIP日均入院患者人次=DIP月入院患者总数/月度日历天数	
	DIP入组率分析指标	DIP入组率=DIP入组病例数/DIP住院患者病例数×100%	

（续表）

分析项	分析指标	计算方法	意义
DIP入组及偏差病例	DIP病例占比分析指标	DIP低倍率病例占比=（DIP低倍率病种数×重新计算点值×预结算点值）/（DIP病种总分值×预结算点值）×100%	DIP患者入院，能否映射对应DIP入组，直接影响到能否进入医保结算系统，不能入组，医保就无法进行结算，因此，DIP入组率是重要的分析指标。同时，还需要对入组偏差病例，高倍率、适中倍率、低倍率结构占比进行偏差度分析
		DIP适中病例占比=（DIP适中病种数×重新计算点值×预结算点值）/（DIP病种总分值×预结算点值）×100%	
		DIP高倍率病例占比=（DIP高倍率病种数×重新计算点值×预结算点值）/（DIP病种总分值×预结算点值）×100%	
	病种结构指数分析指标	DIP病种结构指数=DIP低倍率病例占比×0.15+DIP适中病例占比×0.65+DIP高倍率病例占比×0.20	
DIP收入	月度预结算分析指标	DIP标准预结算收入=DIP标准分值×月预结算分值点值	DIP收入确认需要关注结算差额，DIP医保支付包括预结算和年终清算，平时按照预结算点值确认DIP收入，年终清算后确认DIP收入，DIP医保结算收入是按照DIP支付规则确认，医院医疗费用扣除患者自付后的记账收入，与DIP医保支付结算确认产生结算差额。因此，需要分析DIP统筹基金补偿率指标
		DIP实际预结算收入=DIP实际分值×月预结算分值点值	
		DIP预结算收入偏离值=DIP实际预结算收入－DIP标准预结算收入	
		DIP预结算收入偏离度=DIP预结算收入偏离值/DIP预结算收入×100%	
		DIP预结算收入医保基金补偿率=DIP医保基金预结算/DIP医院记账收入×100%	
	年度清算收入分析指标	DIP实际年清算收入=DIP实际分值×年度结算分值点值	
		DIP年清算收入偏离值=DIP实际清算收入－DIP月度预结算收入	
		DIP年度结算收入偏离度=DIP年度清算收入/DIP月度预结算×100%	
		DIP预结算收入医保基金补偿率=DIP医保基金预结算/DIP医院记账收入×100%	
	DIP收入结构分析指标	DIP医疗费用结构占比=DIP药品、耗材、医技、医疗费用/DIP医疗费用×100%	
		DIP收入结构占比=DIP药品、耗材、医技、医疗费用/（DIP医保支付结算+患者自付）	

（续表）

分析项	分析指标	计算方法	意义
	DIP收入指数分析指标	DIP标准收入指数=∑（DIP标准分值×月预结算分值点值）/（DIP平均标准分值×月预结算分值点值）	
		DIP实际收入指数=∑（DIP实际分值×月预结算分值点值）/（DIP平均实际分值×月预结算分值点值）	
		DIP收入指数偏离率＝（DIP实际收入指数－DIP标准收入指数）/DIP标准收入指数×100%	
DIP成本	DIP药耗成本分析指标	DIP药材费用率=（DIP收费药品+DIP收费耗材）/医疗费用×100%	DIP成本分析指标相对来说难度较大，医院各个部门和科室对成本管控的角度不同，对成本范围的认知不同，做好DIP成本核算工作是成本分析的关键。按照成本核算制度规范，结合医院管理需求，从业财融合的角度出发，算为管用，把DIP成本进行细化核算，为不同的管理部门提供需求
		DIP药耗成本率=（DIP收费药品+DIP收费耗材+DIP不收费耗材分摊）/医疗费用×100%	
	DIP直接成本分析指标	DIP直接成本率=（DIP收费药品+DIP收费耗材+DIP不收费耗材分摊+诊疗科室其他成本分摊+医技及平台科室成本分摊）/医疗费用×100%	
	DIP业务成本分析指标	DIP业务成本率=（DIP收费药品+DIP收费耗材+DIP不收费耗材分摊+诊疗科室其他成本分摊+医技及平台科室成本分摊+医疗服务科室成本分摊）/医疗费用×100%	
	DIP医疗业务成本分析指标	DIP医疗全成本率=（DIP收费药品+DIP收费耗材+DIP不收费耗材分摊+诊疗科室其他成本分摊+医技及平台科室成本分摊+医疗服务科室成本分摊+管理费用分摊）/医疗费用×100%	
DIP盈亏	DIP医保盈亏（结余/超额）分析指标	DIP医保使用率=DIP医保基金结算金额/DIP医疗费用×100%	
		DIP医保盈亏（结余/超额）=DIP医保结算金额−DIP医疗记账金额	
		DIP医保盈亏（结余/超额）率=DIP医保结盈亏（结余/超额）/DIP医疗记账金额×100%	
	DIP边际盈亏（结余/超额）分析指标	DIP边际盈亏（结余/超额）=（DIP医保结算金额+DIP患者自付）−DIP药耗成本	
		DIP边际盈亏（结余/超额）率=DIP边际盈亏（结余/超额）/（DIP医保结算金额+DIP患者自付）×100%	
	DIP会计盈亏（结余/超额）分析指标	DIP会计盈亏（结余/超额）=（DIP医保结算金额+DIP患者自付）−DIP会计成本（直接成本、业务成本、全成本）	
		DIP会计盈亏（结余/超额）率=DIP会计盈亏（结余/超额）/（DIP医保结算金额+DIP患者自付）×100%	

（续表）

分析项	分析指标	计算方法	意义
DIP费用负担情况	患者自付负担水平分析指标	DIP患者次均自付负担水平=DIP患者自付金额/DIP病种数量	DIP支付方式改革，需要更加关注患者自付负担水平、床日费用负担和次均费用负担指标分析，对于提高医院竞争力和患者满意度至关重要
		DIP患者自付率=DIP患者次均自付负担水平/DIP医疗费用（DIP医保支付结算+患者自付）	
	床日费用负担分析指标	DIP床日费用负担水平=DIP医疗费用（DIP医保支付结算+患者自付）/DIP住院床日	
	次均费用负担分析指标	DIP次均费用负担水平=DIP医疗费用（DIP医保支付结算+患者自付）/DIP患者人次	
DIP病种CMI及效率	CMI值分析指标	CMI值=∑DIP分值总数/DIP次均分值	CMI值的高低变化既代表医院病种风险疑难程度，也代表分值的高低，是影响医院医保支付结算的修正因素。因此，需要分析CMI值相关指标，为学科建设病种结构调整提供参数
	CMI值增长分析指标	CMI值增长=本期CMI值−上期CMI值	
	CMI经济价值分析指标	CMI收入指数=∑DIP实际收入指数/CMI值	
		CMI成本指数=∑DIP实际收入成本（药耗、直接、业务、全成本）指数/CMI值	
		CMI盈余指数=∑DIP实际盈余（边际、直接、毛、净结余）指数/CMI值	
	DIP资源效率分析指标	DIP时间效率指数=DIP本期患者平均住院日/DIP上期患者平均住院日	
		DIP费用效率指数=DIP本期患者次均费用/DIP上期患者次均费用	
DIP病种价值	DIP病种CMI与经济价值贡献"波士顿"四象限分析	DIP病种CMI值作为纵柱，DIP盈亏作为横轴，实行四象限分析，第一象限CMI值高经济效益高的DIP病种，作为医院优势病种管理；第二象限CMI低经济效益高的DIP病种，作为提高病种集合度管理，提高收益；第三象限CMI高经济效益低的DIP病种，作为医院重点学科发展病种管理；第四象限CMI低和经济效益都低的DIP病种，进行病种筛选和调整	DIP需要充分考虑风险、价值和成本因素，综合评价DIP病种的"经济价值、临床价值、社会价值、患者价值"，结合医院的功能定位，加强病种结构调整和学科建设
	DIP经济价值贡献与疾病风险因子指数"波士顿"四象限分析	DIP病种风险因子誉方指数作为纵柱，DIP盈亏作为横轴，实行四象限分析，第一象限病种风险因子指数高经济效益高的DIP病种，作为医院优势病种管理；第二象限病种风险因子誉方指数低经济效益高的DIP病种，作为提高病种集合度管理，提高收益；第三象限病种风险因子誉方指数高经济效益低的DIP病种，作为医院重点学科发展病种管理；第四象限病种风险因子誉方指数低和经济效益都低的DIP病种，进行病种筛选和调整	

（续表）

分析项	分析指标	计算方法	意义
	DIP病种数量与经济价值贡献"波士顿"四象限分析	DIP病种数量作为纵柱，DIP盈亏作为横轴，实行四象限分析；第一象限DIP病种数量多和经济效益高的DIP病种，作为医院集合度高、社会效益和经济效益好的优势病种管理；第二象限DIP病种数量少和经济效益高的DIP病种，作为提高病种集合度管理，提高规模效应；第三象限DIP病种数量多和经济效益低的DIP病种，作为医院降本增效重点病种管理；第四象限DIP病种数量少和经济效益都低的DIP病种，进行病种筛选和调整	
	DIP经济价值贡献与患者自付"波士顿"四象限分析	DIP患者自付作为纵柱，DIP盈亏作为横轴，实行四象限分析；第一象限DIP患者自付水平低和经济效益高的DIP病种，作为医院集合度高、社会效益和经济效益好的优势病种管理；第二象限DIP患者自付高和经济效益高的DIP病种，重点降低患者自付率；第三象限DIP患者自付水平低和经济效益低的DIP病种，作为医院降本增效重点病种管理；第四象限DIP患者自付水平高和经济效益低的DIP病种，进行病种筛选和调整	

参考文献：

[1]李秀梅，胡海源，刘理，等.基于DRG三级综合医院住院绩效评价研究[J].卫生软科学，2020，34（11）：11-14.

[2]张海峤，许昌.基于DRG的泌尿外科医师绩效综合评价比较研究[J].中国医院管理，2020，41（3）：68-69.

[3]袁磊，陈子华，黄耿文，等.基于DRG精准制定科室平均住院日目标的实践与评价[J].中国医院管理，2021，41（6）：35-36.

[4]赵钦风，文萍，谢辉，等.基于DRG的山东省县级综合医院住院服务评价研究[J].中国医院管理，2021，41（2）：30-31.

[5]秦永方，韩冬青，于惠兰.DIP医院精益运营分析评价指标体系研究[M].北京：中国协和医科大学出版社，2021.

[6]袁锋，陈守强，梁科，等.大数据环境下中医医案数据与特色保护协同机制研究「M].济南：山东人民出版社，2021.

第七章 DRG/DIP 经典应用与实践

第一节 绩效管理

绩效管理是指在特定的组织环境中，与特定的组织战略目标相联系，并对员工的绩效进行管理，以期实现组织目标的过程。

绩效管理作为现代医院管理的重要内容，是医院实现战略目标的工具。有效的绩效管理可以客观反映医院的经营状况及存在的问题，可以挖掘员工工作潜力，提升员工工作积极性。

医院绩效管理的意义在于：通过科学有效的绩效管理办法与用工具对医院运营管理活动进行信息化建设，提高医院运营效率；作为有力的激励机制，可以调动医护人员的工作积极性，促进学科间良性发展，共同推动医疗事业的发展。

绩效管理的建设分为四个方面。第一，设计绩效管理方案。根据组织的整体规划和部门人员的工作动态，建立相应的考核指标，规范员工的行为和准则。第二，实施考核。根据设计好的绩效管理方案对员工的个人工作目标及能力进行考核，客观评价员工的绩效。第三，监督和反馈。在实施考核方案过程中，收集员工对正在实施的绩效方案的反馈建议和意见，根据实际情况以及综合绩效变动情况，客观地调整考核内容，同时监督实施的具体情况。第四，结果运用。主要包括进行人事决策和培训发展，根据绩效评估的结果做出相应的人事决定，根据评估结果确定员工的岗位、薪酬、晋升等。绩效评估结果可以用于确定发展计划，也可以为员工的发展培训提供依据。

一、政策方向

（一）国家医疗改革的政策导向

2022年政府工作报告强调深化医药卫生体制改革，深入推广三明医改经验，开展药品耗材集中带量采购工作，加强医用耗材价格监测，推进医疗服务价格改革，推进医保支付方式改革，深化公立医院人事薪酬制度改革，推进医药卫生高质量发展。重点强调开展公立医院高质量发展评价工作，结合全国二级和三级公立医院绩效考核工作，在公立医院绩效考核相关指标基础上，按照公立医院高质量发展要求，充分考虑公立医院资源消耗、专科服务能力建设等内容，围绕党建引领、能力提升、结构优化、创新增效、文化聚力等五方面内容建立指标体系。

1.医疗保险支付方式改革——按病种分值结算支付方式

2020年10月14日，国家医疗保障局办公室印发了《区域点数法总额预算和按病种分值付费试点工作方案的通知》（医保办发〔2020〕45号），文件中明确"坚持以人民为中心，把点数法和区域总额预算结合，促进医疗资源有效利用，着力保障参保人员基本医疗需求"，计划用1~2 年的时间在试点区域内实行区域总额预算管理、实现住院病历全覆盖、制定配套的结算方式、打造数据中心、加强配套监管措施、完善协议管理、加强专业技术能力建设等。

医保支付方式的改革创新是医疗保障管理体系建设的关键，医保支付方式在控制费用、引导医疗行为、发展医疗技术和促进学科建设等方面发挥着重要作用。

按病种分值付费方式，即将总额控制、点数法和按病种付费三种结算方式结合，在激励医疗机构间竞争的同时，既起到保持医保基金管理机构持续调整病种分值合理性的作用，又起到控制医疗费用快速增长的作用，引导医疗机构不断提高诊疗水平，提升竞争力，优化工作效率，保障医疗服务的有序提供，合理调整病种医疗费用结构。

医保支付体系不断发展和完善，从最初的按项目付费，到以预算为中心的总额预算管理，再发展到以疾病病种、资源消耗为核心，管理更加精细化的按病种付费，未来将实现按绩效、价值支付。

2.医疗服务价格改革——取消药品、医用耗材加成

2017年4月19日，国家卫计委公布由国家卫计委、财政部、国家发展改革委、教育部、人力资源社会保障部、国家中医药局等7个部门联合发出的《关于全面推开公立医院综合改革工作的通知》（国卫体改发〔2017〕22号），要求所有公立医院全面取消药品加成（中药饮片除外），通过调整医疗服务价格，重点提高诊疗、手术、康复、护理、中医等能够体现医务人员技术劳务价值的项目价格。

2019年7月19日，国务院办公厅印发《治理高值医用耗材改革方案的通知》（国办〔2019〕37号），要求完善价格形成机制，降低高值医用耗材虚高价格。公立医院因取消医用耗材加成而减少的合理收入，主要通过调整的医疗服务价格、财政适当补助、做好同医保支付衔接等方式妥善解决。

医疗服务价格改革是公立医院改革的重点内容之一，它体现了医务人员的劳动价值和医疗机构的服务质量，医疗服务的合理定价有助于规范医疗行为，提高服务质量，保障患者利益，推动公立医院持续发展。

3.建立现代医院管理制度

2017年，国务院办公厅印发《关于建立现代医院管理制度的指导意见》，明确指出"将政府、举办主体对医院的绩效考核落实到科室和医务人员，对不同岗位、不同职级医务人员实行分类考核。建立健全绩效考核指标体系，围绕办院方向、社会效益、医疗服务、经济管理、人才培养培训、可持续发展等方面，突出岗位职责履行、工作量、服务质量、行为规范、医疗质量安全、医疗费用控制、医德医风和患者满意度等指标。将考核结果与医务人员岗位聘用、职称晋升、个人薪酬挂钩"。

4.实施国家三级公立医院绩效考核

2019年，国务院办公厅印发《关于加强三级公立医院绩效考核工作的意

见》，提出"坚持公益性，调动积极性，引导三级公立医院进一步落实功能定位，提高医疗服务质量和效率，推进分级诊疗制度建设，为人民群众提供高质量的医疗服务"。

5.按病种分值付费下的病种成本核算

2021年，财政部印发了《事业单位成本核算具体指引——公立医院》（以下称《具体指引》）。《具体指引》第一条明确了目的，是为推动公立医院高质量发展，健全现代医院管理制度，规范医院成本核算工作，提升医院内部管理水平和运营效率。第二条明确了适用范围，含综合医院、中医院、中西医结合医院、民族医院、专科医院、门诊部（所）、疗养院等。第三条规定了成本核算应当满足内部管理和外部管理的特定成本信息需求，包括成本控制、医疗服务价格监管、绩效考核。第七条规范了医院专业业务活动相关成本核算对象的成本核算，包括医疗、教学、科研、预防活动。第八条指出医院应当将业务活动中的医疗活动作为基本的成本核算对象，可以核算教学、科研、预防活动的成本。第九条指出医疗活动成本按照不同的标准，划分核算对象。① 科室成本：按照科室划分，以各科室为成本核算对象，并进一步计算科室门急诊成本、住院成本的单位成本，即诊次成本、床日成本。②医疗服务项目成本：按照各省级医疗服务价格主管部门制定的医疗服务价格项目（不包括药品和可以单独收费的卫生材料）划分，以各医疗服务价格项目为成本核算对象，并进一步计算其单位成本，即医疗服务项目成本。③ 病种成本：按照病种划分，以各病种为成本核算对象，并进一步计算其单位成本，即病种成本。④ 疾病诊断相关分组（Diagnosis Related Groups，以下简称 DRG）成本：按照DRG组划分，以各DRG组为成本核算对象，并进一步计算其单位成本，即DRG成本。医院应当核算科室、诊次、床日成本，具备条件的医院可以核算医疗服务项目、病种、DRG等成本。

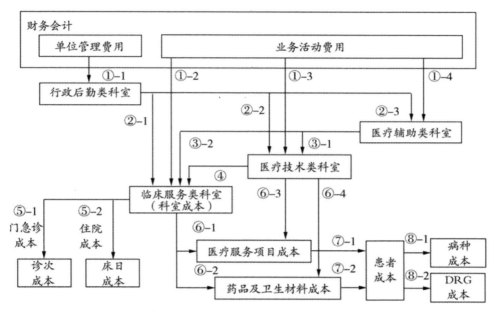

① 按科室归集和分配费用（第18条）
② 将行政及后勤管理部门归集的费用分配到辅助部门和业务部门（第19条）
③④ 将辅助部门归集的费用分配到业务部门（第20条）
⑤ 诊次、床日成本的核算（第23、24条）
⑥ 医疗服务项目成本核算，药品及卫生材料成本单列（第25、26条）
⑦ 患者成本的核算（第29条）
⑧ 病种、DRG成本的核算（第27、28条）

图7-1　医院医疗活动有关成本核算对象主要关系示意图

注：1.该示意图中选择采用完全成本法进行核算。

2.该示意图中单位管理费用选择先分配至业务部门和辅助部门，再随辅助部门的费用分配至业务部门。

3.该示意图中病种、DRG 成本选择项目叠加法核算患者成本。

4.该示意图中核算医疗服务项目成本、药品及卫生材料成本时（对应⑥-1至⑥-4），无须将医疗技术类科室成本分配至临床服务类科室（对应④）。

（二）医院实现全面可持续发展的战略导向

在医药卫生体制改革的背景下，医院可以通过优化医疗质量、发展医疗技术、提升医疗效率、保障经济运营这四个方面实现可持续发展。

1.医疗质量优化

医疗质量是医院现代化管理的核心内容，是医院生存与发展的生命线。随着时代的发展，医疗质量的内涵越来越丰富，它不再局限于诊疗质量，而是扩展为医院的服务质量，医疗质量不仅强调及时、有效、安全的医疗服务，而且还强调患者的满意度、医疗工作效率、医疗技术经济效果以及医疗系统性等多个方面。医疗质量综合体现了医疗技术、管理方法、服务质量及经济效益等方面。

2.医疗技术发展

医疗技术是医院生存与发展的基础，在医院医疗技术的发展过程中，急危重症救治水平的提高和新技术的应用对医院的可持续发展有着十分重要的意义。

急危重症救治水平提高和新技术开展是医院提高医疗水平的重要方向，要注重体现诊疗风险难度，向疑难急危重症诊疗倾斜，探索细化病种难度和手术难度的评价方法，引导学科建设。

3.医疗效率提升

在医疗资源有限和患者就医需求扩大的环境下，医院更高效率地实现医疗和诊断行为十分重要。医院应以管理和技术为突破口，注重诊疗模式创新，通过绩效考核和分配的倾斜，积极鼓励开展日间手术专科门诊、特需门诊和多学科诊疗（MDT），同时要注重医院信息化发展，促进电子病历和临床路径管理的开发与利用，不断提升医院的综合运行效率与资源利用率。

4.经济运营保障

为实现可持续发展，医院要从多方面考虑加强医院经济运营管理，合理优化医院经济运营模式，调整内部机构设置，合理控制医疗费用，提高资金使用率，将药占比、医用耗材占比等作为绩效评价体系中的核心考核指标，努力调动医务人员的工作积极性，增强医院竞争力，提升医院社会效益和经济效益，保障医院良好运营。

二、绩效评价指标体系建设

科学的绩效评价体系应同时具备以下两个条件：一是符合国家医疗改革的方向和国家政策导向要求；二是适应医院自身发展的实际情况，促进医院可持续发展。

1.绩效评价指标体系制定的指导思想

（1）坚持"以病人为中心"的核心理念，最大程度地满足患者就医需求。

（2）确保医疗安全、提升医疗服务质量、提高医疗技术水平。

（3）激发全体职工工作的主观能动性，挖掘科室潜力，提高运行效率。

（4）提升医院社会效益和经济效益，切实促进医院全面、快速、可持续发展。

2.绩效评价指标体系制定的基本原则

（1）坚持按绩按劳分配，以重技术、重实效、重贡献为导向，向业绩优、贡献大、效率高、风险高和工作量大的临床一线科室倾斜。

（2）规范医院的各项收入与支出的划分，严格控制成本费用。

（3）建立以经济效益和社会效益为主要内容的绩效评价体系，评价结果直接与每月效益工资挂钩。

3.绩效评价指标体系的评价对象

根据医院工作特点，依据职能科室、临床科室和医技科室的工作特性、工作难点、工作流程，将医院各部门分为职能科室、内科、外科、急诊、重症麻醉、门诊、医技等，并以此作为医院绩效评价指标体系的评价对象。

4.绩效评价指标体系的设计维度

围绕学科建设、质量安全、工作效率、运营成本等，将临床和职能科室在各维度中的具体目标转化为相应的考核指标，突出重点，根据系统特点、人员类别等，选取具有代表性的指标进行考核，并且设置相应的考核方法和得分标准。要综合衡量定性指标、定量指标、长期指标、短期指标等。

三、实践

下述案例为山东省某三级医院绩效考核方案，采用的方法为RBRVS+DIP。

（一）设计原则

1.以科室为基础，按医、护、技、辅、管等不同职系区分并体现各自工作价值。

2.将原有绩效考核模式从单纯注重经济核算，向以体现工作量、内涵、质量、运营、管理等多种因素的考核模式转变。

3.引入DIP评价体系，通过DIP中的病种积分指标突出体现医务人员的技术劳务价值，以此引导科室提升诊疗水平。

4.引导科室提高成本管控意识，降低医院运营成本，因节约而产生的效益可以适当作为奖励。

5.继续强化医疗质量与安全管理意识，并以此作为考核依据对科室进行相应奖惩。

6.实行院、科二级核算，医院根据核算及考核结果将绩效工资发放到科室核算单元，各单元再根据实际情况将绩效工资发放到个人，做到多劳多得、优绩优酬。

7.医院对各科室的二次分配方案予以指导和监督。

（二）科室绩效考核办法

1.考核周期

月度考核：以一个自然月作为一个绩效考核周期，每月×日前完成上月的考核相关数据收集，每月×日前完成数据的核对与测算工作，每月×日前科室完成绩效面谈及反馈工作，每月×日前完成绩效结果应用即绩效奖金的发放工作。

季度考核：以一个自然季度作为一个绩效考核周期，每季度第一个月第

×个工作日前完成上季度的考核相关数据收集，每季度第一个月第×个工作日前完成数据的核对与测算工作，每季度第一个月第×个工作日前完成科室绩效面谈及反馈工作，每季度第一个月第×个工作日前完成绩效结果应用即季度绩效奖金的发放工作。

年度考核：以一个自然年度作为一个绩效考核周期，每年1月的第×个工作日前完成上年的考核相关数据收集，每年1月第×个工作日前完成数据的核对与测算工作，每年1月第×个工作日前完成科室绩效面谈及反馈工作，每年1月第×个工作日前完成绩效结果应用即年度绩效奖金的发放工作。

2.核算单元划分

按照科室性质与各个员工职系，将各科室员工划分为工作量核算单元，依据各个工作系统统计工作量，进行绩效核算。

（1）医生单元：各个临床一线科室的医生群体。

（2）护理单元（病房护理、非病房护理）：各个临床一线科室的护理群体，包含门诊或特殊科室非病房护理单元（手术室、内镜室、急诊科等护理）。

（3）医技单元：各个医技检查科室。

（4）医疗辅助单元：各"窗口"科室，如收费处、住院处、供应室、药房等科室。

（5）个人核算单元：各个临床科室中层，返聘专家或者特殊人才等。

非工作量核算单元，依据定岗定编、岗位评价等工作进行绩效核算。

（6）行政后勤单元：所有行政、后勤等非窗口科室。

3.考核指标

（1）工作量核算指标见表7-1。

表7-1　工作量核算指标

指标分类	指标名称	适应范围	指标说明
诊疗项目工作量	执行积分	1.临床医疗核算单元的门诊全部工作 2.临床护理核算单元的门诊、住院全部工作 3.医技检查核算单元的全部工作	亲自完成的基于收费项目的工作积分
	协作积分	1.临床医疗核算单元的门诊全部工作以及临床医疗科室住院中的手术、胃镜、介入等工作 2.临床护理核算单元的门诊、住院全部工作 3.医技检查核算单元的全部工作	协助其他单元完成的工作，按照完成工作项目的执行积分折算协作积分
DIP病种工作量	病种积分	临床医疗、护理核算单元的住院工作（包含病人转科情况的病种积分分摊）	按出院病人所在的DIP组计算RW值
效能效率指标	出院人次	临床医疗、护理核算单元	根据出院、入院以及床位信息统计的数量指标
	手术台次	临床医疗核算单元	
	月占床日数	临床护理核算单元	
	入院人次	临床医疗、护理核算单元	
	收治病危病重人次	临床医疗、护理核算单元	
专项工作量	坐诊工作量	临床医疗核算单元	门诊坐诊工作量，区分普通、专家差异
	收治病人工作量	临床医疗核算单元	收治病人到病房
	会诊工作量	临床医疗、护理、医技	体现多科室协作的会诊工作（包含MDT）
	手术（介入）工作量	临床医疗核算单元	体现科室手术技术难度、责任风险，区分不同级别、不同专业手术的差异性（备注：除了主刀/助手外，体现带教指导者；也可规定职称与手术级别的对应关系）
	新技术新项目	临床医疗、护理、医技核算单元	体现科室创新能力，以医务科最终审定结果为依据
	超额工作量	临床医疗、护理、医技核算单元	体现科室超出标准工作负荷时给予的额外价值，以此激励科室在保证质量的情况下不断突破自身瓶颈

（2）成本管控指标见表7-2。

表7-2　成本管控指标

指标分类	指标名称	适应范围	指标说明
成本管控	人力成本管控	全部核算单元	根据科室人数或者考勤人数按照定额扣除
	材料成本管控	全部核算单元	根据物资类别区分直接扣除的可控成本以及材料奖罚指标等两种管控方式
	药品成本管控	临床医疗核算单元	计算科室使用标准值以及当月实际值，以此进行奖罚
	资产成本管控	全部核算单元	
	公共资源成本管控	全部核算单元	
	其他成本管控	全部核算单元	根据成本类型，按照同一比例进行扣除

（3）考核指标见表7-3。

表7-3　考核指标

指标分类	指标名称	适应范围	指标说明
国考指标	收支结余考核	临床医、护、技、辅科室及个人核算单元	由医院确定管理目标进行奖罚，或按国考要求进行奖罚
	医疗服务收入占比考核	临床医疗及门诊核算单元	
	出院患者手术占比考核	临床医疗核算单元	
	出院患者四级手术比例考核	临床医疗核算单元	
	风险组病例死亡率考核		
目标考核	药占比考核	临床医疗	由医院确定管理目标，进行奖罚
	出院人次数量考核	临床医疗、护理核算单元	
	手术（介入）数量考核	临床医疗、护理核算单元	
	门诊人次考核	临床医、护、技、辅科室及个人核算单元	
内部质控考核	医疗质量缺陷考核	临床医疗及门诊、医技核算单元	由相关的行政科室上报考核结果
	护理质量缺陷考核	临床护理核算单元	
	院感质量缺陷考核	临床医、护、技、辅科室及个人核算单元	
	用药质量缺陷考核	临床医疗及门诊、医技核算单元	
	患者投诉率考核	临床医、护、技、辅科室及个人核算单元	
	院内投诉率考核	临床医、护、技、辅科室及个人核算单元	
	患者满意度考核	临床医、护、技、辅科室及个人核算单元	

（三）具体核算办法

1.临床医生考核办法

（1）基本思路

①医生考核分为工作、运营、管理、质量绩效四个维度。

②工作绩效以医师日常工作内容为基础，抽取HIS收费项目与病案首页数据，通过RBRVS与DIP两种评价工具来体现医师付出的工作难度、风险、劳动强度。

③项目工作以执行积分、协作积分为核心，既体现本医疗单元亲自完成的工作内容，也体现与其他单元的协同合作。

④病组工作以DIP的RW值作为衡量科室产能的重要指标，既能体现科室的产能又能衡量整体技术难度。

⑤专项工作门诊坐诊、会诊、收治病人直接核算到个人，手术与新技术项目核算到科室医疗组，详见专项工作绩效章节。

⑥运营绩效由成本控制和效能效率指标构成，其中成本控制重点是让医生产生主动控制成本的意识（规则参考成本控制章节），而效能效率重点是让团队认识到提高人均效率的重要性。

⑦管理绩效以三级公立医院考核指标及医院综合目标为基础，对比相应的指标标准值，进行相应的奖惩计分。

⑧质量绩效由医疗质量与服务质量构成，其目的是让医生在注重工作绩效、运营绩效、管理绩效的同时不忘记医疗质量与医患满意度的底线。

⑨科主任绩效与科室绩效关联，并由医院单独设置指标进行考核（具体参考科室负责人考核章节）。

（2）指标说明

门诊执行工作量：统计核算单元、医疗人员每个亲自操作的非手术诊疗项目的项目RBRVS点值。

门诊手术工作量：统计核算单元、医疗人员亲自操作的门诊手术项目的项目RBRVS点值。

住院、门诊协作工作量：门诊统计核算单元、医疗人员每个诊疗项目下医嘱的RBRVS工作量。住院统计核算单元、医疗人员手术、介入、胃肠镜等情况下医嘱的RBRVS工作量。

住院DIP工作量：统计每个核算单元出院病例在DIP平台上传医保的病种积分，减去药品、耗材在病种积分中的占比部分，得出实际结余病例积分，并根据病例积分的数额进行工作量点值赋分。

住院手术工作量：根据手麻系统或病案首页中的手术记录，按照不同的手术等级计算手术绩效，并根据手术主刀、助手信息核算到个人。

收住院工作量：统计核算单元、医疗人员收住院病号数量，进行绩效奖励，绩效奖励分配到个人和科室。

出院工作量：统计核算单元、医疗人员出院病号数量，进行绩效奖励，每人次奖励×元。

收治病危病重工作量：统计核算单元、医疗人员收住院病危病重病号数量，进行绩效奖励。

门诊人次工作量：统计核算单元门诊诊疗人次数量，进行奖励。此指标只针对以门诊为主的科室。

门诊坐诊工作量：统计医疗人员个人在门诊中的门诊诊察工作量，按职称等级或门诊特点分配绩效奖励。

会诊工作量：统计医疗人员会诊的工作量，按照会诊金额的一定百分比计算奖励金额或每会诊一例给予相应奖励。

超额工作量：视医院奖惩措施而定。

人力成本管控：根据科室人数，按照相应积分扣除。

材料成本管控：可控成本，办公用品、劳保用品等科室自消耗的材料成本作为可控成本，直接从绩效中扣除。材料奖罚，卫生耗材、器械等用于病号治疗的材料成本以材料奖罚的方式通过绩效进行奖罚。统计每个核算单元上一年度材料成本占收入比值作为标准值，标准值乘以当月收入作为本月度标准材料使用金额，本月度标准材料使用金额减去实际领用材料成本的差额结果值按照x%正向奖励，x%负向处罚。

药品成本管控：统计每个核算单元上一年度药品成本占收入比值作为标准值，计算核算单元本月度药品成本占收入比值作为当月值，当月值减去标准值的差额结果值按照每百分点x分进行奖罚。

资产成本管控：统计每个核算单元上一年度资产成本占收入比值作为标准值，计算核算单元本月度资产成本占收入比值作为当月值，当月值减去标准值的差额结果值按照每百分点x分进行奖罚。

公共资源消耗成本管控：统计每个核算单元上一年度公共资源成本占收入比值作为标准值，计算核算单元本月度公共资源成本占收入比值作为当月值，当月值减去标准值的差额结果值按照每百分点x分进行奖罚。

其他成本管控：外聘专家费用按照x%扣除；招待费用直接扣除。

（3）核算公式

（门诊执行工作量+住院/门诊协作工作量+住院DIP工作量+门诊手术工作量+住院手术工作量+收住院工作量+出院人次工作量+收治病危病重工作量+手术台次工作量–人力成本积分+药品成本积分+资产成本积分+资源成本积分）×绩效单价–材料可控成本–材料成本奖罚–其他成本

2.护理单元考核办法

（1）基本思路

①护理考核分为工作、运营、管理、质量绩效四个维度。

②工作绩效以护理日常工作内容为基础，抽取HIS收费项目，通过RBRVS评价工具来体现护理付出的工作难度、风险、劳动强度。

③项目工作以执行积分、协作积分为核心，既体现本护理单元亲自完成的工作内容，也体现与医生的协同合作，其中协作积分为配合医生完成的项目积分的20%。

④运营绩效由成本控制和效能效率指标构成，其中成本控制重点是让护理团队产生主动控制成本的意识（规则参考成本控制章节），而效能效率重点

是让护理团队认识到提高人均效率的重要性。

⑤管理绩效以医院综合目标为基础，对比相应的指标目标值进行相应的奖惩计分。

⑥质量绩效由护理质量与服务质量构成，其目的是让护理人员在注重工作绩效、运营绩效、管理绩效的同时不忘记护理质量与医患满意度的底线。

⑦护士长绩效与科室绩效关联，并由医院单独设置指标进行考核（具体参考科室负责人考核章节）。

（2）指标说明

执行工作量：统计核算单元每个亲自操作的诊疗项目的项目RBRVS点值。

协作工作量：统计核算单元每个协助医生操作的诊疗项目的项目RBRVS点值。

住院DIP工作量：统计每个护理核算单元对应的医疗核算单元的DIP工作量，按照x%进行计算。

收住院工作量：统计核算单元、医疗人员收住院病号数量，进行绩效奖励，每人次奖励x元。

出院工作量：统计核算单元医疗人员出院病号数量，进行绩效奖励，每人次奖励x元。

收治病危病重工作量：统计核算单元、医疗人员收住院病危病重病号数量，进行绩效奖励。

门诊服务人次工作量：统计核算单元门诊诊疗人次数量，进行奖励。此指标只针对以门诊为主的科室。

人力成本管控：根据科室人数，按照x分扣除。

材料成本管控：可控成本，办公用品、劳保用品等科室自消耗的材料成本作为可控成本直接从绩效中扣除。材料奖罚，卫生耗材、器械等用于病号治疗的材料成本以材料奖罚的方式通过绩效进行奖罚。统计每个核算单元上一年度材料成本占收入比值作为标准值，标准值乘以当月收入作为本月度标准材料使用金额，本月度标准材料使用金额减去实际领用材料成本的差额结果值按照

x%正向奖励，x%负向处罚。

药品成本管控：统计每个核算单元上一年度药品成本占收入比值作为标准值，计算核算单元本月度药品成本占收入比值作为当月值，当月值减去标准值的差额结果值按照每百分点x分进行奖罚。

资产成本管控：统计每个核算单元上一年度资产成本占收入比值作为标准值，计算核算单元本月度资产成本占收入比值作为当月值，当月值减去标准值的差额结果值按照每百分点x分进行奖罚。

公共资源消耗成本管控：统计每个核算单元上一年度公共资源成本占收入比值作为标准值，计算核算单元本月度公共资源成本占收入比值作为当月值，当月值减去标准值的差额结果值按照每百分点x分进行奖罚。

其他成本管控：外聘专家费用按照x%扣除；招待费用直接扣除。

（3）核算公式

（执行工作量+协作工作量+住院DIP工作量+收住院工作量+出院人次工作量+收治病危病重工作量+手术台次工作量–人力成本积分+药品成本积分+资产成本积分+资源成本积分）×绩效单价–材料可控成本–材料成本奖罚–其他成本

3.医技医辅科室考核办法

（1）基本思路

①医技医辅科室考核分为工作、运营、管理、质量绩效四个维度。

②工作绩效以医技日常工作内容为基础，抽取HIS收费项目，通过RBRVS评价工具来体现医技医辅科室付出的工作难度、风险、劳动强度。

③项目工作以执行积分为核心，体现本科室完成项目工作的技术难度与风险。

④运营绩效由成本控制和效能效率指标构成，其中成本控制重点是让科室产生主动控制成本的意识（规则参考成本控制章节），而效能效率重点是让科室认识到提高人均效率的重要性。

⑤管理绩效以医院综合目标为基础，对比相应的指标目标值进行相应的奖惩计分。

⑥质量绩效由医疗质量与服务质量构成，其目的是让科室在注重工作绩

效、运营绩效、管理绩效的同时不忘记医疗质量与医患满意度的底线。

⑦科主任绩效与科室绩效关联，并由医院单独设置指标进行考核（具体参考科室负责人考核章节）。

（2）指标说明

执行工作量：统计核算单元每个亲自操作的诊疗项目的项目RBRVS点值。

关键KPI数量指标：根据医技检查科室的检查性质，统计该核算的检查项次或人次，进行补充。

人力成本管控：根据科室人数按照x分扣除。

材料成本管控：可控成本，办公用品、劳保用品等科室自消耗的材料成本作为可控成本直接从绩效中扣除。材料奖罚，卫生耗材、器械等用于病号治疗的材料成本以材料奖罚的方式通过绩效进行奖罚。统计每个核算单元上一年度材料成本占收入比值作为标准值，标准值乘以当月收入作为本月度标准材料使用金额，本月度标准材料使用金额减去实际领用材料成本的差额结果值按照x%正向奖励，x%负向出发。

药品成本管控：统计每个核算单元上一年度药品成本占收入比值作为标准值，计算核算单元本月度药品成本占收入比值作为当月值，当月值减去标准值的差额结果值按照每百分点x分进行奖罚。

资产成本管控：统计每个核算单元上一年度资产成本占收入比值作为标准值，计算核算单元本月度资产成本占收入比值作为当月值，当月值减去标准值的差额结果值按照每百分点x分进行奖罚。

公共资源消耗成本管控：统计每个核算单元上一年度公共资源成本占收入比值作为标准值，计算核算单元本月度公共资源成本占收入比值作为当月值，当月值减去标准值的差额结果值按照每百分点x分进行奖罚。

其他成本管控：外聘专家费用按照10%扣除；招待费用直接扣除。

（3）核算公式

（执行工作量+关键工作量－人力成本积分+药品成本积分+资产成本积分+资源成本积分）×绩效单价－材料可控成本－材料成本奖罚－其他成本

4.职能后勤科室考核办法

（1）基本思路

①职能后勤科室主要考核科室工作目标完成与满意度评价两个维度。

②工作目标完成以月度科室工作计划为依据，科室满意度评价以临床科室评价为依据。

③每月月初提交上月工作目标完成材料，在本月绩效奖金发放前开展职能后勤科室月度工作述职，由院领导班子集体评价科室工作目标完成结果。

④科室满意度评价由临床科室进行季度民主测评投票，按照测评结果进行排序。将排名前三的科室满意度得分按x%计算，排名后三的科室满意度得分按x%计算，排名中间科室满意度得分不变。

⑤最终参考定岗定编情况、人员配置情况确定岗位系数、职能后勤科室绩效基数、考核结果，计算职能后勤科室月度绩效。

（2）考核指标见表7-4。

表7-4　考核指标

一级指标	二级指标	指标说明
一、岗位绩效	1.岗位系数	以医院现有的岗位参考业内通行做法，设置相应系数
	2.绩效基数	以医、护、技、辅科室平均绩效奖金的x%作为绩效基数
二、岗位考核	3.目标完成考核	科室月度工作计划完成结果得分
	4.满意度评价	临床科室对职能后勤科室的满意度结果得分

（3）具体算法见表7-5。

表7-5　具体算法

类型	核算公式	备注
职能后勤科室	（岗位系数×绩效基数）×（目标完成考核+满意度评价）	绩效基数为医、护、技、辅科室平均数的x%

5.季度考核

（1）基本思路

①季度考核结果通过兑现季度奖金的形式向全员发放。

②季度考核分为产能、效率、收益三个维度，按百分制计算考核结果。

③季度考核每个纬度的指标目标值设置，参考同期值或医院管理要求值。

④季度奖金预算总额以本季度不含药品材料的医疗服务收入的x%进行测算。

⑤季度奖金一次核算到科，二次分配由科室负责人主持。

（2）考核指标见表7-6。

表7-6　考核指标

一级指标	二级指标	指标说明
一、产能（x%）	1.门急诊人次考核（x%）	目标值为同期值或医院管理要求值
	2.总RW分值考核（x%）	
	3.三、四级手术台次考核（x%）	
二、效率（x%）	4.平均住院日考核（x%）	
	5.门诊均次费用考核（x%）	
	6.出院均次费用考核（x%）	
	7.床位使用率考核（x%）	
三、收益（x%）	8.收支结余率考核（x%）	
	9.医务性收入占比考核（x%）	

6.年度考核

（1）基本思路

①以科室为考核单位，将科室与科室负责人考核与年度综合目标考核结果挂钩。

②临床门诊医技科室按产能、效率、质量、收益、满意度五个纬度进行年度考核，职能后勤科室按年度计划完成率及满意度进行年度考核。

③科室年度奖金基数按照当年月平均总额的x%计算，科室负责人年度奖金基数按照当年月平均绩效奖金总额的n倍计算。

④年度考核奖金一次核算到科，二次分配由科室负责人主持。

⑤科室负责人年度考核奖金由医院单独考核发放。

（2）考核指标见表7-7。

表7-7　考核指标

一级指标	二级指标	适应范围	指标说明
一、产能（20%）	1.门急诊人次考核	临床科室、门诊科室	目标值参考医院管理要求值
	2.总RW分值考核	临床科室	
	3.手术台次考核	临床科室	
	4.四级手术占比考核	临床科室	
	5.服务人次考核	医技医辅科室	
	6.年度工作计划完成率	职能后勤科室	
二、效率（20%）	7.平均住院日考核	临床科室	
	8.门诊均次费用考核	临床科室、门诊科室	
	9.出院均次费用考核	临床科室	
	10.床位使用率考核	临床科室	
	11.报告平均等候时间考核	医技科室	
三、质量（20%）	12.低风险组病例死亡率考核	临床科室	
	13.医疗纠纷发生率考核	临床、门诊、医技科室	
	14.医疗事故发生率考核	临床、门诊、医技科室	
四、收益（20%）	15.收支结余考核（50%）	临床、门诊、医技科室	
	16.医务性收入占比考核（50%）	临床、门诊	
五、满意度（20%）	17.患者满意度考核	临床、门诊、医技科室	
	18.医务人员满意度考核	全院	

7.科室负责人考核办法

（1）基本思路

为避免科主任、护士长绩效管理上的困扰，科室负责人的月度管理绩效由医院单独考核发放。

科室负责人主要包括科主任以及护士长，其绩效来源由所在科室人均绩效、管理人数、科室产能等三大指标构成，科室人均绩效指标指科室平均的绩效得分，管理人数指科室所管理的总人数，科室产能指科室关键效能指标。

为体现临床科主任亲自上台的手术工作量或处理的疑难杂症，科主任绩效仍然与个人工作量挂钩。

（2）核算公式见表7-8。

表7-8 核算公式

类型	核算公式	备注
临床内科主任	（科人均绩效×人均系数+管理人数×人数积分+出院人次×人次积分+个人工作量积分×个人工作量系数）×绩效单价	科人均绩效：以科室实际应出勤人数核算出科室人均绩效分值 人均系数：为科室人均倍数关系，拟定为x
临床外科主任	（科人均绩效×人均系数+管理人数×人数积分+手术例次×例次积分+个人工作量积分×个人工作量系数）×绩效单价	管理人数：科主任本月实际管理的人数 人数积分：科室负责人管理一个人的操心积分
护士长	（科人均绩效×人均系数+管理人数×人数积分+出院人次×人次积分）×绩效单价	个人工作量积分：科主任亲自上台的手术操作或处理的疑难杂症 个人工作量系数：科主任个人工作量系
医技科主任	（科人均绩效×人均系数+管理人数×人数积分+服务人次×人次积分）×绩效单价	数一般为正常系数的50% 绩效单价：转换成货币单位的数值，可理解为人民币单位"元"，该值是以当期科室负责人奖金预算额度除以当期科
职能后勤科室主任	（职能后勤科室绩效基数×职能后勤岗位系数）×职能后勤科室考核结果	室负责人绩效总积分测算得出

8.科室奖金二次分配办法

（1）分配原则

为了更好地完成全院的工作目标，加快学科发展，充分发挥科主任、护士长的管理职能，建立有责任、有纪律、有激励、有约束、有竞争、充满生机和活力的内部运营机制，建议各科主任、护士长以对本职系人员的管理思路为主，同时借鉴本办法，通过科内讨论达成共识后形成科室的奖金分配办法。

科室分配奖金时可考虑职工的工作量、临床质量、病人满意度、年资、职称、核心制度落实、劳动纪律、科研教学等因素，通过公布奖金计算方法，增加核算的透明度，以此鼓励内部成员之间的良性竞争。

分配指标可划为工作量指标、非工作量指标两大部分，科室负责人分配奖金时应充分考虑科室自身情况，协调好工作量与非工作量指标的权重，以体现对科内各类人员的价值引导与激励。

每个核算指标都要以可考核、可量化的数据为依据，注重客观性，减少人为主观判断的行为。

（2）分配办法

①医疗人员

分配原则：

x%分配份额以工作量为主要指标，x%分配份额兼顾职称、年资、职务、质量考核等。

注意兼顾科组不同成员的权益，既体现医疗组专业学术权威的学术领先价值，又要保护其他成员的工作积极性。

为加强上级医师带教，促使年轻医师尽快成长，并尊重上级医师的宝贵经验，建议上级医师术中指导下级医师手术者，指导者与主刀者手术工作量比例相同。

定科前分配按医院规定执行，定科后无执业医师资格证书的人员不参与工作量绩效工资分配。

奖金计算方法：医生应得奖金＝科室奖金总额/科室医生总得分×个人得分。

②病房护理

分配原则：

病区内部分配时要打破科内"小锅饭"和以身份定收入的弊端，要更注重以护理质量、岗位、班次、病人满意度为主要考核指标，同时兼顾职称、年资的分配原则。

奖金计算方法：护理人员应得奖金＝护理奖金总额/护理得分总计×个人考核得分。

③医技、医辅及非病房护理

分配原则：

科室内部分配时要充分考虑不同岗位之间的差异，特别是部分医技科室，例如放射科人员就包含医疗、护理、技术员等三种类型人员，要按岗位性质体现差异，再综合考虑科室人员工作量、工作质量、劳动纪律、职称、年资等因素进行分配。

奖金计算方法：医技、其他及非病房护理人员应发奖金＝医技、其他及非病房护理人员绩效工资总额/医技、非病房护理人员总得分×个人得分。

（四）考核结果反馈和持续改进

绩效考核是医院实施目标管理的重要载体，建立公平、公正、适应医院发展的绩效评价体系是绩效管理的关键。只有公平合理地衡量医务人员的劳动业绩和成果，让员工认可绩效方案及评价指标，才能调动员工的工作积极性。建立一个科学合理的绩效考核管理体系，最重要的就是考核管理者与被考核者的沟通反馈。良好的沟通反馈方式是建立绩效考核体系的基石。

反馈是绩效考核评价的重要环节，它影响绩效评价的实施效果和临床科室的发展方向，及时沟通、反馈，有助于减少绩效管理的运行阻力。反馈是多方面的，包括向临床科室反馈、向职能部门反馈、向院领导反馈等。

1.向临床科室反馈

运营部门每月对考核结果进行多维度分析，及时将分析结果向临床科室反馈，通过横向比较、纵向比较，使科室及时了解指标变化趋势。

临床医务人员是绩效考核的接受者，更是参与者。与管理者共同讨论分析指标偏离正常的原因，共同提出解决对策，能更好地提高对绩效考核的认知度。如果分析过程中发现数据异常，及时找出数据波动的根本原因，针对存在的问题，组织科室召开座谈会，让医务人员积极主动地参与，提出解决措施，引导科室正向发展，从而实现绩效考核的目的。

2.向职能部门反馈

临床科室对于绩效考核存有异议时，要有进行反馈和申诉的渠道。运营部门及时了解绩效考核实施过程中出现的问题，与相关职能部门沟通解决，完善考核方法，持续优化考核方案，确保绩效考核的科学性和合理性，避免科室人员产生消极情绪，影响医疗服务质量和工作态度，以保证科室与医院之间目标的一致性，促进双方共同发展。

3.向院领导反馈

职能部门与临床科室之间出现无法达成共识的问题时，运营部门有针对性地把关键问题的具体分析、建议方案等反馈给院领导，院领导可以了解临床科室的实际情况及工作中的困难，临床科室也可以了解医院管理者的管理思路和方向，管理者与临床科室之间相互了解，化解矛盾，最终院方层面协助解决问题，避免矛盾升级，双方达成共识。

第二节　成本管理

一、成本管理概述

（一）相关概念

1.医院成本

医院成本项目包括人员经费、卫生材料费、药品费、固定资产折旧费、无形资产摊销费、提取医疗风险基金、其他运行费用等。医院成本的内容较为复杂，不同于企业，因此也更难以核算和管理。核算医院成本能够反映医院费用支出情况，帮助医院做好内部管理。

医院根据不同的管理需求，可以按照计入成本对象的方式、成本属性、资本流动性进行分类。医院成本根据计入方式可以分为直接成本和间接成本。直接成本是指能够明确归集至成本对象的成本，包括直接计入成本和计算计入成本。间接成本是指不能直接计入或者计算计入成本对象的成本，间接成本分摊方法和标准的选择十分重要。按照属性，可将医院成本分为固定成本和变动成本。在一定时期和一定业务范围内，固定成本的总额相对固定，不受业务量变化影响，变动成本的总额随着业务量变动而按相应比例变化。按照资本流动性，医院成本包括资本性成本和非资本性成本。资本性成本就是医院长期使用的，其经济寿命将经历多个会计年度的固定资产和无形资产的成本，包括固定资产折旧和无形资产摊销费用。非资本性成本是指某一会计年度内医院运营中发生的人员经费、卫生材料费、药品费、提取医疗风险基金和其他运行费用。

医院成本根据成本核算的不同目的，可以分为医疗业务成本、医疗成本、医疗全成本和医院全成本。当成本核算对象为医院整体时，其成本范围即医院全成本包括医院发生的全部费用（业务活动费用、单位管理费用、经营费用、资产处置费用、上缴上级费用、对附属单位补助费用、所得税费用、其他费用）。成本核算对象为业务活动时，其成本范围包括业务活动费用、单位管理费用。成本核算对象为医疗活动时，其成本范围即医疗全成本包括业务活动成本中与开展医疗活动相关的全部耗费。

2.成本管理

成本管理是指医院通过成本核算和分析，提出成本控制措施，降低医疗成本的活动。在DRG/DIP的背景下，只在成本发生之前进行管控不能满足医院全面运营管理的要求，因此，医院应在成本发生之前、发生之时和发生之后，进行全过程全方位的精细化成本管理。医院在事前制定标准，根据医院各科室实际情况，制定成本计划和指标；事中通过信息化监测和监督相关人员，对将超出计划的成本提出预警，实现对成本的控制；在事后对成本进行差异分析，通过与事前标准相比较，分析某类费用超支的原因，完善医院成本管理方案，提升医院成本管控能力。医院在进行成本管理时，要充分考虑不同层级不同成本项目的可控性。本书将成本管理按照成本决策、成本预算、成本核算、成本分析、成本控制和成本考核的顺序进行多方面介绍，为成本管理提供参考。

（二）成本管理的目标和意义

1.目标

成本管理的总体目标服务于医院的总体运营目标，主要是根据医院战略而定的。医院的成本管理可以参考企业的成本管理，如果选择低成本战略（成本领先战略），成本管理的总体目标就是追求最低的成本水平；如果采用的是差异化战略（特色优势战略），那么我们的总体目标就是在保证实现产品、服务等方面差异化的前提下，对成本进行全过程管理，从而合理控制成本。

只要对总体目标进行分解，就得到了医院成本管理的具体目标，主要包括成本核算和控制的目标。成本核算的目标是为医院内部和外部的信息使用者提供成本信息，反映医院的资产价值和运行状况，提高管理者的成本意识并满足决策者的信息需求。成本控制的目标是降低成本，减少资源的浪费。

2.意义

（1）控制成本，优化资源配置

科学的成本管理，能够有效地降低医院成本，帮助医院控制各类劳动耗费，使运营人员更好地了解医院成本构成，同时优化资源配置，避免资源浪费，保证医院稳定、持续地运营，为医院做大做强提供坚实基础。

（2）增加收入，创造经济效益

医院做好成本管理工作，加强对成本的控制，是增加收入并创造经济效益的必要条件。在DRG/DIP背景下，医院想要提升经济效益，必须要通过控制成本来实现，因此成本管理工作十分重要。

（3）提升医院竞争力和承受力

医院成本反映了医院的资源消耗水平，当前医疗市场竞争激烈，做好成本管理，才能更好地配置资源，提升自身竞争力，通过成本控制减少外部环境对医院的一些压力，保证医院稳定发展。

（三）成本管理的一些误区

1.成本管理只是财务的工作

一些医院管理者认为，成本核算是财务的要求，因此成本管理是财务人员的工作。其实，财务人员只是成本管理工作中的一部分，成本管理工作需要全体在职人员的参与。全体员工提高成本管理意识，参与成本管理，才能真正地做好成本控制，节约各项资源耗费。

2.成本管理是暂时性的工作

成本管理不是一次性的控制成本，更不是只在成本发生之前进行管理。在DRG/DIP时代，医院应对各类成本进行全流程、全方位的管控。医院应设置完整的成本管理流程，从成本决策、预算，到成本核算、分析，再到成本考核，全程进行成本监督和实时控制。医院不应忽视任何一方面的成本，尽可能形成全面的成本管理体系，最大化地发挥成本管理工作的效用。

3.成本管理就是降低成本

医院有别于企业，不能过于追求经济效益，必须同时重视社会效益。只追求低成本而不注重医疗质量的提升，会导致医院在医疗市场中的竞争力下降，不利于医院自身发展。成本管理能够帮助医院区分可降低的成本，合理配置内部各项资源，减少浪费和不必要的支出，从而提升竞争力。

4.成本管理只是形式

在医保支付方式改革背景下，医院要想保证自身不亏损，就必须将成本控制在标准内，因此成本管理非常重要。医院应重视并进行精细化的成本管理，将成本管理工作落到实处。

二、DRG/DIP背景下的成本管理实践

DRG/DIP支付制度改革下，医院收入的上限相对确定，医院若是想要获得更高的利润，成本的管控就显得尤为重要。医院高质量发展和精细化管理的需求更是将运营人员的目光聚焦在成本管理上。

（一）成本决策

医院要做好成本决策，首先要依据成本战略，由院长领导的管理者团队根据医院实际情况制定医院成本发展战略。医院进行决策时从成本效益出发，比较不同方案，做出最优选择，例如，在购买大型设备时应进行可行性分析。成本决策与成本分析密不可分，因此，医院在进行成本决策时，要对当前成本对象进行全面的分析，以做出最佳决策。

1.短期决策

医院对某医疗服务的保留或终止是一种短期决策。假设某医院科室提供两种医疗服务，12月业务收入分别为10万元和8万元，当月固定成本分别为4.5

万元和2万元，变动成本分别为5.7万元和1万元，当月结余分别为-0.2万元和5万元，科室结余合计为4.8万元。如果只提供结余为正的那种服务，则不需要承担第一种服务的变动成本，固定成本依然存在，科室结余合计0.5万元。因此，即使结余为负数，科室也应保留第一项医疗服务。医院实际进行决策时，还应综合考虑患者需求及市场情况等，更好地进行短期决策。

2.长期决策（投资决策）

医院固定资产的采购和更新是常见的长期决策。例如，某医院科室因医疗服务需要，购进一台大型医疗设备，共50万元，预计使用年限5年，采用直线法计提折旧，预计净残值2.5万元，每年使用该设备的医疗服务项目收入约25万元，该设备每年付现成本10万元，假设资金成本为10%，不考虑所得税，则该设备年折旧额=（50-2.5）/5=9.5（万元）；设备每年净现金流量（NCF）=25-10+9.5=24.5（万元）；净现值（NPV）=-50+24.5×（P/A，10%，5）+2.5×（P/F，10%，5）=-50+24.5×3.7908+2.5×6.1051≈58.14（万元）。

从净现值来看，NPV>0，该固定资产的投资决策可行。

（二）成本预算

成本管理和预算管理密不可分，科学的成本预算为成本管理工作打下好的基础，预算编制作为成本支出的标准，应选择合适的方法如增量预算、零基预算等进行预算管理。医院进行成本预算时应将科室实际情况和医院战略相结合，收集科室的成本数据来编制预算报表，为成本管理和绩效考核提供更准确的参考。

医院应加强预算刚性约束，制定严格的预算审批制度，按照职责和分工将预算目标落实到各科室。例如，采购医疗设备需由科主任提出申请，并提交论证报告，再由部门主管审核，由财务部门审核预算，再交院领导审核，成本预算是一个完整的流程，需要全体员工的参与。同时，各科室要将成本与预算联系起来，在预算范围内进行支出，无预算不支出，更有效地控制成本，帮助医院合理配置资源，使管理者充分了解医院资金流向，从而迅速地做出决策，提升医院的竞争力，为患者提供优质的医疗服务。

（三）成本核算

成本核算是成本管理的基础，如何做好全面、全过程、全人员的成本核算呢？首先，我们要明确，成本核算的目的是提高医院的运营管理效率，帮助管理者了解医院状况，提升医院的资源配置效率，为患者提供更优质的医疗服务。我们进行成本核算，应从运营角度考虑，与财务角度不同，也不仅仅是为了绩效考核和奖金分配。要明确成本核算的对象，并按照谁受益谁负担的原则归集成本。随着DRG支付改革的推行，只核算医疗服务项目成本不能满足成本管理需求。医院的成本核算需要更加精细，应制定科学合理的成本核算方案，将成本分摊到每一个DRG或DIP中，为成本控制和资源配置提供更加准确的数据。我们可以将院级、科室、床日、诊次、医疗服务项目、DRG/DIP成本按照不同种类进行归集，区分可控成本和不可控成本，为成本分析做好准备。

1.成本核算单元

成本核算单元意味着成本归集和管理的最小单位，医院的成本核算一般是以科室为单元，按照医院实际情况，根据不同的服务性质对科室进行分类，区分临床服务类、医疗技术类、医疗辅助类以及行政后勤类科室，准确划分这四类科室能够为成本核算打下良好的基础。我们先来了解一下这些科室。

临床服务类科室是指能够直接为患者提供医疗服务并能体现最终医疗结果、完整反映医疗成本的科室，包括门诊临床科室、住院临床科室。这类科室既有成本，又能够直接获得收入。

医疗技术类科室是指为患者及临床科室提供医疗技术服务的科室，例如病理科、输血科、功能检查科等。这类科室不能直接获得收入，其收入归于由其提供服务的临床科室。

医疗辅助类科室是指服务于医技和临床科室，为其提供动力、生产、加工、消毒等辅助服务的科室，例如挂号室、氧气室、病案室等。这类科室与医疗技术类科室的区别在于它们只对医院内部的科室提供服务。

行政后勤类科室是指除临床服务、医疗技术、医疗辅助类科室以外，从事行政管理和后勤保障工作的科室，例如医务处、保卫处、财务部等。这类科室为全院提供服务，一般不产生收入。

将科室分为四类后，通过费用归集可以知道每个科室单元的直接成本，包括人员经费、卫生材料费、药品费、固定资产折旧、无形资产摊销、提取医疗风险基金、其他运行费用等。

当进行DRG或病种成本核算时，我们发现科室单元不合适了，一个科室可以有很多个DRG或病种，同时，一个DRG或病种的患者可以来自很多个科室，无法明确DRG或病种受益于哪个科室。因此，需要按照提供医疗服务的类别设置服务单元，例如手术服务单元、麻醉服务单元、病理服务单元等。这样我们只需要知道某个DRG或者病种受益于哪个或哪些医疗服务项目就可以了。

由此，我们可以发现，成本核算也就是按照谁受益谁负担的原则，将成本归集到需要核算的对象身上。

2.科室成本核算

科室成本分为直接成本和间接成本，直接成本又包括直接计入成本和计算计入成本。结合之前划分的成本单元种类，我们能够发现，科室直接成本就是本科室直接产生的，间接成本是从别的科室分摊而来的。为了更全面地了解和分析医院成本，我们需要按照四类三级分摊法将费用归集到临床服务类科室中，这样有利于分析科室成本和收入、业务量间的变动关系，帮助管理者更好地了解医院的成本情况。

选择成本分摊依据对于成本核算结果的影响很大，因此在选择分摊依据时，要依据《公立医院成本核算的具体指引》等文件，并结合医院自身情况进行。

第一步，归集好所有科室单元的直接成本，并将它们分别归类于临床服务、医疗技术、医疗辅助、行政后勤类科室。

第二步，将行政后勤类科室（管理科室）成本按照人数分摊到临床服务类、医疗技术类和医疗辅助类科室。在这一步，我们需要把所有的行政后勤类科室成本按照人员经费、卫生材料费、药品费等项目分别加起来，并统计除管理科室以外的各科室在职人数。

$$某科室分摊的成本 = \frac{该科室在职人数}{除管理科室以外的\\其他科室在职人数} \times 管理科室相关成本$$

第三步，将医疗辅助类科室（医辅科室）成本分摊到医疗技术类、临床服务类科室，成本分摊应按照谁受益谁负担的原则以确保公平。

这时候的分摊依据有很多选择，如工作量、科室面积、收入占比等，可以根据不同医辅科室提供服务的性质选择最合适的依据。

某科室分摊的成本=分摊依据×医辅科室相关成本

某科室总成本=科室直接成本+科室分摊的管理科室成本+科室分摊的医辅科室成本

第四步，将医疗技术类科室（医技科室）成本分摊到临床服务科室，一般按照收入占比来分摊。临床服务科室包括门诊科室和住院科室，仍然按照谁受益谁负担的原则，将各医技科室的各类成本分摊到对应的门诊、住院临床科室，这样我们就得到了门诊临床科室和住院临床科室的成本。

某临床科室总成本=科室直接成本+科室分摊的管理科室成本+科室分摊的医辅科室成本+科室分摊的医技科室成本

3.诊次、床日成本核算

经过科室成本核算，我们得到了门诊临床科室和住院临床科室的各项成本。根据成本核算规范，需要核算诊次成本和床日成本。

（1）诊次成本核算

诊次成本就是将三级分摊后的门诊临床科室总成本分摊到每一门急诊人次中。

全院平均诊次成本=（∑全院各门急诊科室成本）/全院总门急诊人次

某门诊临床科室诊次成本=科室成本/该科室门急诊人次

（2）床日成本核算

床日成本就是将三级分摊后的住院临床科室总成本分摊到每一住院床日中。

全院平均实际占用床日成本=（∑全院各住院科室成本）/全院实际占用总床日数

某住院临床科室实际占用床日成本=科室成本/该科室实际占用床日数

4.医疗服务项目成本核算

接下来要进行医疗服务项目成本核算，首先应将二级分摊后的各临床、医技科室成本减去药品费和单独收费的卫生材料费，作为科室医疗服务项目要分摊的总成本。然后采用合理的分摊方法将其分摊至各医疗服务项目，再加上各医疗服务项目的直接成本，就能得到各医疗服务项目总成本。用各医疗服务项目的总成本除以提供服务的数量就能得到其单位成本。

某科室医疗服务项目成本=该科室总成本−药品费−单独收费的卫生材料费

不同的科室开展同一项目是实际工作中经常遇到的一种情况，只要计算出这一服务项目在各科室的成本并相加，再加上服务项目直接成本，就可以得到该服务项目的总成本，在计算单位成本时要注意需除以所有科室提供该服务项目的数量。

计算医疗服务项目的成本一般采用作业成本法、当量系数法和参数分配法等，最常用的是作业成本法，也称ABC法。

（1）作业成本法

作业成本法就是依据成本动因将二级分摊后的临床、医技科室成本分摊到各医疗服务项目中，基本原则是"项目消耗作业，作业消耗资源"。成本动因包括作业动因和资源动因。

直接费用直接计入医疗服务项目，间接费用应首先根据资源动因分配至有关作业，计算出作业成本，然后再将作业成本根据作业动因分配至医疗服务项目成本。

作业可以理解为一种重复执行的任务或活动，可以是提供某医疗服务项目过程中的各道工序或环节，例如诊断、治疗、检查、手术、护理等行为。在划分作业时，要充分考察各科室的项目组成和工作流程，保证各作业相互不重复，形成规范统一的作业库，为以后的成本核算工作提供便利。

资源动因计量某项作业所耗用的资源数量，是将各项资源费用归集到不同作业的依据。作业动因计量某个成本对象所耗用的作业量，是将不同作业中归集的成本分配至医疗服务项目的依据。间接费用进行分配时，资源动因、作业动因可以选择工时、工作量、房屋面积、人员数量等。

某医院超声室的成本采用作业成本法计算，以工作时间作为成本动因。以腹部彩超项目的成本核算为例，首先根据科室医疗服务项目构成及业务流程，划分登记、检查、报告、审核四项作业。

科室3月医疗服务项目成本如表7-9：

表7-9　科室3月医疗服务项目成本

项目	直接成本（元）	间接成本（元）	科室总成本（元）
人员经费	45000	15000	60000
设备折旧	40000	5000	45000
提取医疗风险基金	1000	0	1000
卫生材料费	20000	10000	30000
水电费	5000	3000	8000
办公费	1500	500	2000
房屋折旧	30000	10000	40000
合计	142500	43500	186000

超声室共有10人，每月工作20天，每天工作8小时，共96000分钟。已知科室本月共开展腹部彩超项目500人次，单位直接卫生材料消耗为2元，则当月该项目直接卫生材料总成本为1000元。经调查，腹部彩超项目每项作业各需要1人，登记作业用时1分钟，检查作业需20分钟，报告作业需3分钟，审核作业需3分钟。

科室医疗服务项目总成本=科室成本-科室直接卫生材料费=186000-20000=166000（元）

成本动因率=166000/96000=1.73（元/分钟）

表7-10 科室间接成本

作业	消耗时间	作业数量	成本动因率	单位间接成本	总间接成本
登记	1	500	1.73	1.73	865
检查	20	500	1.73	34.6	17300
报告	3	500	1.73	5.19	2595
审核	3	500	1.73	5.19	2595

当月腹部彩超项目的总间接成本为865+17300+2595+2595=23355元，总成本为23355+1000=24355元。

（2）当量系数法

当量系数法要选择一个典型的医疗服务项目作为代表项目，设定其成本当量系数为1，将其作为标准当量。将其他项目与代表项目的单次操作资源耗费进行比较，以确定每个项目的成本当量值。再根据各项目成本当量总值，计算出各项目成本。

某医疗服务项目成本当量总值=该医疗服务项目成本当量值×该项目操作数量

当量系数单位成本=某科室医疗服务项目总成本÷该科室医疗服务项目成本当量总值

某医疗服务项目单位成本=当量系数单位成本×该医疗服务项目成本当量值

某医院科室共提供A、B、C三种医疗服务项目，科室本月医疗服务项目的总成本为16.6万元。三种医疗服务项目的工作量分别为800、500和1000人次。采用当量系数法核算该科室成本，首先经过考察和分析，选择B项目作为科室代表项目，设定其成本系数为1。然后根据各医疗服务项目消耗的时间结合人员情况，确定3个项目的当量系数分别为2、1、3。

表7-11　医疗服务项目成本

医疗服务项目	成本当量系数	工作量	成本当量值	项目总成本	项目单位成本
A	2	800	1600	52078.43	65.10
B	1	500	500	16274.51	32.55
C	3	1000	3000	97647.06	97.65
合计			5100	166000.00	

由A、B、C医疗服务项目的间接成本，加上当月各项目耗费的直接卫生材料费用，即可得到科室各医疗服务项目的月度总成本。

（3）参数分配法

参数分配法就是将医疗服务项目总成本根据参数分配至各医疗服务项目，参数可以选择医疗服务项目的收入、工作量、操作时间等。

分配率=某科室医疗服务项目总成本÷该科室医疗服务项目分配参数之和（如总收入）

某医疗服务项目总成本=该医疗服务项目分配参数×分配率

医疗服务项目单位成本=医疗服务项目总成本/项目总数量

某医院采用参数分配法核算科室成本，某科室本月医疗服务项目总成本为16.6万元，总收入为20万元，该科室本月提供A医疗服务项目500人次，收入为8万元。将收入作为分配参数，则A项目的成本计算如下：

科室分配率=16.6/20=0.83

科室分摊到医疗服务项目A的总成本=0.83×8=6.64（万元）=66400（元）

医疗服务项目A的单位成本=66400/500=132.8（元）

A项目的单位成本加上当月直接耗用的药品和耗材成本即可得到该项目的月度总成本和单位成本。

5.DRG、病种成本核算

DRG成本核算基本步骤如下：

第一步，将业务部门各科室成本采用合理方法分配至各患者，计算每名出院患者的成本。

第二步，将患者按照疾病诊断相关分组归入相应DRG组。

第三步，将某DRG组所有出院患者成本相加，得到该DRG组总成本。

某DRG组总成本=Σ该DRG组每名患者成本

第四步，求出各DRG组患者总成本的平均值，得到各DRG组单位成本。

某DRG组单位成本=该DRG组总成本÷该DRG组出院患者总数

病种成本核算基本步骤如下：

第一步，将业务部门各科室成本采用合理方法分配至各患者，计算每名出院患者的成本。

第二步，将患者按照一定标准归入相应病种。

第三步，将某病种所有出院患者成本相加，得到该病种总成本。

某病种总成本=Σ该病种每名患者成本

第四步，求出各病种患者总成本的平均值，得出各病种单位成本。

某病种单位成本=该病种总成本÷该病种出院患者总数

医院出于精细化运营的需要，可以开展DRG、病种成本核算，采用参数分配法（自上而下法）、项目叠加法（自下而上法）和服务单元叠加法（成本收入比法）等核算出院患者成本。

（1）参数分配法（自上而下法）

将各出院患者实际耗用的药品成本、单独收费的卫生材料成本直接计入该患者成本，将剩余的科室或服务单元成本依据参数进行分配，得到患者成本，参数可以选择患者的诊疗时间、住院天数等。

（2）项目叠加法（自下而上法）

项目叠加法就是以出院患者的收费明细为依据，将其实际耗用的医疗服务项目成本、药品成本、单独收费的卫生材料成本相加，即为该患者的成本。

某患者成本=Σ（该患者某医疗服务项目工作量×该医疗服务项目单位成本）+Σ药品成本+Σ单独收费的卫生材料成本

假设某医院科室采用项目叠加法核算DRG成本，某DRG组费用情况如表7-12。

表7-12　某DRG组费用

序号	患者姓名	项目A成本			项目B费用			药品成本合计	材料成本合计	合计（元）
		单位成本	数量	总费用	单位成本	数量	总费用			
1	甲	50	0	0	100	1	100	100	10	210
2	乙	50	1	50	100	1	100	50	20	220
3	丙	50	2	100	100	0	0	50	20	170
4	丁	50	0	0	100	1	100	100	10	210
5	戊	50	1	50	100	0	0	30	10	90
6	己	50	1	50	100	0	0	100	30	180
合计			5	250		3	300	430	100	1080

根据上表可知，该DRG组本月总成本为1080元。

（3）服务单元叠加法（成本收入比法）

服务单元叠加法需要根据为患者提供的不同医疗服务内容设置服务单元，将各业务部门费用归集至服务单元，再从各服务单元将费用分配至患者。

第一步，将业务部门归集的费用分配至各服务单元，服务单元包括病房、病理、影像、检验、治疗、诊断、麻醉和手术等，核算精细程度决定了划分结果，可以参照医疗服务项目成本核算进行分配。

第二步，将服务单元成本分配至出院患者，一般将收入作为分配参数进行分配。

某患者应分配的某服务单元成本=该服务单元从该患者取得的收入×分配率

分配率=服务单元成本总额÷服务单元收入总额

第三步，将出院患者相关服务单元的成本、药品成本、单独收费的卫生材料成本进行求和，得到该患者的成本。

某患者成本＝∑该患者某服务单元成本+∑药品成本+∑单独收费的卫生材料成本

某医院采用服务单元叠加法核算DRG成本，首先划分服务单元，以影像服务单元和诊断服务单元为例，各服务单元收入体现在收治病人的病案首页。影像服务单元收费项目为影像学诊断费，假设本月医院影像服务单元收入为20万元。影像服务单元的成本应包含医院影像科的科室成本，假设本月影像科不包含单独收费的卫生材料的总成本为10万元。诊断服务单元病案首页的收费项目为临床诊断项目费，假设本月诊断单元收入为50万元。诊断单元成本应包括内镜室、B超室、核医学科等科室的成本，假设本月诊断单元不包含药品和卫生材料的总成本为15万元。我们可以得到本月影像单元和诊断单元的CCR（成本收入比）：

本月影像单元的CCR=影像单元成本总额/病案首页收入=10/20=0.5

本月诊断单元的CCR=诊断单元成本总额/病案首页收入=15/50=0.3

假设某病人的病案首页影像学诊断费为300元，临床诊断项目费为400元，则该病人应分摊的服务单元成本为：

该病人分摊的服务单元成本=300×0.5+400×0.3=270（元）

该病人分摊的服务单元成本再加上病人直接耗用的药品和卫生材料成本即可得到该患者成本，计算出每一个患者的成本并按照疾病诊断对病人进行合理分组，计算出每个DRG组的成本。

6.案例

某医院采用参数分配法核算医院成本，步骤如下：

（1）计算科室本月直接成本

①人员经费（按照各科室人数、月工资分摊）

包含工资津贴、绩效工资，养老、医疗保险等社保项目缴费，住房公积金等。如果一人多科室，则按照此人在该科室的工作量占总工作量的比例分摊。

医生工资=医生月工资×医生人数

护士工资=护士月工资×护士人数

其他人员工资=其他人员月工资×其他人员人数

科室总工资=医生工资+护士工资+其他人员工资

②固定资产折旧费（按照资产原值、房屋面积、科室面积、预计使用年限分摊）

包括房屋类、设备类、其他固定资产折旧费，从取得或达到预定可使用状态的下一个月开始折旧，不考虑净残值。

1）房屋折旧

医院建筑物当月折旧=（房屋原值–预计净残值）÷（预计使用年限×12）

$$科室当月房屋折旧=\frac{科室实际占用面积}{医院总面积}×医院建筑物当月折旧$$

2）医疗设备折旧

设备折旧采用直线法，按照科室使用的设备折旧。

医疗设备当月折旧=（设备原值–预计净残值）÷（预计使用年限×12）

3）其他固定资产折旧

其他固定资产当月折旧=（固定资产原值–预计净残值）÷（预计使用年限×12）

科室固定资产折旧=房屋折旧+设备折旧+其他固定资产折旧

③无形资产摊销费（按照资产原值、预计使用年限、哪些科室使用分摊）

按照收益科室确认，采用年限平均法，无形资产自取得当月起开始折旧。

年摊销额=无形资产原值÷预计使用年限

月摊销额=年摊销额÷12

科室分摊的无形资产摊销费=月摊销额÷受益科室数量

④提取医疗风险基金

各临床、医技科室按其当月医疗收入的2‰计提。

⑤其他运行费用（按照相关费用金额或比例分摊）

1）房屋、设备维修费

常规维修费用按照科室实际发生数计入，设备维保费用（除符合大型设备修缮标准的）按维保期间分期计入。

2）水电费

按照实际耗用量或科室占用面积计入。

$$科室当月水电费=\frac{科室实际占用面积}{医院总面积}\times 当月全院水电费$$

3）办公费、印刷费

按本月实际发生或领用记录计入。

4）卫生材料以外的其他低值易耗品

对成本影响大的低值易耗品分期计入。

5）其他

如洗涤费、交通费、物业管理费等，按照实际消耗量或占用面积计入。

⑥药品费

按照药品进价计入科室当月药品成本，以"临床开单，药房发药"信息为基础进行分类计算。此处暂不计算。

⑦卫生材料费

按照当月科室实际消耗的卫生材料费用计入，其中对成本影响较大的低值易耗品可分期计入成本。此处暂不计算。

（2）计算各临床、医技科室间接成本（剔除药耗成本）

①一级分摊（行政后勤类科室成本分摊）

将行政后勤类科室成本按人数分摊到各临床、医技科室。

各临床、医技科室分摊成本= 行政后勤类科室总成本

$$各临床、医技科室分摊成本=\frac{科室人数}{临床、医技科室总人数}\times 行政后勤类科室总成本$$

②二级分摊（医疗辅助类科室成本分摊）

将医疗辅助类科室成本按面积分摊到各临床、医技科室。

$$各临床、医技科室分摊成本=\frac{科室实际面积}{临床、医技科室总实际面积}\times 医疗辅助类科室总成本$$

各临床、医技科室成本=科室直接成本+管理分摊成本+医辅分摊成本

（3）医技科室成本分摊（剔除药耗成本）

①医技成本分摊到各医疗服务项目（可按照当月工作时间分摊）

分配率=某科室医疗服务项目总成本÷该科室医疗服务项目耗用时间之和

某医疗服务项目的总成本=该医疗服务项目耗用时间×分配率

对于不单独收费的卫生材料可按照医疗服务项目的工作量进行分摊。

②各医疗服务项目成本分摊到各患者（按照医疗服务项目执行数量分摊）

患者医技成本=∑（单位医疗服务项目成本×执行数量）

（4）临床科室成本分摊（剔除药耗成本）

①病房成本分摊（按照患者住院天数分摊）

$$某患者病房成本=\frac{患者住院天数}{\sum（科室患者住院天数）}×病房科室成本$$

②手术、麻醉成本分摊（按手术时间分摊）

$$某患者手术、麻醉成本=\frac{患者手术时间}{\sum（科室患者手术时间）}×手术、麻醉科室成本$$

③ICU成本分摊（按照ICU住院时间、患者危重评分分摊）

$$某患者ICU成本=\frac{患者住院时间×患者危重评分}{\sum（科室患者住院时间×患者危重评分）}×ICU科室成本$$

（5）患者成本（各科室分摊成本加上患者药品费、单独收费的卫生材料费）

某患者成本=（医技成本+临床成本）+∑药品费+∑卫生材料费

（6）DRG成本（各DRG患者成本相加）

某DRG组的总成本=∑该DRG组每名患者的成本

某DRG组的单位成本=该DRG组的总成本/该DRG组出院患者总数

（四）成本分析

成本分析是成本管理的重要环节，通过医院实际发生的成本与目标成本、同一时期同类科室成本等的比较，发现成本差异并分析原因，能够帮助管理者进行有效管理和决策，从而提高医院的运营效率。通过成本分析，可以快速了解医院的成本结构，除了与本院的其他成本单元对比，与本单元以前年度的同期数据进行对比，还可以与其他医院相似的成本单元进行比较，全面分析该成本单元的成本结构，为成本控制提供思路。

传统的成本分析一般是通过各科室、各部门及院级总成本的财务报表数据进行横向纵向、同比环比的分析。在DRG/DIP时代，成本数据细化到每一个DRG或病种中，因此成本分析也应落实到每一个DRG或病种。医院在实际工作中，对于DRG、病种、医疗服务项目、科室、医院成本，应通过成本管理系统进行全面地监控和分析，全面管理医院成本，为医院精细化运营提供更多信息，有效控制医院成本。

医院进行成本分析时，可以采用对核算结果进行横向比较的方法，例如对于不同科室开展同一医疗服务项目的成本分析。

A医院经过医疗服务项目成本核算得到本月项目1的成本，如表7-13。

表7-13　项目1成本

科室	项目	单价（元）	单位成本	工作量	总收入（元）	总成本（元）	总结余（元）
科室A	项目1	10	15	50	500	750	-250
科室B	项目1	10	10	30	300	300	0
科室C	项目1	10	20	20	200	400	-200
科室D	项目1	10	5	200	2000	1000	1000
科室E	项目1	10	30	5	50	150	-100
合计					3050	2600	450

从上表数据可以看出，该项目本月总结余为450元，在科室D该项目盈利，在科室B该项目既不盈利也不亏损，其他科室该项目亏损。通常采用作图方法更直观地展现数据情况，如图7-2、图7-3。

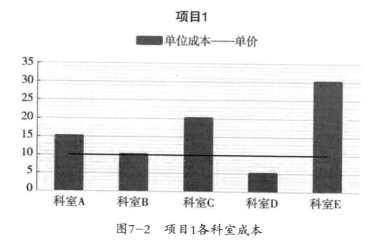

图7-2 项目1各科室成本

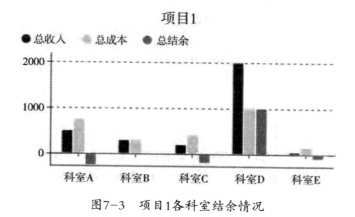

图7-3 项目1各科室结余情况

从上图可以直观看出，科室A的项目1成本亏损最多，应高度关注并查明情况，对成本进行合理控制。科室C、E亏损应适当关注，结合科室本月提供服务情况进行控制。

接下来以DRG背景下A医院DRG病组、科室某月成本的分析过程为例，进行成本结构、成本比较、本量利等分析。

1.纵向分析

纵向分析包括成本结构分析和趋势分析。主要是对医疗、医技、药品、单独收费的卫生材料四部分成本的占比进行计算，取近5年各部分所占比例进行分析。从HRP系统获得DRG1病组2018年1月至2022年12月成本信息，如表

185

7–14。

表7–14   DRG1病组成本

年份	DRG名称	总成本（元）	药品成本（元）	单独收费的卫生材料成本（元）	医技成本（元）	医疗服务成本（元）
2018	DRG1	200	30	10	60	100
2019	DRG1	189	28	6	65	90
2020	DRG1	192	32	8	62	90
2021	DRG1	178	25	9	59	85
2022	DRG1	162	20	7	55	80

DRG1收入及盈亏情况如表7–15。

表7–15   DRG1收入及盈亏情况

年份	总收入（元）	药品收入（元）	卫生材料收入（元）	医技收入（元）	医疗服务收入（元）	总盈亏（元）
2018	380	50	30	100	200	180
2019	415	60	25	120	210	226
2020	407	65	32	105	205	215
2021	395	45	30	110	210	217
2022	395	50	35	100	210	233

（1）成本结构分析

为了更直观地进行分析，将该病组2022年成本情况绘成如下饼状图7-4：

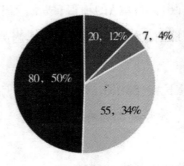

■ 药品成本 ■ 单独收费的卫生材料成本 ■ 医技成本 ■ 医疗服务成本

图7-4   2022年DRG1成本构成

如图7-4所示，2022年DRG1的医疗服务成本占比为50%，医技服务成本占比为34%，药品成本占比为12%，单独收费的卫生材料成本占比为4%。该DRG直接成本占总成本的16%，间接成本占总成本的84%。从以上数据我们可以看出，该DRG的成本主要来源于医疗和医技服务，药品和耗材占比较低，从结构上来看，该病组成本结构比较合理。

分别对2018年至2022年的数据进行成本构成计算，结果如表7-16。

表7-16　DRG1成本构成

年份	DRG名称	药品成本占比	单独收费的卫生材料成本占比	医技成本占比	医疗服务成本占比
2018	DRG1	15.00%	5.00%	30.00%	50.00%
2019	DRG1	14.81%	3.17%	34.39%	47.62%
2020	DRG1	16.67%	4.17%	32.29%	46.88%
2021	DRG1	14.04%	5.06%	33.15%	47.75%
2022	DRG1	12.35%	4.32%	33.95%	49.38%
平均值	DRG1	14.57%	4.34%	32.76%	48.33%
方差	DRG1	0.02%	0.01%	0.03%	0.02%

通过上表中的数据，我们可以发现，该病组结构比较稳定，数据比较集中，可以采用平均值作为标准来进行结构分析。通过将2022年DRG1成本数据和平均值数据进行比较，我们可以发现，药品成本占比稍高，在下一年度，可重点控制药品成本，医疗服务成本、医技成本以及单独收费的卫生材料成本占比变化不大，可根据医院自身发展需要适当调节。将表格内容转化为图形语言，便于分析和比较，将平均值用折线表示，将2022年成本构成用直方图表示，从图7-5中我们可以清楚地看出，各部分成本和平均值的差距。

通过对病组成本构成的分析，我们能很好地了解一个病组的各部分成本占比是否合理，便于从不同的方面进行管控，推进成本管理精细化，使成本结构更加合理，帮助医院更好地适应DRG/DIP的新时代。

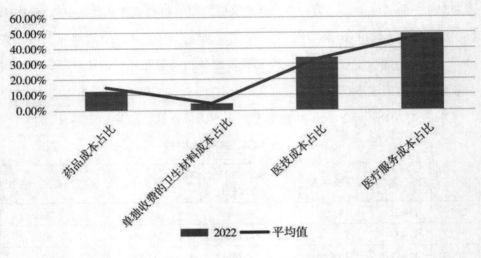

图7-5　2022年DRG1成本构成情况

（2）成本趋势分析

成本趋势分析主要是对同一个病组或病种近几年的数据进行记录，并分析它的成本是否持续增加或者持续降低，我们依然以DRG1这个病组为例，对其2018年至2022年的成本数据进行趋势分析。

首先，根据其成本数据，我们可以得到折线图7-6。

从图中我们可以看出，2018年至2022年DRG1病组各部分的成本基本稳定，总成本略微下降，设置下一年度的成本目标时，可基于该病组本年度成本略微降低。通过对成本趋势进行分析，我们可以在一定程度上预测其未来的发展趋势，若将来不发生其他重大变化，该病组的成本可能会继续降低。下一年度，医院在保证医疗质量的前提下仍要加强药耗成本的控制，保证成本始终保持在预算范围内。

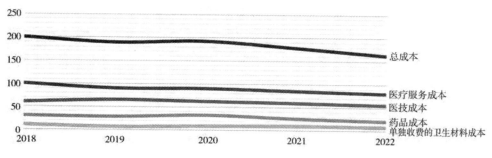

图7-6　2018—2022年DRG1成本趋势

我们可以将收入趋势也绘制出来，若成本上升，则需对比成本和收入的趋势是否一致，若成本呈上升趋势收入却呈下降趋势，则提示医院应注意控制成本，采取合理措施增加收入。

收入趋势图如图7-7。

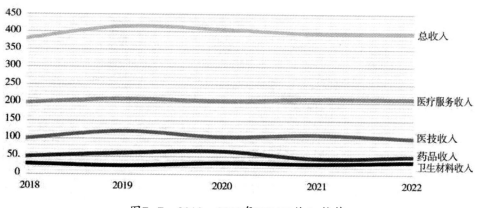

图7-7　2018—2022年DRG1收入趋势

通过成本和收入趋势图，我们发现，收入增长缓慢，但与成本降低幅度相差不大，医院可尝试控制成本，观察收入是否会因此降低，或收集更多数据完善分析结果，做出合理决策。

2.横向分析

（1）不同科室同一DRG分析

例如，A医院不同科室收治同一病组DRG2，对其收入和成本归集如表7-17。

表7-17　DRG2成本和收入归集

科室	DRG名称	例数	总收入（元）	总成本（元）	总结余（元）
科室A	DRG2	50	360	200	160
科室B	DRG2	30	150	189	−39
科室C	DRG2	20	200	192	8
科室D	DRG2	55	395	178	217
科室E	DRG2	5	20	50	−30
合计			1125	809	316

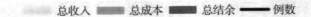

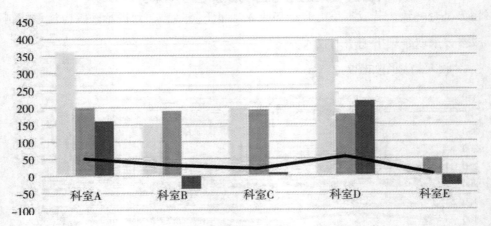

图7-8　2022年DRG2在不同科室的情况

通过上表中的数据，我们可以看出，该DRG组本期总收入为1125元，总成本为809元，总结余为316元。DRG2在科室D总结余最高，在科室B和科室E总结余为负数，成本高于收入时，科室应采取合理措施控制成本。

（2）与标杆科室对比分析

以（1）中数据为例，假设科室C为标杆科室，可将其成本作为标准成本，得到图7-9。

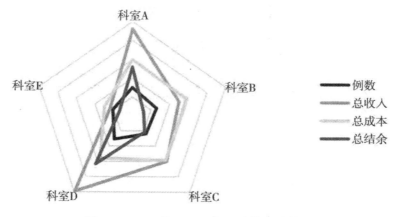

图7-9　2022年DRG2在不同科室的情况

从上图中可以清晰地看出，各科室的例数、总收入、总成本和总结余情况，通过与科室C情况对比，可以发现科室A、科室B和科室D的成本未达标，科室B和科室E的收入未达标，可根据科室情况进行具体管控，合理制定下年度成本控制目标。

3.本量利分析

本量利就是通过对成本和收入进行归集，找到保本点，分析盈亏情况的一种分析方法。以2022年项目1成本和收入数据为例，得出表7-18。

表7-18　项目1成本和收入数据

项目	单价（元）	单位直接成本（元）	工作量	分摊科室成本（元）	总收入（元）	总成本（元）	总结余（元）
项目1	10	1	50	18	500	68	432

单位贡献=单价-单位直接成本=10-1=9（元）

单位贡献率=单位贡献/单价×100%=9/10×100%=90%

保本点工作量=分摊科室成本/单位贡献=18/9=2（人次）

保本点的收入=固定成本/单位贡献率=18/90%=20（元）

保本点变动成本为2元，固定成本为18元，总成本为20元。

本量利分析图如下：

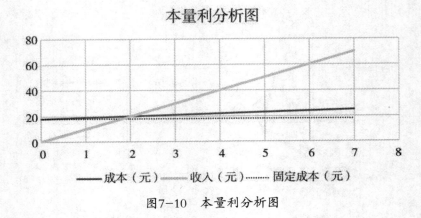

图7-10　本量利分析图

分析项目1的本期数据，可发现其收入远高于成本，总结余大于0，高于保本点项目盈利，可设置目标利润，对其进行进一步分析控制。

成本分析除以上这些方法外，还有一些其他的好方法，例如波士顿矩阵分析等，医院可根据自身需求进行选择。

（五）成本控制

成本控制是成本管理的重点，为了更好地进行成本管理，促进绩效考核公平，可以将成本区分为可控成本和不可控成本，成本控制主要针对的是可控成本。在发生成本的事前、事中和事后，需要对每个环节的每项成本进行计算、调节和监控，如果出现偏差，则需要及时纠正，保证医院成本目标的实现。可控成本通常是科室的直接成本。科室可以控制自己的直接成本，将直接成本作为成本控制的内容和成本考核的依据，能够很好地控制成本，保证考核结果公平公正。

1.前期成本

成本发生之前主要是通过预算进行控制，管理者需要增强风险意识，重视支出前管理。

常见的事前控制有对设备和材料等的采购成本的控制。卫生材料、药品和设备是医院提供医疗服务的必要内容，是医疗活动的必要物资消耗。

近几年来，医学技术快速进步加快了设备的更新速度，各类先进医疗设备层出不穷。医院为了吸引患者和提高收入，必须在设备上增加投资，如果不对设备采购费用进行管控，可能会导致费用超支，造成医院成本过高，影响医院经济效益，因此对设备采购成本进行管控十分必要。首先，需要组建一个专业的采购团队，通过标准化程序进行集中采购。其次，应设立采购监督机构，避免个人因素对采购造成影响。组建一个好的团队能够有效地降低采购成本，有利于医院精细化运营。购买设备时，采购团队应反复讨论，根据每个部门的实际收入情况确定购买数量。在购置或更新设备时，采购团队要进行可行性分析，最大限度地减少资源消耗。购买设备后，采购团队应定期了解各科室设备的使用情况，为下次采购提供数据基础，帮助医院进行成本管控。

设备采购前，医院应根据战略规划制定合理的设备购买价格。设备采购通常采用招投标形式，在选择供应商时，应优先选择设备质量好且价格更低的供应商。在确定供应商后，医院可以根据实时情况，通过实地调查、资质要求、对比和跟踪，及时控制采购成本。确定购买后，医院应派遣专人与客户签订合同，并在后期开展后续追踪，确保如实订立合同。

采购药品和卫生材料时，应首先保证质量，再根据各科室药品和材料使用情况选择更优惠的采购方式。采购部门应全面了解各科室药品和卫生材料使用情况，并在使用效果类似的药品和耗材中选择质量好、价格较低的，在采购多种药品和卫生材料时应合理配比价格较高或较低的药品和耗材以控制成本。例如，某药品分为进口和国产两种，功效相同，进口的价格较高，由于利润高，销售商极力推荐，这时就可以选择国产药品，或适当购入进口药品调整配比。近几年，集中带量采购已然成为公立医院药品和耗材采购的重要模式，对采购的要求更加严格，加强采购成本控制更加关键。

2.期内成本

事中成本控制主要通过成本监督来进行，在成本管理期间进行实时成本管控，确保费用不超支。由于成本项目数量多，通常使用信息系统完成。常见的事中成本控制有库存管理和后勤及办公费用管理等，医院一般采用统一管理的形式。

对于库存药品和材料，医院通过简单的入库出库只能大概地了解成本状况，且不同药品或耗材对保存条件的要求不同，不合理的保存会导致更严重的损失。因此，医院应根据药品和材料的价格和储存条件等对其进行分类存放，对一些高值耗材进行特别管控，如附设经上级批准方可领用等条件，降低药品和耗材成本。管理人员应对库存有所了解，在保证医疗质量的前提下合理管控库存，减少不必要的资源浪费。

医院对一些日常办公消耗也应加强控制，通过推行无纸化办公节约费用，以限定领用办公用品的数量等方式控制科室的办公费用，通过宣传手段呼吁员工提升节约成本的意识，等等。

水电费用控制首先要准确统计使用量，结合不同科室需求控制成本和落实责任，同时也应多宣传节约意识，尽量降低成本，定期进行考察分析，保证费用始终控制在合理范围内。

医院应在确保医疗安全的前提下对固定资产维修费用进行控制。设备维修费用应控制在合理区间内，不能一味地追求低费用，要及时对设备进行维修以延长设备的使用寿命，降低设备的更新成本。使用设备的人员要经过专业培训，正确使用设备避免因毁损造成损失。

3.期末成本

成本事后管理，一般是通过成本分析及考核，对本期成本发生情况进行总结，并将考核结果以绩效工资等方式体现，以提升成本管理效果。

人员成本是医院的一项固定费用，占比较高，需要对其进行更加严格的管控以削减成本。医院应合理制定招聘计划，一些专业性不强的岗位可以采用外包形式招聘人员，以缩减人员成本。同时应制定合理的成本控制和绩效分配方案，提升全体员工的成本意识。医院合理地进行人员成本控制，公平地进行科室绩效分配，将责任落实到每个员工，能够有效降成本增收入。

设备成本也应该受到医院的关注，期末应对各设备进行盘点，确定其损耗情况，评估是否应该更新。若设备毁损严重，应充分了解情况，防止恶意损坏的行为，以延长设备的使用寿命，保证较高的医疗质量，同时也能减少设备的维修及更换成本。

医院在期末还应对本期药品和耗材的成本进行归集，根据成本核算和分析结果确定下一期间的成本目标，达到控制成本的效果。

（六）成本考核

医院进行成本考核通常以绩效工资的形式体现，进行绩效考核时应注意以医疗质量为先，在保证医疗服务质量的前提下，对科室进行考核，根据结果进行奖励或处罚。科室内部进行二次分配，将责任落实到每个员工。一些科室为了降低成本，减少必要的医疗服务，牺牲患者的利益，以获得更好的考核结果，对这种现象，医院可以通过成本监控等手段进行控制，在设置绩效考评指标时也应予以考虑。在设置成本考核指标时，应该将财务指标和非财务指标相结合，保证医疗质量的同时降低成本，提升医院竞争力。

医院当前的成本考核主要体现为绩效考核，首先将科室成本进行汇总，体现在科室成本报表中，再区分科室层面的可控成本和不可控成本。科室自身能直接或者通过一定方法进行控制，按其所期望状态发展的成本即为可控成本，反之则为不可控成本。科室的可控成本一般是科室的直接成本，还应根据科室的实际情况进行区分。例如对临床科室来说，人员工资、固定资产折旧、无形资产摊销等成本并不受科室控制，考核时可以不考虑或者控制在一定范围内即可。

医院按照提供服务的内容将科室可控成本进行重新划分，采用不同的方法进行考核。对科室材料成本采用收入减去支出的方式，与下浮一定比率（如2%）的上年数据进行对比，超出则不能获得该部分绩效。对科室药品成本采用比例控制的方法，与前一年度科室药品成本占比进行对比，比例没有降低则不能获得该部分绩效。对维修成本进行弹性管控，在设备使用率相同的情况下，将上年度的维修费用降低一些（如8%—10%）作为目标值，达到目标值则获得该部分绩效。在进行成本管理时，不能只考虑降低成本、提升经济效益，医院更应看重社会效益，因此医疗质量也应作为绩效考核的一部分。

成本考核不应该是一条线，而应该是一个范围。医院在进行成本考核时，应将医疗服务质量放在首位，分类控制成本，同时也应对成本结构进行考核，为一些必要的支出成本设定下限，以保证医院更好地为病人提供服务。

在进行成本考核时，医院对各项成本应有全面了解，可以通过实际调查各科室工作流程和成本费用消耗情况确定成本考核方案。考核指标应可量化，明确具体，便于理解，能够让参与考核的科室明确成本的来源。在进行考核前，考核人员应充分了解考核指标，根据各科室部门的真实成本耗用情况，结合预算情况进行公正评价。考核流程应公开透明，保证公平性。考核结果应有所应用，保证成本管理的有效性，对达到成本控制目标的科室进行绩效奖励，对未达标科室不予奖励或进行惩罚。如有特殊情况或者对考核结果有异议，可向上级主管部门反映，由主管部门全面了解情况后妥善解决。科室内部可通过绩效二次分配的方式将成本责任落实到每个人身上，提升全员成本意识，实现全成本精细化管理，进而提升医院经济效益和社会效益。

（七）信息化

医院成本管理工作涉及成本种类多、核算复杂、工作量大，传统人工方式已经不能满足精细化运营需求，医院应充分利用信息化技术及时、准确、高效的优势，改进成本管理的流程，完善成本管理信息系统，搭建运营管理平台，实现HIS、HRP、病案、物资等各系统之间的联动和信息共享，简化采集数据的流程，为成本核算和分析工作提供更准确的数据。在成本分析方面，信息化系统能够更加清晰直观地展示数据，便于对比、计算。在选择信息系统时，要注意结合医院实际情况与需求，不能一味追求功能全面。在日常工作中，也不能过于依赖系统，要掌握基本的成本管理知识，合理使用信息化技术，达到效用最大化。

信息化给成本管理工作带来了极大的便利，成本管理软件使医疗人员也能参与成本控制，不仅减少了人工成本，也推进了业财融合，在医院管理者的引领下，只有全体人员共同努力，完成医院的战略成本目标，才能为群众提供更好的医疗服务。

　　为便于理解，本篇中案例比较简单，在实践中，医院应结合自身情况进行成本管理。总之，医院成本管理作为运营管理的工具，应该以医院战略为导向，结合各科室的实际情况对成本进行管控，帮助医院管理者更好地做出决策，提升资源的配置效率，增加医院收入，为群众就医提供更多的便利和更好的服务。

第三节　学科评价

　　当前，新一轮医药卫生体制改革正不断深化，中国医疗体系现代化进程正进入到"补量、增效、提质"的关键阶段。党的十九大以来，党中央和国务院以"健康中国"为总纲领，加强中国特色基本医疗卫生制度、医疗保障制度、现代医院管理制度等卫生制度建设，建立优质高效的医疗卫生服务体系；着力为人民群众提供全方位、全周期的健康服务，加强卫生人才队伍的建设和培养成为卫生健康事业发展的宗旨。随着多项医改控费措施的逐步落地以及国家医疗保障局的成立，公立医院的生存环境和发展机遇都将发生实质性的变化，同时也迎来了进一步规范医疗服务管理、加强医院软实力建设、增强医院核心竞争力的关键节点。传统粗放式医疗服务模式正在被以质量、效率、效果、价值为宗旨，以患者需求为中心的内涵式健康服务模式所取代。

　　医疗服务业也迎来了投资的"春天"，随着社会办医"简政放权"，医疗服务行业成为资本竞相争夺的领域。医疗服务不同于其他的社会服务行业，从属于整个社会服务供应链，但也存在其特殊性。对医疗服务进行多维管理、科学评价，由此精细化经营决策，是公立医院应对医改迭代升级、完成价值转型的需要。在此过程中，许多精细化管理工具应运而生：大数据、信息化及医疗区块链等以AI、大数据、云计算等技术为支持，国家相关部门围绕医疗服务、医院管理、医疗保险和医药研发流通已构建起巨大的医疗事业版图。

　　医疗服务管理已成为公立医院生存发展必不可少的细分赛道。随着医保

DRG上线，医院靠增量获利的阶段将结束，大型公立医院要在短时间内改变过去传统靠增量提高医疗收入的模式，转向提供疑难杂症的诊疗，转向内部精细化管理，包括科室设置、人员布局、岗位设置都会发生变化，这就要求医院在服务管理的重点领域和关键环节集中发力，精准施策。

科学评价医疗服务绩效与质量是医疗服务管理的基础。提升医疗服务提供者医疗服务产出之间的可比性，是科学评价医疗服务必须攻克的难题。世界各国的卫生机构应对这个问题，通常的策略是引入病例组合（Case-mix）工具，进行病例之间的风险调整。把病例按照"临床过程相似、资源消耗相近"的原则进行分类组合，这个过程就是"Case-mix"。在众多的病例组合工具中，DRG在管理领域中应用最为广泛。DRG病例组合的过程不但涉及疾病诊断，同时还把疾病的诊治过程考虑在内。因此，各类急性住院病例都适合使用DRG进行风险调整和把控。同时，医疗服务管理的困难核心在于医疗服务产出（治疗的病例及治疗结局）类型众多、产出划分不清楚和医疗服务群组之间存在"技术壁垒"，难以针对不同的"产品"进行绩效控制和定价。DRG费率和付费标准测算遵循以下原则：区域总额预算；给出医疗费用的合理增长空间；同级医院同病同价；考虑医疗机构间服务能力差异；多角度验证；医保患三方共赢。DRG恰恰以划分医疗服务产出为目标，这正符合医疗服务管理的需要。

新医改将DRG作为有力武器，具体表现在：（1）通过DRG和临床行为挂钩的特点监控并引导诊疗行为，确保临床操作映射到病案首页数据，确保病案首页数据的真实性，保证基于病案数据的任何分组版本都能反馈出真实问题，并遵循国家医保局和卫健委所推行的收付费和绩效管理政策。（2）基于总额预付、承认近期费用、动态调整的原则，以找到各个临床诊疗对应分组付费本地区的真实成本为目的，制定绩效分配机制，允许将动态调整阶段的医保部分结余分配给医生，保障各个医生的收入和工作积极性，确保动态调整的平稳和科学性。DRG确保为病案数真实、医保绩效分配和科学的动态调整找到诊疗真实成本。有了这样的前提，DRG就能为医师、诊疗组管理提供导向和策略。区别于以平均住院日、次均费用、住院病例死亡率等评价传统医疗质量、绩效的指标，DRG根据"临床过程相近，资源消耗相似"的特点，将医疗服务评价中医疗质量、医疗绩效这两块核心指标群，经"风险调整"后细化到三个维度，对不同的医疗单元，特别是个性化差异较大的主诊组、医师的管理提供了科学的标准。同时，结合精细化管理理论、项目管理理论、医疗质量三级管控理论、矩阵组织结构（Matrix Organization）管理模式，实行主诊医师负责制，引入竞争机制，激发了全院医护人员的积极性，改变了现存制度的不均衡状态，成为公立医院突破管理困境的一种选择。

DRG作为管理工具，科学划分医疗服务"产品"，提高了不同医疗服务提供者之间的可比性，同时也为不同病组、科室提供可量化的横向比较指标，为医院发展学科建设和优化病种结构提供了很好的工具。在实行DRG付费后，医院可通过纵向分析学科专病专治程度，优化学科建设；通过横向分析不同科室医疗服务的差异，找准标杆学科，达到改善学科能力的目的，促进医院精细化管理。那么，如何通过院内DRG运营管理工具加强学科建设呢，我们顺着以下研究思路去准备。

病组结构可以从MDC覆盖度、DRG组数覆盖度衡量该院医疗服务的广度，通过学科覆盖度，宏观印证院内实际发展是否符合重点学科发展的定位。但是要做到有针对性的分析，还需从学科覆盖度、科室评价、病组评价三个维度分别分析。

一、学科覆盖度分析

明确医院的全学科发展情况，通过横向比较，分析每个临床专科的病例数、总权重、CMI、平均住院日、次均费用和低风险死亡率等指标，找出医院的优势学科/专科，并强化资源投入。针对病例少，且成本管控相对较差的专科，可考虑缩减或者合并其床位规模。

二、重点发展科室分析

通过二维四象限管理方法，从CMI值和次均结余两个维度（原点为医院平均CMI值，气泡大小反映各临床科室的病例数），通过矩阵图展示各科室在DRG支付情况下所处的位置，从而为医院管理者进行亚专科发展资源配置提供相对科学的依据。

处于第一象限（CMI值高且结余较高）的科室，应重点发展，还可定位出该科室重点覆盖的病组，以此作为院内的标杆值，为其他科室设定改进目标。

处于第二象限（CMI值较低但是有收支结余）的科室，可根据全院总体规划考虑这些临床专科的规模，如果为了提高总体CMI值，可以将相关专科通过内部转移和消化进行规模缩减，将盈利能力留在医院。

处于第三象限（CMI值低且亏损）的科室，专科能力较弱且亏损，建议适度缩减科室规模，将CMI值低的病组引导至基层就诊，达到分级诊疗的效果，确保逐步提高专科能力和水平。

处于第四象限（CMI值高、亏损多）的科室，要重点控费并调整费用结构，梳理临床路径，规范诊疗过程并提高医疗效率。

从专病专治角度来看，可通过分析科室覆盖的DRG组数衡量科室的专病专治程度，若有大部分病组全年病例少于5例，可见该科室专病专治程度还待加强。

三、重点病组分析

重点病组是一个医院或者临床专科重点关注的病组，即出院病例数占比最大的病组，这部分是最常收治的病组，集中反映了临床专科的整体水平。

我们可以挑选医院病例数排名前20的病组，对其权重、例均费用、平均住院日进行计算，权重分布占比能反映该临床专科的医疗技术水平，效率指标分析能反映各个病组的重点调控方向。

1.病组区间分布分析

通过病组RW区间分布，找到大部分病例所在的RW区间，通过分析其病例数量占比和医疗收入占比，调整病种结构和部分病组的费用结构。

2.不同科室横向比较

对比相同病组在不同科室的资源消耗情况，包括时间消耗和费用消耗，作为院内病组规范化诊疗管理的标杆值。例如LD19病组，分为A、B、C三个科室，通过分析这些科室的病组例数、时间消耗、费用消耗，根据诊疗规范，梳理该病组的临床路径，找到该病组的标杆值。通过缩短平均住院日，合理提高医疗服务效率，通过调整药耗占比，合理控制次均费用。

3.找准学科标杆值，强化学科发展

DRG通过分组将复杂的医疗服务标准化，不同地区相同专科科室可以通过科室标杆值进行横向比较。

通过重点专科标杆值对比，可以发现医院该专科在医疗服务能力、效率、费用、质量监管等指标上的优势和劣势，有利于医院保持自身发展核心竞争力，强化自身的品牌定位。例如，在A医院心血管内科病例CMI值分布[1，2]的占比是60%，而B医院仅有50%，则B医院应该加强疑难病例的收治，考虑改变病种结构。

DRG付费可以很好地服务于院内学科建设，让学科建设有据可依。因此，我们要做好以下准备工作。

首先，为了保证院内分析数据的真实准确，应提升病案首页填写规范。DRG数据来源于病案首页，首页中主要诊断、手术及操作的完整性、准确性直接影响DRG分组结果。

一要加强临床科室病案首页填写的培训，重点培训内容是主要诊断、手术及操作的选择。二要通过外出培训学习，加强编码人员的病案编码能力。三要建立常态化的沟通机制，临床科室设立DRG专干，与病案编码人员加强沟通和联系。

其次，加强信息系统建设，解放管理者双手。国家卫生健康委印发的《医疗机构设置规划指导原则（2021—2025年）》中明确指出，强化信息化的支撑作用，切实落实医院、基层医疗卫生机构信息化建设标准与规范。因此，从学科发展角度来说，要搭建DRG运营分析系统，从全院评价、科室评价、病组评价分析优势病组，明确学科建设中的优劣势，帮助管理者快速找到重点管理方向，调整病组收治结构，逐步改善学科能力和水平。

四、学科建设评价思路框架

医院临床科室学科建设与战略规划的核心作用是指导医院和科室全体成员知晓"到哪里、怎么去"。DRG技术不仅为医院管理者提供了临床学科建设的分类工具，而且为同一临床学科的绩效指标横比与纵比提供了标杆，也为不同临床专科的绩效指标比较提供了转换工具。学科为知识体系概念，即医院的知识创新、技术领先和地位影响力，推着医院往高峰走。科室是组织体系，强调基础管理，包括制度执行、服务、质量、效率以及人员的管理。医院学科建设评价往往包括MDC、ADRG、DRG、临床专科及临床科室五个层次，MDC评价医院学科覆盖情况，ADRG评价疾病类别，DRG具体到每个病组，临床专科从临床学科的角度反映了医院专科的建设情况，临床科室是临床专科的主要组织形式。

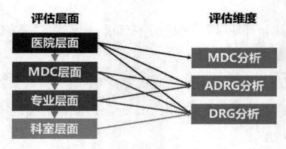

图7-11　DRG管理下临床专科评价维度

各评估层面和维度详细评级指标如表7-19所示。

表7-19　DRG管理下临床专科评价指标

评价维度	评价内容
全院整体情况	统计描述：病例数、床日数、权重数、总费用
MDC层面	对标评估：病例数构成、ADRG组数、DRG组数、CMI、
专业层面	死亡率
科室层面	医院专病专治、同病同治、科室专病专治

国际上对持续推行的三级公立医院绩效考核给出了医疗质量、运营效率、持续发展和满意度评价四个方面的指标，而DRG的实施对医疗费用管理和医疗

绩效管理给出了可量化的评估标准，针对一家医院进行学科建设评价时，可以从学科的病种覆盖广度、疾病治疗技术水平、住院诊疗流程和住院费用控制四个维度，即服务能力（病种覆盖广度、疾病治疗技术水平）、服务效率（住院诊疗流程、住院费用控制）两个方向综合分析，标杆对照，筛选出本院内的重点学科，并与医院既有的重点专科计划做对照，发现其中可能存在的问题。

首先分析学科的服务能力，经过标杆对照，采用DRG组数相对指数（反映与标杆医院的病种覆盖广度的比较）、CMI相对指数（反映与标杆医院的疾病治疗技术水平的比较），每一个学科都与标杆对照后，再在院内评价，这样学科的评价包含院内和院外两个视角，结果也更为科学可信。其次分析学科的服务效率，经过标杆对照，采用时间消耗指数（反映与标杆医院的住院诊疗流程的比较）、费用消耗指数（反映与标杆医院的住院费用控制的比较）。

针对具体某一科室的DRG指标数据，医院可分析医院专业层面的专病专治、科室专病专治、科室同病同治情况，按照如下六个步骤设计学科增长模型，与临床科室主任共同制定科室学科发展战略规划：

1.科室病种的病源量。

2.科室收治病组及学科的疾病谱。

3.核心病种的治疗效率。

4.TOP15核心病种的权重。

5.医院实际可利用的潜在床位资源。

6.综合预估医院的重点学科在未来的营收规模。

一个临床科室的发展潜力应该来自该地区整体的病源量，首先分析本院收治的病人来源、本地或者外地病源量占比。其次，分析科室内部的亚专科，依照上述模型，分析出本科室内实力最强的亚专科。再次，分析比较与标杆对照后的亚专科服务效率。通过从医院到学科再到亚专科的标杆对照，将医院和科室的竞争力聚集到最小单元，同时考虑病种的可增长空间、权重值两个因素，计算出每个病种的可分配比例，就可以预估科室的增长空间了，再结合能够增长的点，制定有针对性的科室学科建设发展战略规划。

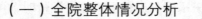

（一）全院整体情况分析

1.统计描述

（1）指标

①同比：对相邻时间段中的某一时间点进行比较。

②环比：相邻时间段的对比，具体指相邻时间段内部的某个相同时间点的对比。

（2）分析思路与示例

计算评价全院整体的分析病例数、总权重数、总床日数、总费用、平均住院日、例均费用、低风险组死亡率等指标，分析同环比变化情况。病例数和总权重数代表产出情况，总床日数代表对床日资源的消耗，总费用代表收入情况，平均住院日效率、例均费用代表效率，低风险组死亡率意味着质量安全。

以A医院为例，就上述指标对2017—2019年全院整体情况进行分析。

表7-20　A医院2017—2019年全院整体情况

指标	2017年	2018年	2019年	2018年同比	2019年同比
分析病例数	27088	27203	29662	0.42%	9.04%
总权重数	17283.90	19473.99	23416.42	12.67%	20.24%
总床日数	226907	229047	234238	0.94%	2.27%
总费用（万元）	3856.87	4169.77	4613.23	8.11%	10.64%
平均住院日	8.376661252	8.42	7.90	0.52%	−6.21%
例均费用	1423.83	1532.83	1555.27	7.66%	1.46%
低风险组死亡率	0.59%	0.55%	0.51%	−6.63%	−7.56%

从分析病例数变化来看，2017—2019年医院分析病例数呈现增加趋势，2018年同比增长0.42%，2019年同比增长9.04%。

从总权重数变化来看，2018年总权重数同比有所上升，2019年总权重数同比增速也明显高于分析病例数同比增速，提示医院收治病人的病种复杂程度逐年增加，收治能力有所增强。

从平均住院日变化来看，2018—2019年平均住院日呈下降趋势，在收治病种逐渐复杂的前提下，提示医院服务效率明显提升。

从低风险组死亡率来看，医院低风险组死亡率逐年下降，需综合当地或标杆分析，判断A医院所处水平是否合理。

2.对标评估

（1）指标

①重点病组：病例数排名前80%的ADRG/DRG组定义为重点病组。

②重点组覆盖率：实际重点组数占标杆ADRG组数或DRG组数的比值。

③常规病组：病例数大于等于6例的病组。

④常规组覆盖率：实际常规组数占标杆ADRG组数或DRG组数的比值。

⑤非常规病组：病例数小于6例的病组。

（2）示例

分析A医院MDC覆盖情况、CMI，并从ADRG、DRG三层面计算组数、常规组数、重点组数情况以及变化趋势，如表7-21所示。

表7-21　2017—2019年全院整体对标评估

维度	指标	2017年	2018年	2019年	2018年同比增长	2019年同比增长
覆盖MDC数		24	25	25	4.17%	0.00%
ADRG组数	ADRG组数	176	289	321	64.20%	11.07%
	ADRG常规组	145	215	246	48.28%	14.42%
	ADRG重点组	41	64	70	56.10%	9.38%
ADRG组覆盖率	ADRG组覆盖率	42.41%	69.64%	77.35%	27.23%	7.71%
	ADRG组常规率	34.94%	51.81%	59.28%	16.87%	7.47%
	ADRG组重点率	9.88%	15.42%	16.87%	5.54%	1.45%
DRG组数	DRG组数	329	522	584	58.66%	11.88%
	DRG常规组	233	327	369	40.34%	12.84%
	DRG重点组	62	103	113	66.13%	9.71%
DRG组覆盖率	DRG组覆盖率	40.92%	64.93%	72.64%	24.00%	7.71%
	DRG组常规率	28.98%	40.67%	45.90%	11.69%	5.22%
	DRG组重点率	7.71%	12.81%	14.05%	5.10%	1.24%
CMI		0.64	0.72	0.79	12.19%	10.28%

2017年，医院覆盖MDC数为24个，2018年、2019年医院覆盖MDC数均为25个。从病组覆盖情况来看，ADRG和DRG覆盖组数逐年增加，常规率和重点率也逐年上升，提示无论是病种还是个体特征的收治病人范围都在扩大。从CMI变化情况来看，医院收治病人范围扩大的同时，收治能力也在增强。

（二）MDC层面

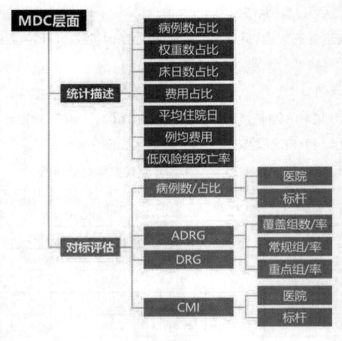

图7-12

1.统计描述

分析思路：同全院整体的分析，重点关注各MDC的病例数占比、总权重数占比、总床日数占比、总费用占比，以及死亡率。

以A医院2019年为例，共覆盖25个MDC，缺失1个MDC，为MDCP（新生儿及其他围产期新生儿疾病）。病例数占比排名前五的MDC依次为MDCD（头颈、耳、鼻、口、咽疾病及功能障碍）、MDCE（呼吸系统疾病及功能障碍）、MDCG（消化系统疾病及功能障碍）、MDCI（肌肉、骨骼疾病及功能障碍）、MDCO（妊娠、分娩及产褥期），如表7-22所示。

表7-22 2019年各MDC统计描述

MDC编码	MDC名称	病例数占比	总权重占比	总床日占比	总费用占比	死亡率
MDCA	先期分组疾病及相关操作	0.00%	0.07%	0.00%	0.01%	0.00%
MDCB	神经系统疾病及功能障碍	5.76%	7.30%	8.30%	7.04%	15.38%
MDCC	眼疾病及功能障碍	0.11%	0.07%	0.13%	0.10%	0.00%
MDCD	头颈、耳、鼻、口、咽疾病及功能障碍	7.98%	6.06%	5.50%	3.52%	0.85%
MDCE	呼吸系统疾病及功能障碍	20.61%	24.61%	21.05%	11.20%	32.48%
MDCF	循环系统疾病及功能障碍	6.51%	7.45%	5.90%	9.39%	11.11%
MDCG	消化系统疾病及功能障碍	13.09%	12.50%	11.50%	13.48%	21.37%
MDCH	肝、胆、胰疾病及功能障碍	4.49%	4.92%	5.01%	7.07%	5.98%
MDCI	肌肉、骨骼疾病及功能障碍	7.36%	8.47%	10.55%	10.50%	1.71%
MDCJ	皮肤、皮下组织及乳腺疾病及功能障碍	2.52%	1.73%	2.29%	2.07%	0.00%
MDCK	内分泌、营养、代谢疾病及功能障碍	2.04%	1.74%	2.02%	2.11%	0.00%
MDCL	肾脏及泌尿系统疾病及功能障碍	3.64%	3.38%	3.86%	4.56%	3.42%
MDCM	男性生殖系统疾病及功能障碍	1.00%	0.77%	0.93%	0.97%	1.71%
MDCN	女性生殖系统疾病及功能障碍	2.40%	1.62%	2.71%	3.33%	1.71%
MDCO	妊娠、分娩及产褥期	10.68%	6.73%	7.28%	11.85%	0.00%
MDCQ	血液、造血器官及免疫疾病和功能障碍	1.03%	0.85%	1.15%	0.69%	0.00%
MDCR	骨髓增生疾病和功能障碍，低分化肿瘤	6.38%	6.29%	7.01%	7.47%	1.71%
MDCS	感染及寄生虫病（全身性或不明确部位的）	1.82%	2.88%	1.42%	0.74%	0.85%
MDCT	精神疾病及功能障碍	0.16%	0.21%	0.12%	0.04%	0.00%
MDCU	酒精/药物使用及其引起的器质性精神功能障碍	0.00%	0.01%	0.00%	0.00%	0.00%
MDCV	创伤、中毒及药物毒性反应科、整形外科	0.57%	0.47%	0.75%	0.77%	0.00%
MDCW	烧伤	0.04%	0.04%	0.05%	0.07%	0.00%
MDCX	影响健康因素及其他就医情况	1.57%	1.16%	1.88%	2.34%	1.71%
MDCY	HIV感染疾病及相关操作	0.00%	0.00%	0.00%	0.00%	0.00%
MDCZ	多发严重创伤	0.24%	0.66%	0.60%	0.69%	0.00%

2.对标评估

MDC层面的对标部分，主要是指各MDC病例数和各MDC的CMI值的对标、各MDC包含的ADRG和DRG组数与标杆对比。其目的是将医院实际的各MDC病例数占比与地区平均水平做比较，确定各MDC组病源量，探索下一步提升空间；通过组数和CMI值的比较，找到医院的缺失学科、优势学科、基础学科，结合学科定位、人力资源与设备配置情况，为学科建设与发展提供依据。

2021—2022年某医院涉的25个MDC中（表7–23），共有15个MDC连续两年实现CMI增长，提示全院大部分学科收治病人的复杂程度在增加，收治能力明显增强，只有MDCR（骨髓增生疾病和功能障碍，低分化肿瘤）的CMI连续两年在下降。

表7-23　2021—2022年全院各MDC覆盖DRG组变化情况

MDC编码	MDC名称	标杆病例数	标杆占比	2021年	2021年占比	2022年	2022年占比	2021—2022总体	总体占比
MDCA	先期分组疾病及相关操作	154	0.01%	8	0.02%	36	0.09%	44	0.06%
MDCB	神经系统疾病及功能障碍	312125	18.34%	7464	18.93%	7665	19.60%	15129	19.26%
MDCC	眼疾病及功能障碍	26061	1.53%	287	0.73%	336	0.86%	623	0.79%
MDCD	头颈、耳、鼻、口、咽疾病及功能障碍	82548	4.85%	897	2.27%	740	1.89%	1637	2.08%
MDCE	呼吸系统疾病及功能障碍	207877	12.22%	3425	8.69%	3165	8.09%	6590	8.39%
MDCF	循环系统疾病及功能障碍	223959	13.16%	9152	23.21%	8864	22.67%	18016	22.94%
MDCG	消化系统疾病及功能障碍	155475	9.14%	3771	9.56%	3997	10.22%	7768	9.89%
MDCH	肝、胆、胰疾病及功能障碍	55599	3.27%	995	2.52%	936	2.39%	1931	2.46%
MDCI	肌肉、骨骼疾病及功能障碍	130053	7.64%	2844	7.21%	2449	6.26%	5293	6.74%
MDCJ	皮肤、皮下组织及乳腺疾病及功能障碍	39602	2.33%	1307	3.31%	1298	3.32%	2605	3.32%
MDCK	内分泌、营养、代谢疾病及功能障碍	49936	2.93%	1110	2.81%	1107	2.83%	2217	2.82%
MDCL	肾脏及泌尿系统疾病及功能障碍	45050	2.65%	532	1.35%	567	1.45%	1099	1.40%

（续表）

MDC编码	MDC名称	标杆病例数	标杆占比	2021年	2021年占比	2022年	2022年占比	2021—2022总体	总体占比
MDCM	男性生殖系统疾病及功能障碍	17795	1.05%	213	0.54%	178	0.46%	391	0.50%
MDCN	女性生殖系统疾病及功能障碍	38051	2.24%	506	1.28%	405	1.04%	911	1.16%
MDCO	妊娠、分娩及产褥期	106998	6.29%	1793	4.55%	1928	4.93%	3721	4.74%
MDCP	新生儿及其他围产期新生儿疾病	10777	0.63%	155	0.39%	124	0.32%	279	0.36%
MDCQ	血液、造血器官及免疫疾病和功能障碍	14458	0.85%	297	0.75%	205	0.52%	502	0.64%
MDCR	骨髓增生疾病和功能障碍，低分化肿瘤	76216	4.48%	3946	10.01%	4341	11.10%	8287	10.55%
MDCS	感染及寄生虫病（全身性或不明确部位的）	15673	0.92%	134	0.34%	193	0.49%	327	0.42%
MDCT	精神疾病及功能障碍	3535	0.21%	25	0.06%	7	0.02%	32	0.04%
MDCU	酒精/药物使用及其引起的器质性精神功能障碍	451	0.03%	2	0.01%	1	0.00%	3	0.00%
MDCV	创伤、中毒及药物毒性反应	17222	1.01%	241	0.61%	213	0.54%	454	0.58%
MDCW	烧伤	1562	0.09%	58	0.15%	67	0.17%	125	0.16%
MDCX	影响健康因素及其他就医情况	15664	0.92%	107	0.27%	114	0.29%	221	0.28%
MDCY	HIV感染疾病及相关操作	96	0.01%	1	0.00%	1	0.00%	2	0.00%
MDCZ	多发严重创伤	7323	0.43%	105	0.27%	87	0.22%	192	0.24%

从2019年全院各MDC的ADRG组覆盖情况来看（表7-24），有10个MDC的ADRG组覆盖率超过了90%，分别为MDCG（消化系统疾病及功能障碍）100%、MDCO（妊娠、分娩及产褥期）100%、MDCQ（血液、造血器官及免疫疾病和功能障碍）100%、MDCS［感染及寄生虫病（全身性或不明确部位的）］100%、MDCV（创伤、中毒及药物毒性反应）100%、MDCL（肾脏及泌尿系统疾病及功能障碍）95%、MDCH（肝、胆、胰疾病及功能障碍）91.67%、MDCI（肌肉、骨骼疾病及功能障碍）90.91%、MDCB（神经系统疾病及功能障碍）90.63%、MDCE（呼吸系统疾病及功能障碍）90%，说明这10个MDC收治的病种范围已基本覆盖疾病谱的大部分病种。但标杆组数最多的

MDCF（循环系统疾病及功能障碍）的ADRG组覆盖率连续三年均不超过70%，提示收治的循环系统疾病病人量虽在全院排名前列，但收治的病种范围仍有较大的扩展空间。

从2017—2019年全院各MDC的ADRG组覆盖率变化来看，在标杆组数超过20的MDC中，MDCD（头颈、耳、鼻、口、咽疾病及功能障碍）、MDCF（循环系统疾病及功能障碍）实现了连续增长。

表7-24　2017—2019年全院各MDC的ADRG组覆盖情况

MDC	标杆组数	覆盖组数			覆盖率			同比增长	
		2017	2018	2019	2017	2018	2019	2018	2019
MDCA-先期分组疾病及相关操作	9	0	1	1	0.00%	11.11%	11.11%	11.11%	0.00%
MDCB-神经系统疾病及功能障碍	32	20	25	29	62.50%	78.13%	90.63%	15.63%	12.50%
MDCC-眼疾病及功能障碍	17	5	7	7	29.41%	41.18%	41.18%	11.76%	0.00%
MDCD-头颈、耳、鼻、口、咽疾病及功能障碍	25	9	15	22	36.00%	60.00%	88.00%	24.00%	28.00%
MDCE-呼吸系统疾病及功能障碍	20	14	17	18	70.00%	85.00%	90.00%	15.00%	5.00%
MDCF-循环系统疾病及功能障碍	50	18	24	34	36.00%	48.00%	68.00%	12.00%	20.00%
MDCG-消化系统疾病及功能障碍	25	10	24	25	40.00%	96.00%	100.00%	56.00%	4.00%
MDCH-肝、胆、胰疾病及功能障碍	24	10	19	22	41.67%	79.17%	91.67%	37.50%	12.50%
MDCI-肌肉、骨骼疾病及功能障碍	33	17	30	30	51.52%	90.91%	90.91%	39.39%	0.00%
MDCJ-皮肤、皮下组织及乳腺疾病及功能障碍	19	9	17	17	47.37%	89.47%	89.47%	42.11%	0.00%
MDCK-内分泌、营养、代谢疾病及功能障碍	14	6	11	11	42.86%	78.57%	78.57%	35.71%	0.00%
MDCL-肾脏及泌尿系统疾病及功能障碍	20	9	18	19	45.00%	90.00%	95.00%	45.00%	5.00%

（续表）

MDC	标杆组数	覆盖组数			覆盖率			同比增长	
		2017	2018	2019	2017	2018	2019	2018	2019
MDCM-男性生殖系统疾病及功能障碍	9	3	8	8	33.33%	88.89%	88.89%	55.56%	0.00%
MDCN-女性生殖系统疾病及功能障碍	11	3	9	9	27.27%	81.82%	81.82%	54.55%	0.00%
MDCO-妊娠、分娩及产褥期	14	6	14	14	42.86%	100.00%	100.00%	57.14%	0.00%
MDCP-新生儿及其他围产期新生儿疾病	11	0	0	0	0.00%	0.00%	0.00%	0.00%	0.00%
MDCQ-血液、造血器官及免疫疾病和功能障碍	8	3	6	8	37.50%	75.00%	100.00%	37.50%	25.00%
MDCR-骨髓增生疾病和功能障碍，低分化肿瘤	19	7	10	10	36.84%	52.63%	52.63%	15.79%	0.00%
MDCS-感染及寄生虫病（全身性或不明确部位的）	7	5	6	7	71.43%	85.71%	100.00%	14.29%	14.29%
MDCT-精神疾病及功能障碍	10	6	6	6	60.00%	60.00%	60.00%	0.00%	0.00%
MDCU-酒精/药物使用及其引起的器质性精神功能障碍	3	1	1	1	33.33%	33.33%	33.33%	0.00%	0.00%
MDCV-创伤、中毒及药物毒性反应	9	4	8	9	44.44%	88.89%	100.00%	44.44%	11.11%
MDCW-烧伤	7	2	2	2	28.57%	28.57%	28.57%	0.00%	0.00%
MDCX-影响健康因素及其他就医情况	8	6	6	6	75.00%	75.00%	75.00%	0.00%	0.00%
MDCY-HIV感染疾病及相关操作	5	1	1	1	20.00%	20.00%	20.00%	0.00%	0.00%
MDCZ-多发严重创伤	6	2	4	5	33.33%	66.67%	83.33%	33.33%	16.67%

对2019年各MDC的ADRG组覆盖率、常规率、重点率做进一步分析，MDCG（消化系统疾病及功能障碍）三个指标均较高，说明不论在标杆的疾病谱还是在本院的疾病谱，不论组数绝对数还是相对数，该MDC均为比较重要的疾病类别。另外，常规率超过70%的MDC有MDCO（妊娠、分娩及产褥期）、MDCL（肾脏及泌尿系统疾病及功能障碍）和MDCG（消化系统疾病及功能障碍）、MDCI（肌肉、骨骼疾病及功能障碍）。MDCQ（血液、造血器官及免疫疾病和功能障碍）虽然ADRG组覆盖率较高，但其常规率和重点率均比较低，提示该MDC收治病人相对分散。

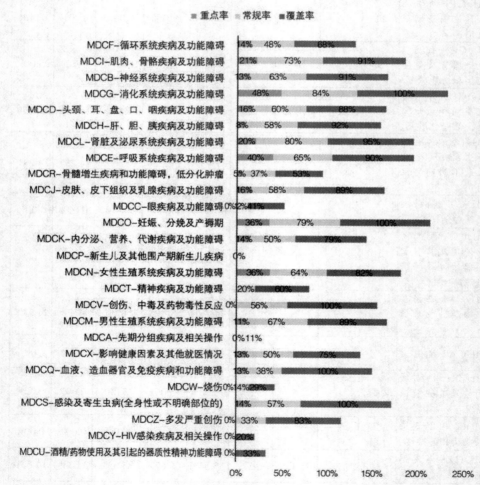

图7-13　2019年全院各MDC的ADRG覆盖率、常规率及重点率分析

从2019年全院各MDC的DRG组覆盖情况来看，在标杆DRG组数超过20的MDC中，有7个MDC的DRG组覆盖率超过了80%，分别为MDCB（神经系统疾病及功能障碍）82%、MDCG（消化系统疾病及功能障碍）100%、MDCH（肝、胆、胰疾病及功能障碍）84%、MDCI（肌肉、骨骼疾病及功能障碍）81%、MDCL（肾脏及泌尿系统疾病及功能障碍）90%、MDCO（妊娠、分娩及产褥期）90%、MDCV（创伤、中毒及药物毒性反应）81%，表明这7个MDC收治的病种范围已相对较广泛。标杆组数最多的MDCF（循环系统疾病及功能障碍）的DRG组数覆盖率同ADRG趋势相同，连续三年均不超过70%。

从2017—2019年全院各MDC的DRG组覆盖率变化来看，在标杆组数超过20的MDC中，MDCD（头颈、耳、鼻、口、咽疾病及功能障碍）、MDCF（循环系统疾病及功能障碍）的DRG组覆盖率实现了连续增长，其余几个（MDCJ、MDCK、MDCO除外）DRG组覆盖率在一定程度上也实现了同比增长。2019年，MDCJ（皮肤、皮下组织及乳腺疾病及功能障碍）、MDCK（内分泌、营养、代谢疾病及功能障碍）、MDCO（妊娠、分娩及产褥期）的DRG组覆盖率均略有下降，需进一步分析原因。

表7-25　2017—2019年全院各MDC的DRG组覆盖情况

MDC	标杆组数	覆盖组数			覆盖率			同比增长	
		2017	2018	2019	2017	2018	2019	2018	2019
MDCA-先期分组疾病及相关操作	9	0	1	1	0%	11%	11%	11%	0%
MDCB-神经系统疾病及功能障碍	62	35	46	51	56%	74%	82%	18%	8%
MDCC-眼疾病及功能障碍	22	6	8	8	27%	36%	36%	9%	0%
MDCD-头颈、耳、鼻、口、咽疾病及功能障碍	42	15	23	33	36%	55%	79%	19%	24%
MDCE-呼吸系统疾病及功能障碍	58	39	46	46	67%	79%	79%	12%	0%
MDCF-循环系统疾病及功能障碍	113	42	51	71	37%	45%	63%	8%	18%
MDCG-消化系统疾病及功能障碍	49	17	44	49	35%	90%	100%	55%	10%
MDCH-肝、胆、胰疾病及功能障碍	49	22	35	41	45%	71%	84%	27%	12%

（续表）

MDC	覆盖组数				覆盖率			同比增长	
	标杆组数	2017	2018	2019	2017	2018	2019	2018	2019
MDCI-肌肉、骨骼疾病及功能障碍	78	30	59	63	38%	76%	81%	37%	5%
MDCJ-皮肤、皮下组织及乳腺疾病及功能障碍	34	13	26	25	38%	76%	74%	38%	−3%
MDCK-内分泌、营养、代谢疾病及功能障碍	22	13	18	17	59%	82%	77%	23%	−5%
MDCL-肾脏及泌尿系统疾病及功能障碍	41	17	35	37	41%	85%	90%	44%	5%
MDCM-男性生殖系统疾病及功能障碍	14	5	11	12	36%	79%	86%	43%	7%
MDCN-女性生殖系统疾病及功能障碍	15	4	12	13	27%	80%	87%	53%	7%
MDCO-妊娠、分娩及产褥期	29	11	27	26	38%	93%	90%	55%	−3%
MDCP-新生儿及其他围产期新生儿疾病	19	0	0	0	0%	0%	0%	0%	0%
MDCQ-血液、造血器官及免疫疾病和功能障碍	18	7	9	13	39%	50%	72%	11%	22%
MDCR-骨髓增生疾病和功能障碍，低分化肿瘤	31	11	15	17	35%	48%	55%	13%	6%
MDCS-感染及寄生虫病（全身性或不明确部位的）	16	11	13	14	69%	81%	88%	13%	6%
MDCT-精神疾病及功能障碍	12	6	6	6	50%	50%	50%	0%	0%
MDCU-酒精/药物使用及其引起的器质性精神功能障碍	4	1	2	1	25%	50%	25%	25%	−25%
MDCV-创伤、中毒及药物毒性反应	21	10	15	17	48%	71%	81%	24%	10%
MDCW-烧伤	12	2	2	3	17%	17%	25%	0%	8%
MDCX-影响健康因素及其他就医情况	17	8	12	12	47%	71%	71%	24%	0%
MDCY-HIV感染疾病及相关操作	8	2	1	1	25%	13%	13%	−13%	0%
MDCZ-多发严重创伤	9	2	5	7	22%	56%	78%	33%	22%

　　对2019年各MDC的DRG组数覆盖率、常规率、重点率进行分析，MDCG（消化系统疾病及功能障碍）覆盖率、常规率、重点率均比较高，提示不论在标杆的疾病谱还是在本院的疾病谱，不论组数绝对数还是相对数，该MDC均为比较重要的疾病类别。

　　另外，常规率超过50%的MDC有MDCM（男性生殖系统疾病及功能障碍）、MDCN（女性生殖系统疾病及功能障碍）、MDCS［（感染及寄生虫病（全身性或不明确部位的）］、MDCX（影响健康因素及其他就医情况）、MDCK（内分泌、营养、代谢疾病及功能障碍）、MDCO（妊娠、分娩及产褥期）、MDCL（肾脏及泌尿系统疾病及功能障碍）、MDCG（消化系统疾病及功能障碍）、MDCH（肝、胆、胰疾病及功能障碍）、MDCE（呼吸系统疾病及功能障碍）、MDCB（神经系统疾病及功能障碍）、MDCI（肌肉、骨骼疾病及功能障碍）。MDCL（肾脏及泌尿系统疾病及功能障碍）虽然DRG组覆盖率较高，但其常规率和重点率均比较低，提示该MDC收治的区分个体特征的病人相对分散。

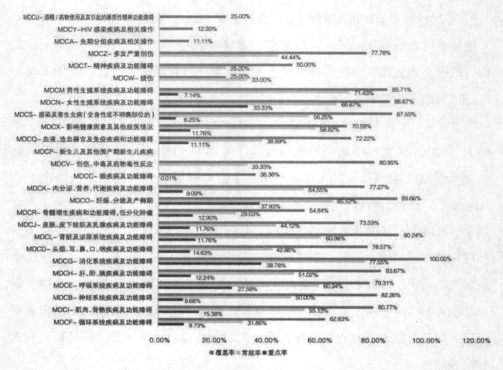

图7-14　2019年全院各MDC的DRG覆盖率、常规率及重点率分析

（三）专业层面

临床专业的划分参照2018版《CN-DRG分组方案》，各临床专业评价可据此将医院DRG组划分至相应专业。专业层面的学科评价分为统计描述和对标评估两部分，均与全院整体评价部分一致。

1.统计描述

专业层面的整体统计描述，需要根据MDC筛选出所分析专业的所有病例，然后进行描述分析，计算医院整体分析病例数、总权重数、总床日数、总费用、平均住院日、例均费用、低风险组死亡率等指标，如表7-26所示。

以A医院神经内科专业为例，2017—2019年分析病例数呈现逐年增加的趋势，2018年同比上升2.35%，2019年同比上升2.93%。

从总权重数变化来看，2018年同比上升7.38%，2019年同比上升2.56%，提示2018年和2019年医院神经内科专业收治病人的病种复杂程度均有所增加，收治能力有所增强。

从低风险组死亡率来看，2018年同比增长0.03个百分点，2019年同比增长0.16个百分点，提示2019年神经内科专业医疗安全管理水平有待提升。

表7-26　2017—2019年神经内科专业统计描述

指标	2017年	2018年	2019年	2018年同比	2019年同比
病例数	1235	1264	1301	2.35%	2.93%
总权重数	1129.75	1213.14	1244.24	7.38%	2.56%
总床日数	14504	15399	14677	6.17%	−4.69%
总费用（万元）	1261.40	1453.14	1359.47	15.20%	−6.45%
平均住院日	11.744	12.18	11.28	3.73%	−7.40%
例均费用	10213.80	11496.35	10449.46	12.56%	−9.11%
低风险组死亡率	0.13%	0.17%	0.33%	0.03%	0.16%

2.对标评估

专业层面的对标评估主要分为如下三部分：

①ADRG和DRG覆盖组数、覆盖率；重点组数、重点组覆盖率；常规组数、常规组覆盖率。

②ADRG组CMI值、死亡率，各ADRG覆盖DRG组数的对标，其目的是找到医院实际覆盖的专业层面的优势亚专科、缺失亚专科和基础亚专科，为学科发展规划提供依据。

③找到各ADRG组对应的各DRG组，找到专业层面的优势病组、基础病组和缺失病组。优势病组继续保持，基础病组评估是否有发展空间，缺失病组结合医院实际人、财、物配置情况确定是否开展。

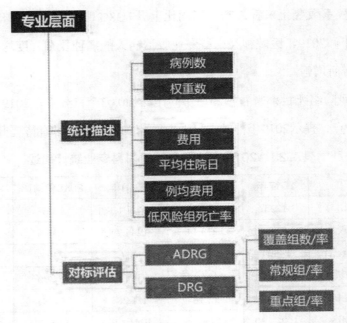

图7-15　DRG管理下临床专科建设专业层面评价指标体系

专业层面的统计描述和对标评估表格展示参照全院整体评估和MDC层面对标评估部分即可。

（四）科室层面

1.指标

医院专病专治：对医院各科室收治同一专业的DRG组、病例数进行对比分析，评价该专业疾病是否集中由对应的科室收治，即是否存在跨科收治病人的情况。

医院同病同治：对不同科室所收治相同病组的效率进行比较分析，对医院诊治专业的相关科室病例数占比前三位DRG组展开分析。

科室专病专治：分析某科室所收治病例涵盖的全部专业，重点关注本专业病组，即有效病组集中情况，以及非本专业病组收治原因，进而提出改进措施减少跨科收病人情况。

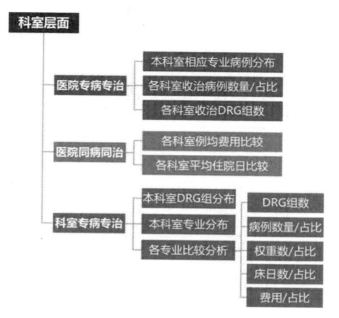

图7-16 DRG管理下临床专科建设科室层面评价指标体系

2.示例

以A医院神经内科专业为例，对上述指标进行分析。

①医院专病专治

2019年，全院共收治该专业病例2443名，分布在16个临床科室，其中收治病例数排名前五的科室分别为神经内科、心血管内科、神经外科、内分泌科、康复医学科。进一步分析上述临床科室收治的神经内科病组，有几个典型情况值得医院关注。

心血管内科收治病例191例，涉及7个DRG组，以脑缺血性疾病为主。

内分泌科收治病例64例，涉及8个DRG组，同样以收治脑缺血性疾病为主。

重症医学科收治的15个病例中，涉及9个DRG组，其中有两个尾号为5（即不含并发症和合并症），代表症状较轻，本科室不应收治。

表7-27　2019年神经内科专业病例的科室分布情况

科室名称	病例数	占比	涉及DRG组数
神经内科	1859	76.09%	29
心血管内科	191	7.82%	7
神经外科	120	4.91%	15
内分泌科	64	2.62%	8
康复医学科	55	2.25%	9
肿瘤科	35	1.43%	7
中医科	34	1.39%	8
重症医学科	15	0.61%	9
呼吸内科	14	0.57%	7
消化内科	14	0.57%	5
骨科	14	0.57%	3
普通外科	13	0.53%	3
耳鼻咽喉科	9	0.37%	3
肝胆外科	3	0.12%	2
胸外科	2	0.08%	1
儿科	1	0.04%	1

②医院同病同治

选取2019年脑缺血性疾病（BR21、BR23、BR25）病例较多的神经内科、心血管内科、神经外科三科室进行比较分析：

神经内科的例均费用明显高于其他科室，意味着在DRG付费时对本科室收结余较为不利，需特别关注，并找出原因、制定相应政策。

神经外科的BR21（脑缺血性疾病，伴重要并发症与合并症）与BR25（脑缺血性疾病，不伴并发症与合并症）与其他科室相比，不论是否有并发症的病组，其平均住院日和例均费用均低于其他科室，即效率最高。可进一步分析原因、总结经验，并推广至神经内科。

表7-28　2019年神经内科疾病同病同治情况

DRG 编码	神经内科		心血管内科		神经外科	
	平均住院日	例均费用	平均住院日	例均费用	平均住院日	例均费用
BR21	14.26	13344.50	—	—	2.00	3491.54
BR23	12.73	11822.92	7.89	4816.00	12.00	14233.93
BR25	8.89	7351.65	5.82	3995.70	4.00	3179.02

③科室专病专治

2019年，神经内科收治病例涉及87个DRG组，其中属于本专业的有28个，非神经内科专业的59个。全年共出院患者1016名，其中本专业777名，占比32.18%，低于床日占比83.35%，床日占比高于权重占比79.78%，权重占比低于费用占比83.24%。该科室跨科收病人情况较严重，需规范。

表7-29　2019年神经内科专病专治情况

专业	病组数	病例数	总权重数	总床日数	总费用	例数占比	床日占比	权重占比	费用占比
神经内科专业	28	777	703.67	8586	7241842	32.18%	83.35%	79.78%	83.24%
非神经内科专业	59	239	178.38	1715	1458037	67.82%	16.65%	20.22%	16.76%
小计	87	1016	882.05	10301	8699879	100%	100%	100%	100%

（五）学科建设现状评价结论

1.全院学科建设现状评价结论

MDC在一定程度上反映了临床专业，2017—2018年，全院缺失2个MDC，分别为MDCA（先期分组疾病及相关操作）和MDCP（新生儿及其他围产期新生儿疾病）；2018—2019年，全院缺失1个MDC，为MDCP（新生儿及其他围产期新生儿疾病），因这两个MDC在临床上并非常规收治病人，因此医院收治各系统疾病覆盖已相对全面。

从病种覆盖范围来看，ADRG组覆盖率最高达77.35%，DRG组覆盖率最高达72.64%。2017年缺失475个DRG组，2018年缺失282个DRG组，2019年缺失

220个DRG组。从缺失的ADRG组来看，2017—2019年94个ADRG组有待突破。对于缺失病组，需根据病组的疾病谱及医院学科发展规划、资源配置情况，寻求现阶段突破点。

通过各MDC的病例数占比进行对标分析，在标杆病例数占比超过5%的7个MDC对比分析中，MDCR（骨髓增生疾病和功能障碍，低分化肿瘤）、MDCF（循环系统疾病及功能障碍）、MDCB（神经系统疾病及功能障碍）、MDCI（肌肉、骨骼疾病及功能障碍）4个MDC的医院病例数占比低于标杆病例数占比，提示这两个MDC在疾病谱中患病率较高，但医院在这两个学科的市场占有率相对较低，需进一步分析医院在这两个学科的人力、设备等资源配置情况以及医院的运行效率、安全和质量是否有进一步提升的空间。

2.神经内科学科建设现状评价结论

（1）缺失DRG组

临床专科神经内科诊治范围的28个DRG组中，2017年缺失3个DRG组，分别为BW11（神经系统先天性疾患）、BT21（神经系统的其他感染）和BU31（脱髓鞘病及小脑共济失调）。从缺失的ADRG组来看，医院在脑血管病溶栓治疗对应的这一ADRG组有待突破。

（2）医院重点诊治的DRG组

位列医院重点诊治的DRG组说明，面向这些DRG组对应的ADRG组，医院不仅在诊治空间、医学设备和人才方面的配置具备常规诊治能力，而且在内部运营效率、安全与质量方面具备日臻成熟的品质，才能获得市场客户方面的认可，进而实现财务绩效方面的良性表现。

临床专科神经内科诊治范围的36个DRG组中，2017—2019年均位列医院重点诊治的DRG组3个，仅2018年位列重点诊治的DRG组1个，仅2019年位列重点诊治的DRG组1个。从医院重点诊治的DRG组来看，医院在脑缺血性疾病对应的这一ADRG组具有量的优势。

表7-30　2017—2019年神经内科重点诊治病组

DRG编码	DRG名称	是否重点病组		
		2017	2018	2019
BR15	颅内出血性疾病，不伴合并症与伴随病	是	是	是
BR23	脑缺血性疾病，伴合并症与伴随病	是	是	是
BR25	脑缺血性疾病，不伴合并症与伴随病	是	是	是
BV39	头痛	否	是	否
BX25	周围神经疾患，不伴合并症与伴随病	否	否	是
BY15	颅内损伤，不伴合并症与伴随病	否	是	是
BZ15	神经系统其他疾患，不伴合并症与伴随病	否	是	是

（3）医院非重点诊治的DRG组

除位列医院重点诊治的DRG组和医院缺失的DRG组外，医院非重点诊治的DRG组或是医院诊治空间、医学设备和人才配置尚不充分，或是区域疾病谱属于少见病，或是这些DRG组的运营效率、安全和质量尚不尽在掌握，或是财务绩效方面不能良性运转，总之，医院需要进行系统梳理、综合判断和理性选择。

已常规开展的26个DRG组中，BR15（颅内出血性疾病，不伴合并症与伴随病）、BR23（脑缺血性疾病，伴合并症与伴随病）、BR25（脑缺血性疾病，不伴合并症与伴随病）、BV39（头痛）、BX25（周围神经疾患，不伴合并症与伴随病）、BY15（颅内损伤，不伴合并症与伴随病）、BZ15（神经系统其他疾患，不伴合并症与伴随病）对应的ADRG已列入重点病组，无须重点关注，对于其他19个DRG组，需进行进一步分析。

表7-31　2017—2019年神经内科非重点诊治病组

DRG编码	DRG名称	是否常规病组		
		2017	2018	2019
BB21	其他开颅术，伴重要合并症与伴随病	否	是	是
BB25	其他开颅术，不伴合并症与伴随病	否	是	是
BE19	颈动脉及颅内血管内手术	否	否	是
BM19	脑血管介入检查术	否	是	是
BR11	颅内出血性疾病，伴重要合并症与伴随病	是	是	是

（续表）

DRG编码	DRG名称	是否常规病组		
		2017	2018	2019
BR15	颅内出血性疾病，不伴合并症与伴随病	是	是	是
BR21	脑缺血性疾病，伴重要合并症与伴随病	是	是	是
BR23	脑缺血性疾病，伴合并症与伴随病	是	是	是
BR25	脑缺血性疾病，不伴合并症与伴随病	是	是	是
BR33	颈部血管疾患，伴合并症与伴随病	是	否	否
BS15	脊髓损伤及功能障碍，不伴合并症与伴随病	是	是	是
BT15	病毒性脑、脊髓和脑膜炎，不伴合并症与伴随病	是	否	是
BT25	神经系统的其他感染，不伴合并症与伴随病	是	是	是
BU15	神经系统肿瘤，不伴合并症与伴随病	是	是	是
BU25	神经系统变性疾患，不伴合并症与伴随病	是	是	是
BU35	脱髓鞘病及小脑共济失调，不伴合并症与伴随病	否	否	是
BV13	癫痫病，伴合并症与伴随病	是	是	是
BV15	癫痫病，不伴合并症与伴随病	是	是	是
BV16	癫痫病<17岁，不伴合并症与伴随病	是	是	是
BV29	神经-肌肉接头疾患	是	是	是
BV39	头痛	是	是	是
BX15	大脑功能失调，不伴合并症与伴随病	是	是	是
BX23	周围神经疾患，伴合并症与伴随病	是	是	是
BX25	周围神经疾患，不伴合并症与伴随病	是	是	是
BY15	颅内损伤，不伴合并症与伴随病	是	是	是
BZ15	神经系统其他疾患，不伴合并症与伴随病	是	是	是

第四节　医疗质量管理

现如今，医院以质量求得生存发展，质量是医院发展的根本，也是病人选择医院最直接、最主要的标准，是医院在激烈的市场竞争中取胜的关键。医疗质量的高低决定医院的命运，医疗质量水平直接关系病人的存亡。新形势下，医院的竞争就是医疗质量水平的竞争。医院要生存就需要效益，而病人是医院产生效益的关键。现阶段卫生事业改革，DRG/DIP医保支付改革，医院的竞争也引入了市场经济机制，医院之间相互竞争是必然的，医疗质量在竞争中处于尤其重要的地位，医疗质量越高，病人也就越愿意来，自然产生的效益就高，医院的生存就得以保障。医院质量管理是医院各部门和各科室工作质量的综合反映，是医院管理的核心，强化医院质量管理对医院的建设和发展发挥着重要作用。

医院内部落地DRG/DIP医保支付方式，需要准确的编码、达标的病案质量、规范的诊疗过程，从而为质控提升、医疗控费和绩效管理赋能。

开展DRG/DIP下的质量管理应以病案管理为基础，强化病案首页质量及围绕病案生成的全流程质量管理。DRG/DIP医保支付改革将推动医院质量管理的标准化，医院各部门应全面推进质量管理流程和诊疗流程科学化、标准化、循证化，从根本上寻找医疗质量、成本与效率均衡的质量流程路径。

一、医院医疗质量管理概述

（一）概念

医院质量（hospital quality）又称医学服务质量或医院工作质量。它是指以医疗工作为中心的医学服务质量，强调医疗服务和生活服务的统一，包括诊断、治疗、护理、康复、保健、预防、营养卫生、心理和生活服务等内容。从广义上讲，医院质量还包括领导决策质量、人员质量、教学质量、科研质量和社会服务质量，体现为医院各种活动表现出来的综合效果和满足患者要求的程度。

医院质量管理（hospital quality management）是为了保证和不断提高医院各项工作质量和医疗质量，而对所有影响质量的因素和工作环节实施计划、决策、协调、指导及质量信息反馈和改进等以质量为目标的全部管理过程。①医院质量管理是医院各部门和各科室质量管理工作的综合反映，是医院六要素（人、财、物、设备、信息、时间）发挥作用的集中表现，是医院管理的重要组成部分。②医院质量管理包括结构管理、环节管理和终末质量管理。③医院质量管理职能是运用现代管理理论、技术与方法，对结构质量、环节质量和终末质量进行科学、有效的管理。④医院质量管理任务是进行质量教育和培训、建立质量管理体系、制定质量管理制度。⑤医院质量管理是医院管理的核心，强化医院质量管理对加速医院建设与发展起着重要作用。

医疗质量（medical quality）就是医疗效果，即医疗服务的优劣程度。我国卫生和计划生育委员会发布的《医疗质量管理办法》（2016）中将医疗质量定义为在现有的医疗技术水平、能力和条件下，在临床诊疗过程中，医疗机构及其医务人员，严格执行职业道德以及诊疗规范的要求，为患者提供医疗照顾的程度。医疗质量的理解应包括狭义医疗质量和广义医疗质量。

狭义医疗质量是指一个具体病例的医疗质量，也称为传统的医疗质量。其概念有四个含义：①诊断是否正确、全面、及时；②治疗是否有效、及时、彻底；③疗程是长是短；④有无因院内感染或医疗失误等原因给病人造成不应有的损伤、危害和痛苦。

广义医疗质量包括工作效率、医疗费用合理性、社会对医院整体服务功能评价的满意程度。它不仅涵盖诊疗质量的内容，还强调病人的满意度、医疗工作效率、医疗技术经济效益以及医疗的连续性和系统性，也称医院服务质量。医院整体质量高说明医疗技术水平高、医护人员服务态度好、护理服务规范、医院设施环境美、医疗消费合理，得到社会及病人认可。

（二）医院质量管理任务与要求

1.任务

（1）制定和实施切实可行的医院质量管理方案。

（2）经常的、系统的质量教育。

（3）制定、修订质量标准，贯彻执行质量标准，进行标准化建设。

（4）选用适当的质量管理形式，改进和完善医疗质量管理方法，建立健全质量管理制度。

（5）建立质量信息系统，开展质量监测和质量评价、发展提高质量控制技术。

2.要求

医院质量管理的发展同医学科学技术的发展一样，是没有止境的。不过，真正重视质量管理的医院，现阶段在质量管理方面的最低限度应达到基本要求。

（1）转变质量观念：要提高各级医疗机构管理人员和医务人员的服务意识和质量意识。变病人求医为择医，变以疾病为中心为以病人为中心，变医疗安全为患者安全。牢固树立质量第一、服务第一、病人第一的理念，把它真正落实到为病人提供优质医疗服务的实际行动中去。

（2）引入先进管理思想与方法：要积极借鉴医疗质量管理方面的先进思想、先进方法和先进技术，如风险管理、循证医学、持续质量改进、全面质量管理等。

（3）深化医院改革：一是要重视医疗质量管理的工作机制，落实组织保障。要建立医疗质量考评制度、责任制度，把医疗服务质量与人事分配制度改革结合起来，纳入岗位要求，调动医务人员加强质量管理的积极性。二是要引入社会和群众监督，提高监督的效果。要加大医疗服务信息公示范围和力度，逐步建立科学、合理的医疗质量、效率、费用评价指标体系和评价方法，加强对医院质量评估和监督，并将评估和监督信息向社会公布，引导病人合理选择医疗机构，促进医疗机构之间的良性竞争。三是要建立健全医疗服务费用的控制机制。控制医疗费用过快增长是医疗服务质量管理的重点之一。要加强医务人员的费用意识，合理用药、合理检查，逐步建立严格的医疗服务价格、药品价格的监管和反应机制。

（4）实施全面医疗质量管理：人人都要对医院质量负责。要求各级领导和全体职工对自己的工作认真负责，落实质量责任制，对医疗质量层层把关。医院质量管理要按组织系统一层一层地对工作质量进行把关，包括医院控制、检查、监督、评审，以及有关计划、方案的审定；制订行之有效的医院质量标准，以及配套的实施方案或措施，认真执行；建立各个工作环节的质量信息反馈机制。

（三）质量管理体系建设原则

以病人为中心：遵循顾客第一的原则，在当今的医疗活动中，任何一个医院的生存都要依赖于他们的病人。医院由于满足了病人的需求，因此获得继续生存下去的动力和资源。

领导作用的原则：医院的第一领导人是医院质量管理的第一责任人。科室主任是科室质量管理的第一责任人。一个医院从领导层到员工层，都必须参与到质量管理的活动中来，其中最为重要的是医院的决策层必须对质量管理给予足够的重视，这样才能够使所有资源都集中到全面质量管理中来。

全员参与原则：全员参与是全面质量管理的核心。全体员工是医院的主体，医院必须通过全体员工的充分参与，调动人的积极性，来提高医院质量，从而给医院带来效益。因此，医院质量管理是通过医院内的各部门、各科室的各层次、各类型员工的参与，保证医疗服务的实施与实现的过程。医疗服务质量取决于各级人员的意识、能力和主动精神，其中全员参与的核心是调动人的积极性。

全过程管理的原则：必须将质量管理所涉及的相关资源和活动都作为一个过程来进行管理。全过程管理的原则充分体现"预防为主"的现代管理思想，从预防为主的角度出发，对医疗服务工作的每一项操作、每一个环节都进行严格的质量控制，把影响质量的所有问题控制在最低允许限度，力争取得最好的医疗效果。

持续改进的原则：持续改进是质量管理的核心思想，不断创新是为了更好地做好持续改进工作。持续改进质量可减少医疗服务中的差错，从根本上提高医疗质量，降低医疗成本与减少资源浪费。

持续质量改进是医院质量管理的一个永恒目标：①顾客不断地提出新的、更高的要求，医院必须适应这种变化要求，满足顾客的需求。②从系统论的角度出发，系统质量需要不断提高。无论系统多么完美，都存在一定的不稳定成分。因此，医院员工要关注操作过程中的每一环节，及时有效地发现问题与解决问题，确保质量。③持续质量改进是通过计划、执行、监督和评价的方法，不断评价措施效果并及时提出新的方案，使医院质量循环上升。

数据为基础的原则：现代质量管理重视用数据说话，没有数量就没有准确的质量概念。因此，质量管理的关键之一就是把握决定质量的数量界限。医院质量管理必须寻求定量化管理的方法，通过统计的方法分析判断质量的优劣程度，揭示其规律性，由此，数据和事实判断事物是统计方法的根本要求，也是医院质量管理的基础。当然，应看到量化只是认识客观事物的一种手段，而不是唯一手段。在强调数据化原则时，也不应忽视医院质量中的非定量因素，医院质量管理要科学地把握定量与定性的界限，准确判定医院质量水平。

系统管理整体观：医院是一个系统，医疗质量是医院系统整体功能的综合体现。质量管理就是要应用系统管理思想的整体观，对医疗质量形成的各环节、产生的全过程实施全面管理，着眼于质量形成的整体性和系统性。例如，医疗、护理工作历来重视分工，这是非常重要并且正确的。分科越细，分工就越细，但分工细容易造成管理分散、各自为政的局面。因此，只重视分工是不够的，还必须注意综合。分工是手段，综合是目的。

医患诚信合作原则：医患之间竭诚合作才能取得最理想的效果。

2005年，世界卫生组织在患者安全国际联盟欧盟峰会上首次提出"患者参与、患者安全"（patients for patient safety，PPS）行动计划，主张患者的知情、理解、配合、支持、合作是获得优质服务的重要因素。因此，质量管理应该渗透到医患关系管理之中。

（四）医院质量管理体系建设

医院质量管理体系是建立医院质量方针和确立质量目标，并为实现这些目标所需的所有相关事物相互联系、相互制约而构成的一个有机整体。它把影响医院质量的技术、管理、人员和资源等因素都综合在一起，使之为了一个共同的目标，在医院质量方针的引导下，达到相互配合、相互促进、协调运转。医院建立的质量管理体系应包括组织机构、管理职责、资源管理和过程管理四个方面的内容。

1.医院质量管理组织机构

医院质量管理体系分为院级质量管理、科室管理以及各级医务人员个体管理三级。一般来说，医院质量管理组织体系就是从院到科的各级职能部门，行使部分质量管理职能。

（1）院级质量管理

①医院质量管理委员会是医院具有权威性的医疗质量管理组织。由院长和分管医疗的副院长分别担任质量管理委员会主任和副主任，委员可聘请有丰富经验的医学专家、教授，以及机关部门负责人担任。医院质量管理委员会负责定期对医院医疗质量进行调查研究、质量分析和决策等。有条件的医院质量管理委员会根据需要可下设医院质量管理办公室作为常务机构，负责日常医疗质量管理工作。②医院质量管理办公室主要由质量管理部、医务部（处）、护理部组成。其主要任务和职责是负责组织协调医院质量管理具体工作的实施、监督、检查、统计分析和评价；参与制定全院性的质量管理规划、质量目标、医院质量管理规章制度和主要措施；协调各部门、科室及各个质量管理环节，组织科室质量管理小组开展活动；实施医院质量教育和培训；负责调查分析医院发生医疗事故的原因，制定改进或控制措施。

（2）科室质量管理

医院的科室专业性强，技术复杂，本身就构成了一个复杂的技术系统。科主任的技术水平、管理能力在很大程度上决定着科室的质量水平。应以科主任负责制为主要形式组织实施。实行总住院医师制的医院科室，科室质量管理也可由总住院医师兼任。科室质量管理主要任务是负责组织本科各级人员落实质量管理的各项规章制度，并结合本科室的质量教育、检查等与质量有关的规章制度执行情况，发现问题，及时纠正；负责收集汇总本科质量管理的有关资料，进行分析研究和总结，并定期向医院质量管理委员会汇报质量管理工作情况。

（3）医疗质量个体管理

各级医务人员的医疗质量自我管理是医疗质量的主体，全员参与，全员控制。由于医疗活动有分散独立实施的特点，因此自主管理更为重要。实施自主管理，首先要加强全员教育，提高各级医务人员职业责任和整体素质。

2.医院质量管理职责

（1）院长的质量管理职责和权限（质量决策层）

制定质量方针和质量目标，并批准发布实施。

质量方针是医院总方针的重要组成部分，是医院在质量方面的宗旨和方向，是医院全体工作人员必须遵循的准则和行动纲领。

医院的质量方针与目标应与医院的宗旨相适应，体现"以病人为关注焦点"的医院服务理念，是对满足病人和法律法规的要求以及其自身持续改进的承诺。

医院的质量方针和质量目标是医院最高管理者（院长）正式发布的医院总的质量宗旨和方向，是实施和改进医院质量管理体系的动力。医院应对质量方针和目标的制定、批准、评审、修订和改进实施全面的控制。医院质量方针与质量目标与管理层次关系见图7-17。

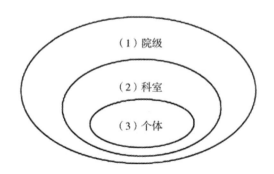

图7-17　医院质量方针与质量目标与管理层次关系

（1）大目标：整个医院　（2）中目标：某个科室　（3）小目标：个人或工作

通过各种形式，提高全体工作人员对满足病人要求和法律法规要求重要性的认识，使全院工作人员树立"以病人为中心"的服务理念，医院全体工作人员积极参与质量管理，持续改进服务质量。

为医院质量管理体系的建立、有效运行和持续改进提供必要的资源。

建立、保持和改进质量管理体系，定期主持医院质量检查与考评，解决质量管理体系中的重大问题。

（2）各副院长的质量管理职责和权限（质量决策层）

协助院长进行医院质量管理体系的建立和实施。

负责对医疗服务质量策划的实施和审批。

解决主管部门质量管理体系运行中的有关问题并与部门管理者沟通情况。

为医院主管部门制定和实施重大纠正和预防措施。

参加医院质量检查与考评，针对医院质量管理问题进行研究，提出改进建议。

（3）医院质量管理科或相关职能部门的质量管理职责和权限（协调监督层）

负责医院质量管理策划、质量管理体系运行的协调、监督及考核等具体工作。

负责医院质量文件和资料控制的管理。

参与医院与质量有关的活动。

负责医疗服务质量体系运行信息的收集反馈等。

（4）各部门、科室负责人的质量管理职责和权限（控制作业层）

负责本部门质量管理体系的实施和保持，对质量管理体系在本部门的有效运行负责。

及时解决本部门质量管理体系运行中的有关问题并与有关科室沟通情况。

参加医院质量检查与考评，制定和实施本部门纠正和预防措施。

（5）个体质量管理职责（控制作业层）

医院明确各级各类人员的职责，每个人应对自己的工作质量负责，对每一个患者、每一例手术和每一个操作负责。

3.资源管理

资源是质量管理体系的物质基础，是医院建立质量管理体系实现质量方针和质量目标的必要条件，包括人力资源、基础设施和工作环境等。医院必须根据自身的特点确定所需的资源，并根据外界环境的变化，及时地、动态地提供、调整自身的资源。

（1）人力资源的提供和管理

医院的人力资源主要是卫生人力资源，即卫生技术人员的编制、专业结构和职称结构，同时也包括医院管理人才。

（2）基础设施、设备的提供和管理

医院根据各科室、部门运行的需要，配备必要的设施、设备资源，以确保医疗服务工作顺利完成，满足最终服务的质量要求。

（3）工作环境

必须提供卫生保洁、治安保卫等服务，创造良好的工作环境。

4.过程管理

过程管理一般分为病人诊疗过程管理、为病人诊疗直接提供服务保障的过程管理、为病人诊疗间接提供服务保障的过程管理。

（1）病人诊疗过程管理

为了明确在各部门病人就诊过程中的工作流程、职责分工，将向病人提供医疗服务的过程分为门、急诊诊疗服务过程，住院诊疗服务过程，医技诊疗服务过程，护理服务过程等。

（2）为病人诊疗直接提供服务保障的过程管理

为了明确向病人直接提供服务各部门的工作流程、职责分工，将向病人诊疗直接提供服务保障的过程分为医疗器械管理、药事管理、采供血管理、卫生被服管理、营养膳食管理、医疗收费服务管理等。

（3）为病人诊疗间接提供服务保障的过程管理

为了明确向病人间接提供服务各部门的职责分工，将向病人诊疗间接提供服务保障的过程分为设备设施管理、医院信息系统管理、卫生被服管理和运行控制、通信管理、车辆管理、环境卫生管理、治安保卫管理、病区管理、院内感染管理、放射卫生防护管理等。

过程管理针对医疗服务管理、监测和持续改进，将每一个过程进一步分解细化，通过制订配套的规章制度、操作常规等进行管理和控制。

二、医疗质量管理

医疗是医院的中心工作，医疗管理是医院管理的核心内容，是反映医院管理水平的中心环节。因此，必须把医疗管理置于医院管理各项工作的首位。

（一）医疗质量管理体系

医疗质量管理就医疗业务而言，包括门诊管理、急诊管理、住院管理、临床科室管理、医技管理、医技科室管理等内容。随着医学的不断进步和发展，医学信息化的发展，以及我国医疗改革的不断深入，日间诊疗、远程医疗以及分级诊疗等制度也在不断细化和完善。

1.医疗质量的概念和构成要素

医疗质量是指在医疗服务过程中，诊疗技术达到的效果以及医疗服务满足患者预期康复标准的程度，其主要包括诊断的正确、及时、全面，治疗的及时、有效、彻底，诊疗时间的长短，医疗工作效率的高低，医疗技术使用的合理程度，医疗资源的利用效率及经济效益，患者的满意度等，是医疗技术、管理方法和经济效益的综合体现。

医疗质量的形成既是一个过程，又有一定规律。医疗质量的形成过程，由三个层次构成，称为"三级质量结构"，即结构质量、环节质量和终末质量。医疗质量的三级结构是密切联系、互相制约、互相影响的。结构质量贯穿于质量管理的始末，终末质量是结构质量和环节质量的综合结果，而终末质量又对结构质量和环节质量有所反馈。

（1）结构质量：结构质量是由符合质量要求、满足医疗工作需求的各要素构成的，是医疗服务的基础质量，是保证医疗质量正常运行的物质基础和必备条件。

医疗质量通常由人员、技术、物资、规章制度和时间五个要素构成，进一步细化可以分为医院编制规模；人员结构，包括人员资历、能力、梯次、知名度与人员素质；卫生法规、规章制度、技术标准及贯彻执行情况；资源，包括医疗设备的先进程度、技术状态和物资供应状况（药品、器材等）；医院文化、思想作风和医德医风教育；医院地理位置和交通状况；医院绿化率以及医院建筑合理程度；医院信息化建设程度；为病人服务的意识和理念；医院卫生经济管理水平等十要素。

（2）环节（过程）质量：环节质量是指医疗过程中各个环节的质量，环节质量直接影响整体医疗质量，又称为过程质量。环节质量的内容根据不同的工作部门和性质可分为诊断质量、治疗质量、护理质量、医技质量、药剂管理质量、后勤保障质量、经济管理质量等。

从医院医疗质量管理和控制角度看，医疗环节质量管理是一种十分有效的管理手段，是一种现场检查和控制，可以及时地发现和及时纠正问题，以保证医疗质量。

（3）终末质量：终末质量是医疗质量的最终结果，它主要以数据为依据来评价医疗效果的优劣，是医疗质量评价的重要内容。它不仅能客观地反映医疗质量，而且也是医院实施信息管理系统的重要组成部分。终末质量管理虽然是事后检查，但是从医院整体来讲能起到质量反馈控制作用，可通过不断总结医疗工作中的经验教训，促进医疗质量循环上升。

终末质量评价指标包括出院病历质量控制和医疗指标质量控制。2019年1月，国务院发布的《三级公立医院绩效考核指标》中明确，医疗质量评价包括医院的功能定位、质量安全、合理用药、服务流程四个方面的内容，共二十四项指标。

2.医疗质量管理的特点和基本原则

医疗质量管理具有以下五个方面的特点：①技术质量管理与功能质量管理并重，两者是密不可分、相互交织的综合体。其中技术质量指提供给患者"什么"，而功能质量是指"如何"向患者提供服务。②医疗质量管理受到医院规模、区域资源规划以及患者经济承受能力等诸多因素的影响。③医疗质量管理是一个动态的过程，不只是单纯的终末质量考核与评估，医院质量更多地体现在医院服务的准备阶段和实施过程中。医疗质量管理必须注重对每一个环节质量的控制，才能达到优质的整体质量。④医疗技术的复杂性，病种、病情的复杂性使医疗质量的分析和管理具有一定的难度。⑤必须调动医护人员的主动性、责任心。

（二）医疗质量管理组织机构与职责

1.医院质量管理委员会及医疗质量管理总监

设立医院质量管理委员会，由院长和分管医疗的副院长分别担任医院质量管理委员会主任和副主任，委员可聘请有丰富经验的医学专家、教授以及机关部门负责人担任。国家高水平医院建设还需设立医疗质量管理总监岗位，配合医院主要责任人开展医疗质量管理工作。

2.医院质量管理部门

医院质量管理部门多由医务部（处）、护理部组成。其主要任务和职责是负责组织协调医院质量管理具体工作的实施，包括监督、检查、统计分析和评价工作；参与制定全院的质量管理规划、质量目标、医院质量管理规章制度和主要措施；协调各部门、科室及各个质量管理环节，组织科室质量管理小组开展活动；实施医院质量教育和培训；负责调查分析医院发生医疗事故的原因，制定改进或控制措施。

3.科室质量管理

医院的各科室本身就构成了一个专业性强、技术复杂的技术系统。科室主任的技术水平、管理能力在很大程度上决定着该科室的质量水平。因此，应以科室主任负责制为主要形式组织实施质量管理。实行总住院医师制的医院科室，也可由总住院医师兼任科室主任，其主要任务是负责组织本科室各级人员落实质量管理的各项规章制度，并结合本科室的质量教育、检查等与质量有关的环节执行情况，发现问题，及时纠正；负责收集汇总本科室质量管理的有关资料，进行分析研究和总结，并定期向医院质量管理委员会汇报质量管理工作。

4.医务人员自主管理

各级各类医务人员的医疗质量自主管理是医疗质量的主体，必须形成全员参与、全员控制的格局。由于医疗活动有分散独立实施的特点，因此自主管理更为重要。实施自主管理，要落实各级各类人员的质量责任。人人参与质量控制，承担质量责任，形成以个体管理为主、层层负责、逐级把关、相互联系、相互协调、相互控制的质量责任制度。

（三）医疗质量控制体系

1.医疗质量标准体系

标准化或标准化的过程是根据确定的程序和技术标准确立的。一个标准就是一个文件，应依据标准建立系统的工程或技术规范、标准、方法或程序。标准分自愿性标准与强制性标准。自愿性标准，意味着人们可选择性地使用它们，这种规范或要求是非正式的，但具有主导地位。而强制性标准指法律规定的，或由标准组织，如国际标准化组织（ISO）或美国国家标准协会（ANSI）制定公布的标准。

2.医疗质量标准的制定及依据

国家卫生健康委员会（简称国家卫健委）和各省颁布的有关医院质量管理的政策法规，为建立科学的医院质量管理体系提供了法律和政策依据，为相关标准体系的完善起到了一定的促进作用。原卫生部1982年颁发的《医院工作制度》相关专项工作制度中涉及了医院质量管理，国务院1994年发布的《医疗机构管理条例》对医院质量管理提出了规范要求，2009年原卫生部组织成立了国家医疗质量管理与控制中心并制定了《医疗质量控制中心管理办法（试行）》。各省级卫生行政部门根据有关法律、法规、规章、诊疗技术规范和指南，制定了本行政区域质控程序和标准，原卫生部2017年发布的《二级综合医院评审标准（2017年版）实施细则》和卫健委2020年发布的《三级综合医院评审标准（2020年版）》等对不同等级医院的质量管理提出了新的要求。

目前国内多按照国家卫健委《医疗机构评审标准》将医疗质量评价指标

体系分为效率指标、诊断指标、治疗指标、管理指标和病种质量管理指标。其基本统计指标有门诊量及日平均门诊人数，住院人数，手术人数，病床使用率，病床周转次数，出院者平均住院日、术前平均住院日，门诊、出院诊断符合率，入出院诊断符合率，手术前后诊断符合率，临床与病理诊断符合率，三日确诊率，入院待诊率，院内感染率，术后并发症发生率，无菌切口甲级愈合率，危重病人抢救成功率，住院死亡率，尸检率，医疗差错事故发生次数，病种费用、人均费用等。

3.医疗质量的监督和评价

全程、动态的监督与评价是做好医疗质量管理工作的重要环节。根据医疗质量的特点、规律和医疗质量管理组织层次，医疗质量控制不仅要实行个人质量控制、科室质量控制、院级及医院职能部门的医疗质量控制，而且要注意做好全程控制与重点控制相结合、个体控制与组织控制相结合、科内纵向控制与科间横向控制相结合等。要做到全程动态管理，使基础医疗质量、环节医疗质量和终末医疗质量得到切实有效的控制，达到质量管理的最佳效果。

4.医疗质量评价结果的利用和处置

质量数据可以根据医院管理的目标分类，包括期待上升的指标、期待下降的指标和待观察的指标。比如，若希望微创手术占比逐年上升，而手术并发症占比逐年下降，那么医院的绩效考核就需要对这两个指标有所侧重，如果科室相关指标按照预期趋势变化则给予奖励，反之，则进行处罚。其实，2019年国家卫健委制定的《三级公立医院绩效考核》就是采用了因势利导的办法，让公立医院向着国家医药卫生体制改革的方向前进。

此外，在负向质量评价结果的原因分析中，如果确认是由不良医疗行为造成的，那么就要按照医疗缺陷来处理。医疗机构有必要制定本机构的《医疗缺陷管理办法》，明确各种类型、不同程度的医疗缺陷的处理措施，包括罚款、行政处罚，情节严重或屡教不改者可以停职、停业，经重新培训考核后，才能重新上岗。

5.医疗质量管理信息化建设

随着信息技术、人工智能等新技术的发展，数字化时代的来临，医院质量管理也应发展数字化管理模式，即在医院的信息网络建设和通信线路完善的基础上，通过对医院各个部门、各个医疗过程的全部信息进行直接采集、处理，为医疗管理提供强大的虚拟现实、优化组合、智能判断等服务功能。医院信息化建设已初具规模，并纳入国家三级公立医院绩效考核。

数字化管理应渗透至医院管理的方方面面，大到宏观管理决策，小到微观管理服务。它将给医院带来一场管理模式上的巨大而深刻的变革，并将为医院质量管理目标的实现提供最有力的支持和保障。

三、护理质量管理

医院护理管理工作是医疗卫生保健工作的重要组成部分。护理质量的提高有赖于质量管理工作的加强。质量管理工作是有计划、有策略、具有系统性的整体管理过程。这种管理过程包括医院高层管理者对质量管理工作的高度重视、医院的具体质量改进战略和计划的实施、医院团队成员上下一心及对质量持续改进的认同与共同参与等，通过这些工作使医院的护理服务质量得到保障。医院护理管理应当有明确的目标，护理管理的目标是要确保高质量的护理服务，以满足广大患者、家庭、社区和人群的健康需求。因此，通过制订计划、有效落实措施、准确评估护理结果以确保护理管理体系的良好运行、护理质量和水平的不断提高和完善，是每一个护理管理者当前所面临的重要课题。

护理质量是医院质量的重要组成部分，护理质量管理是护理管理的核心，是管理职能的最终表现形式，提高护理管理水平和技术水平，最终目的就是提高护理质量。护理服务质量是医院的品牌，护理人员处于临床一线，与患者接触最密切，患者可以直接通过护理人员的服务水平感受和推断医院运行的整体面貌，包括医院的管理水平和服务理念。因此，护理服务质量是医院的一张名片，应切实围绕患者的需求，转变服务理念，提高服务质量，将文明规范、严谨、精细的护理服务贯穿于患者治疗、护理服务始终。

护理质量管理内容包括护理服务理念、护理质量方针、护理质量目标、护理服务质量体系及护理服务流程的设计，护理规章制度的制定和护理工作绩效的评价。

1.院级护理质量管理架构

完善护理质量管理的组织架构，建立护理管理委员会，下设专业委员会和护理专项管理小组。护理部负责建立质控系统，建立质量目标、监管和质控标准，建立和落实非惩罚性不良事件报告制度。通过行政查房督导和全院及各专科敏感指标监控，帮助科室建立、维护和监控科室质量管理系统，落实对质控系统的监管。护理质量管理委员会下设的各护理专项管理小组通过质量评价，在质量管理中运用前瞻性的管理模式和回顾性的根本原因分析方法，对现有的或潜在的质量问题进行解决，促进全院各专项护理质量持续改善。

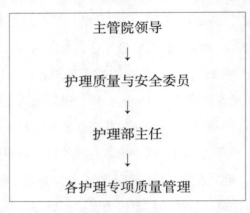

图7-18　院级护理质量管理架构

2.病区护理质量管理架构

一线责任护士为一级质控员，在日常工作中"做质量"，严格遵循患者安全目标、诊疗护理常规、规范、指引，严格执行核心制度，正确执行医嘱、护嘱，履行护士职责，把检查标准转化为常态和职责。各病区设病区护理专项质控员，即二级质控员，协助护士长严格开展各专项护理质量管理工作。护理组长、专科护士为三级质控员，在日常工作中把质量关。护理组长和专科护士重点评价质控关键环节，通过护理查房、检查、指导、示范等实施质控，并监控指引或标准的执行，通过护嘱、建立和调整"指引"、小讲课、交接班、周会等落实对下级护士的指导。四级质控员为病区护士长，负责建立完善科室核心制度和流程指引，并确保核心制度运行良好，科室的前瞻性质量管理到位，保证本病区患者护理安全和质量。

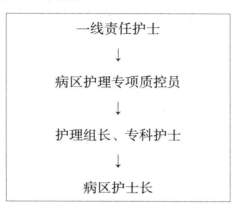

图7-19 病区护理质量管理架构

3.护理质量管理制度

（1）岗位责任制

岗位责任制是护理管理制度中的重要制度之一，对各级护理人员的岗位职责和工作任务做了明确的规定，把职务责任落实到每个岗位和每一个人，其目的是人人有专责、事事有人管，工作忙而不乱，分工合作，有效地将各项护理工作落到实处，提高工作效率和质量，也有利于各项护理工作的开展和进行。护理岗位责任制是按护理人员行政职务或业务技术职称制定的不同职责范围和行为规范。

按照行政职务确定的职责有护理副院长职责、护理部主任（总护士长）职责、科室护士长职责、专科护士职责、护理规范化培训学员职责等。

（2）一般护理管理制度

一般护理管理制度指护理行政管理部门与各科室护理人员需要共同贯彻执行的相关制度。医院根据不同的等级及工作需要制定相应的一般护理管理制度。它主要包括病人入、出院制度，值班、交接班制度，查对制度，分级护理制度，护理工作制度，抢救工作制度，消毒隔离制度，护理不良事件管理制度，医疗文件管理制度，特殊药品、器材管理制度，护理查房制度，探视、陪伴制度等。

（3）各护理业务部门的工作制度

各护理业务部门的工作制度指具体部门的护理人员需共同遵守和执行的相关工作制度。主要包括病房工作制度、门诊工作制度、急诊工作制度、手术室工作制度、产科工作制度、新生儿科工作制度、消毒供应中心工作制度、重症监护室工作制度等。

（4）实施护理管理制度的措施

护理人员良好的素质是执行规章制度特别是岗位责任制的关键。要强化约束机制，促进各项制度的实施，充分发挥护理部的职能作用。护理部必须对规章制度的贯彻落实进行经常性检查监督和指导，坚持合理的规章制度，改革不合理的规章制度，这是保证护理规章制度科学性和有效性的关键。规章制度是根据护理客观实践而制定的，随着客观实践的发展变化，原来合理的规章制度可能会部分甚至全部变得不合理而需要改进。

4.护理质量标准

（1）护理质量标准的基本概念

护理质量标准是护理质量管理的基础，护理目标为护理人员提供工作的方向，护理质量标准则是为护理人员提供达到目标的方法。护理质量标准根据护理工作流程、服务对象、护理管理要求、护理人员特点以及工作特点来制定。护理质量管理的标准化就是制定、修订质量标准，实施质量标准，进行标准化建设的工作过程。

（2）护理质量标准的意义

护理质量标准是护理实践经验与科学理论相结合的产物，是医学科学技术和管理科学技术相结合的产物，对护理管理实践起着衡量和指导作用。

（3）护理质量标准的形式

目前我国护理质量标准有以下几种分类：根据适用范围，分为护理技术操作质量标准、护理文件书写质量标准、临床护理质量标准和护理管理质量标准；根据管理期望，分为规范式标准和经验式标准；根据管理过程结构，分为结构标准、过程标准和结果标准；根据使用的目的，分为方法性标准和衡量性标准。

（4）临床护理工作指标构建与实施

该指标的建立是为了科学动态地反映护理技术操作质量的结构、过程和结果，建立临床护理技术操作质量评价指标，以数字科学评价护理技术操作质量，落实护理技术操作质量持续改进，实现护理技术操作质量管理的规范化、专业化、标准化、精细化。临床护理技术操作质量指标由指标名称和指标数值组成，反映单位时间和条件下的护理技术操作质量情况。各专科对本科室的病人安全、护理技术操作质量、临床优质护理服务、在职培训等方面进行评价，建立本专科护理质量技术操作指标。

（5）护理服务流程的设计

①科学的流程是质量保证的基础。护理质量是医院质量中非常重要的部分，医院的发展首先要靠质量的保证，没有质量保证，医院是不可能发展的，医院管理工作中最重要的内容是质量管理。护理管理工作中质量的管理是由无数个为患者服务的临床接触点质量和每一个为患者服务的护理工作流程体现的，仅有质量意识还不够，还需建立良好的质量管理体系并能够推动体系高效率运转，这才可能产生好的质量。良好的质量管理体系是由许多个准确无误、方便快捷的护理工作流程逐级建立起来的。因此，医院总体的质量方针确定以后，进一步明确岗位职责，梳理护理工作流程，科学地优化护理工作流程，是提高护理质量的有效方法。

②保证流程落实的方法是PDCA。设计一个科学合理的护理流程，是确保护理服务质量的基础。在设计流程的时候，首先要有一个服务理念的支撑，也就是说有什么样的理念才能有什么样的流程。当我们制定了一系列规章制度后，为什么还会错？为什么还会有病人不满意？那是因为我们在制定规章制度以后，没有再进一步分解细化护理工作流程。很多时候，规章制度都是放在办公室，放在书柜里，只有在出了问题需要查找依据时才拿出来对照检查，那

也就失去了规章制度的意义。要想做好深入细致的质量管理，达到预见性护理的效果，就要下功夫梳理工作流程，根据病人的需求来改变工作流程，把以病人为中心的理念体现在具体的工作过程中。

应用PDCA循环管理的方法实施质量管理。PDCA循环管理是美国质量管理专家爱德华·戴明提出的，被称为"戴明循环"。PDCA是英语plan（计划）、do（执行）、check（检查）、action（处理）四个单词的缩写，它是在全面质量管理中反映质量管理客观规律和运用反馈原理的系统工程方法。建立循环管理体系是全面质量管理不可缺少的方式方法之一，也是推进质量管理有效实施的组织指挥系统。PDCA循环管理即计划、执行、检查、处理四个步骤反复不停地循环管理，在临床护理工作中根据患者的需求，采用PDCA循环管理以提高护理质量。

（6）护理工作绩效的评价

护理绩效评价在护理管理中起到提高工作效率、培训员工和督查护理工作质量，引导员工行为的作用。绩效考评包括确定绩效原则、确定绩效考核标准、确定考核内容、确定评价指标和方法、确定反馈沟通方式等几个方面的内容。采取有效的方法衡量医院护理人员的工作成效是提高护理质量和管理效率的关键。护理人员绩效考核就是对各级护理人员工作中的成绩和不足进行系统调查、分析、描述的过程。护理人员绩效评价需要获得的信息包括被评价人员在工作中取得了哪些成果；取得这些成果的组织成本投入是多少；取得这些成果对组织的经济收益和社会收益带来多大影响。

绩效考评的原则有激励原则、公开透明原则、考评面谈原则、沟通反馈原则。绩效考评的方法取决于绩效考评的目的。为了达到评价目的，评价方法必须具备信度和效度。评价方法的信度是指绩效评价结果的可靠性，效度是指评价达到所期望目标的程度。虽然由于目的、条件、实际情况等因素的不同可采用不同的评价方法，但护理管理人员在选择评价方法时应注意符合保证绩效评估有效性的一些基本要求。选择的评价方法应体现组织目标和评价目的；评价应能对护理人员的工作起到积极的正面引导作用和激励作用；使用的评价方法较客观真实地评价护理人员的工作；评价方法简单有效、易于操作；评价方法节约成本。应立足现实，根据患者需求和医院护理队伍现状来制订考评方案。

在护理管理中，护理绩效评价是提高工作效率的有效方法。在设计临床护士的绩效考评方案时，要注意充分考虑不同科室不同病区护士所承担的工作量和工作难度，以及所承担的风险，要体现公开、公平、透明的沟通反馈原则。要客观真实地评价护理人员的工作，尤其注意来自患者方面的评价。对待不同劳动关系的护士，一定要做到同工同酬、优质丰酬，使不同层次人员的绩效考评成为激励护士发挥最大潜能做好工作、调动工作积极性的有效途径。通过人才培养，加速建设护理队伍，以适应社会发展对护理人员的要求。

（7）护理质量持续改进

护理质量持续改进是质量管理的永恒动力，质量改进将随着服务方式和服务范围的不断变化而不停地变化，护理质量持续改进的意义就是以患者满意为最高标准。

更多的医院采用国际评价标准来引导医院的护理质量管理和创造医院的服务质量品牌，如采用ISO9000系列标准对医院护理管理体系进行构建和梳理，采用JCI（国际医疗卫生机构认证联合会）标准对护理的服务和流程进行优化和再造，并将护理质量的提升与以患者为中心的质量目标结合起来。

①院级护理质量持续改进

护理部对于存在的问题提出改进意见，科室护士长评价改进效果，必要时与相关部门协商，协助解决问题。每季度对全院的护理质量结果及护理敏感监控指标进行汇总分析反馈，对共性问题提出改进措施。

护理质量管理委员会下设各质控组，每月检查后，将检查结果报送护理部，并进行季度分析，提交分析报告，原始版纸质材料在分析完成后整理好再送护理部存档。各质控组根据护理部拟订的质控计划，应当覆盖本组负责的所有内容。各质控组对于检查中发现的问题，属于专科问题或个别问题的，要现场向受检科室反馈，以供科室进行对照改进。临床科室针对各质控组提出的问题整改时间为一个月，科室护士长跟进整改效果。质控组每季度对检查情况进行整体分析，提交分析报告，对于质控中的共性问题进行原因分析并提出改进措施，进行PDCA改进。护理部每季度分析全院护理质量，在护士长会上进行反馈，并跟进各质控组PDCA改进情况。

②病区专项质量持续改进

病区护士长、专项质控员、责任护士要落实三级质控，每天通过查房、交接班等对护理质量进行实时质控、实时记录、实时考核。每天监测护理敏感指标，每月汇总一次。护士长每周对相关重要指标、关键环节进行督查。每月组织科室各专项质控人员对科室进行一次全面自查，并对质量进行分析，形成科室的自查质量分析报告，组织科室召开质控反馈会（含自查、监控指标、质控组反馈的问题）。每月对科室护理质量自查及质控组质控中发现的问题、护理敏感指标进行分析、制定改进措施、评价改进效果。每半年对科室质控情况进行分析，对于共性、频发、严重的问题进行PDCA改进。

四、病案质量管理

（一）病案质量管理概述

病案质量管理主要指导和控制与病案质量有关的活动。根据质量管理理论，病案质量管理也存在确定病案质量方针与质量目标、提出各类相关人员的职责、开展病案质量策划与质量控制、制定质量保证和持续病案质量改进方案等环节。

病案质量方针应当根据不同医院的实际情况，由病案委员会提出，经医院领导认可。病案的质量方针可以是长期的，也可以是阶段性的。当医院认为自身存在病案书写问题时，会提出"消灭丙级病案"的质量方针。当病案在医疗、研究、教学的支持方面出现问题时，会强调"注重病案内涵"的质量方针，而当各方面都达到一定水平时，会提出"争创国内一流病案质量"的质量方针。质量方针是病案质量的方向或定位，为医院病案质量目标提供框架，即病案质量目标可以根据这个框架来设立。病案质量方针也将作为病历书写者的行为准则。

病案质量方针和质量目标不仅应与医院对病案质量发展方向要求相一致，而且应能体现患者及其他病案用户的需求和期望。质量方针的制定目标必须具体，可测量、可分层、可实现。某医院提出病案合格率、良好率和优秀率的质量目标时，应根据医院的实际情况，分析存在不合格病案的发生率、发生科室、发生原因，继而引导出质量目标。如手术科室由于工作压力大、医疗风险大、医疗纠纷多，质量目标定位在某一个阶段可能会低于其他非手术科室。质量目标的制订通常要高于我们日常的水准，这样才会有努力的方向。在制订质量目标时，一定要避免一些不切实际的情况。例如，不能将病案定位于"法律文书"。法律文书需要极为严谨的逻辑描述，做到滴水不漏。实际上，病历记录只是医师思维过程的反映，好的病历记录将是医师思维过程的提炼、简化和疾病医疗过程的真实反映。不同的医师对疾病的认识不同，因此也可以有不同的诊疗意见，这也是医疗行业高风险的所在，是客观存在的。

医疗是群体性参与的活动，病案质量也是群体的综合质量反映。不同人员应有不同的职责，医院领导、医院病案委员负责制订方针、目标，医师、护士负责写好病历。凡参与病历书写的人员都应当遵循《病历书写基本规范》的要求，注意完成记录的时限要求，保证书写的整洁性、可辨识性、真实性及合法性。所谓合法性是指记录人的合法性及记录内容修改要遵循《病历书写基本规范》要求。

涉及病历书写质量的主要人员职责如下。

科主任：关注住院医师、实习医师的培养，组织查房，安排会诊，同时也对病案书写质量进行评估、监控。

主管医师：主管医师是医疗组的组长，其职称可以是主治医师、副主任医师或者是主任医师。其主要职责包括：①病案的完整性检查，保证每一项记录内容都收集到，包括病案首页、入院记录、病程记录、手术记录、出院记录、各类检查化验报告等。②合法性检查，确保各项记录的医师签字，特别是知情同意书的签字，修改病程记录的合规性。③内涵性检查，保证病案记录不是流水账，能够反映医师对疾病的观察与诊疗过程，反映临床思维过程，反映各级医师查房的意见。

经治医师：经治医师一般是住院医师，负责病历的日常记录，包括上级医师的查房记录、会诊申请及各项医嘱记录等，同时负责各种化验、检查报告的回收与粘贴。

护士：负责危重病人的护理病历记录、日常医嘱执行记录、体温（血压、脉搏、呼吸）记录等。当医师完成所有记录之后，应交由护士管理，最终转交病案人员。

病案的质量策划应围绕着质量目标设定。所谓质量策划就是安排、布置，使参与病历书写的人员各司其职。经治医师几乎要承担所有的病程记录，手术医师要承担手术记录，麻醉医师要承担术前和术后访视记录，等等。病案的质量策划除了明晰职责以外，还要对病历内容进行布置与安排，也就是在哪个地方写什么东西，如病案号一般写在纸的右上角，患者姓名记录内容的起始，哪些内容适用于表格记录，哪些内容必须要有自由文本的记录，这些都可以根据医院的情况来设定。

质量控制是通过监视质量形成的过程，消除形成质量环节上引起不合格或不满意效果的因素，在不同的环节应有不同的质控负责人。病案书写质量管理一般可分为四个环节。第一个环节是病历书写者的质控。这个环节主要由主管医师负责。由于主管医师本身具有专业能力，而且也要协调所有参与书写病案的人员，因此需要强调内涵质控，要使病案记录成为有用的资料。第二个环节是医务科（处）的监管质控。在这个环节中，主要针对某一阶段的工作重点或频繁出现的问题进行重点调查或普查。例如，调查输血前或手术前的乙肝五项、艾滋病、梅毒、丙肝和谷丙转氨酶共九项检查的执行情况，以此确保医疗的安全性。第三个环节是终末质控环节。这个阶段对形成质量只能是补救和对今后工作的提示，强调的应是框架内容的质控。第三个环节也是以质量控制为基础的内部质量保证，是有计划、有组织的评价活动，为医院领导的管理提供可靠的管理依据。第四个环节是专家质控。这一环节由部分专家抽样审核病案的书写质量。另外，外部的质量保证对病案质量的管理也起到良好的作用，包括原卫生部或省市病案质量评估或通过国际ISO认证或JCI认证。

病案质量控制的目标就是确保病案的书写内容质量及格式能够满足医疗、研究、教学、医疗付费、医院管理及法律法规等各方面的质量要求，是对病案适用性、可靠性、安全性、逻辑性、合法性等内容的监控。质量控制的范围涉及病案形成全过程的各个环节，如医疗表格设计过程、病案内容采集过程、病案书写过程等。

（二）病案质量的内容

病历书写质量反映医院的医疗质量与管理质量，是医院的重点管理内容。病历书写质量监控是全过程的即时监控与管理，便于及时纠正诊疗过程中影响患者安全和医疗质量的因素，促进医疗持续改进，为公众提供安全可靠的医疗服务。

1.病案书写质量管理的目的

（1）医疗安全目的

病案书写质量管理以患者安全为出发点，对诊疗过程中涉及落实医疗安全核心制度的内容进行重点监控，包括首诊负责制度、三级医师查房制度、分级护理制度、疑难病例讨论制度、会诊制度、危重患者抢救制度、术前讨论制度、死亡病例讨论制度、查对制度、病案书写基本规范与管理制度、交接班制度、技术准入制度等。

（2）法律证据目的

病案书写质量管理以法律法规为原则，依法规范医务人员的诊疗行为。如医师行医资质，新技术准入制度，各种特殊检查、治疗、手术知情同意书签署情况及其他需与患者或家属沟通履行告知义务的文件，输血及血制品使用的指征，置入人工器官的管理，毒、麻、精神等药品使用及管理制度等。可以通过病历记录，对以上法规的执行情况进行监控和管理。

（3）医学伦理学目的

病案书写质量管理重视在病历书写中贯穿的医学伦理特点，科学、严谨、规范地书写各项记录有利于规范诊疗行为，保护患者安全。医疗中的许多判定往往是医疗技术判断和伦理判断的结合，具体的病历书写可以体现医师伦理道德。如在病史采集过程中，临床医师全面和真实地收集与疾病相关的资料，了解病史及疾病演变过程并详细记载，坚持整体优化的原则，选择疗效最优、康复最快、痛苦最小、风险最小、副作用最小、最经济方便的医疗方案；知情同意书中对患者权利给予尊重；等等，都是医学伦理的具体实践，也是医学伦理对临床医师的基本要求，是病历质量监控不可忽视的内容。

（4）医师培养目的

培养医师临床思维方法。病历真实地记录了医师的临床思维过程，通过病历书写对疾病现象进行综合分析、判断推理，由此认识疾病，判断鉴别，做出决策。如书写现病史的过程能培养医师的整理归纳能力和综合分析能力；诊断和鉴别诊断的书写过程能够培养医师逻辑思维方法，以及对疾病规律的认识，有助于医师做出更客观、更科学的临床决策，提高医疗水平。

2.病历书写质量管理的内容

病历书写质量管理的范围包括急诊留观病历、门诊病历和住院病历。应按照原卫生部《病历书写基本规范》（卫医政发〔2010〕11号）对病历书写的客观真实、准确、及时、完整、规范等方面进行监控。

住院病历的重点监控内容包括病案首页、入院记录、病程记录、各项特殊检查及特殊治疗的知情同意书、医嘱单、各种检查报告单和出院、死亡记录等。

3.病案信息管理的重要性

病案信息是医疗大数据最为重要的来源，以病案信息为基础的按病种管理付费（DRG/DIP）已成为我国新一轮医改推进的重要抓手。按病种管理付费，如单病种管理、疾病诊断相关分组付费等可以提高医疗资源的合理分配与利用水平，有效控制医疗费用的不合理增长，促进医疗质量提升。准确的病案信息，特别是疾病诊断编码是医院精细化管理以及按病种收付费实施的前提。

DRG/DIP的分组数据源于医保结算清单，而医保结算清单数据的生成主要来自病案首页数据。病案首页的质量管理是事关医院DRG/DIP支付改革成效的生命线，因此，医院需要强化对病案首页质量的建设。

4.病案信息管理的国家标准体系

（1）明确对病案首页数据填写的原则性要求

为进一步提高医疗机构科学化、精细化、信息化管理水平，完善病案管理，进一步提高病案首页数据利用率，实现对病案首页数据的规范化、同质化管理，为医疗付费方式改革（DRG/DIP）提供技术基础，2016年6月27日，原国家卫计委印发《住院病案首页数据填写质量规范（暂行）》（简称《规范》）和《住院病案首页数据质量管理与控制指标（2016版）》，对加强医疗机构病案首页数据质量的管理提出明确要求。

根据《中华人民共和国宪法》和《病历书写基本规范》等相关法律法规的要求，《规范》对病案首页的信息项目、数据标量及疾病诊断和手术操作名称编码依据等进行了明确规范，帮助医疗机构及医务人员掌握病案首页数据填写的基本原则。同时，要求医疗机构应建立质量管理与控制的工作制度，确保住院病案首页数据质量。

（2）明确诊断名称等选择规范

随着医疗付费方式改革（DRG/DIP）、单病种质控等工作的进一步深入，相关数据统计工作对住院病案首页中疾病诊断和手术（操作）名称等关键信息的科学性、准确性提出了越来越高的要求。基于现实工作的实际需求，为了实现未来对病案首页数据的精准自动化获取，《规范》以临床医学基本原则为依据，对病案首页出院诊断和手术（操作）名称选择的一般性原则及特殊情况下的选择原则均进行了详细阐述，确保相关信息项目内容的规范性和数据的同质性。

（3）明确病案首页数据填写人员职责

为加强对病案首页数据结构质量的管理，《规范》对医疗机构及其临床医生、编码员及信息管理人员等涉及病案首页数据质量管理的职责进行了明确规定，对涉及病案首页数据质量控制的相关环节实现精细化管理，以推动病案首页数据质量持续改进。

（4）明确病案首页数据质控指标及评分标准

《规范》制定了关于住院病案首页数据质量的10项质控指标，对各项指标的定义、计算方法及意义和功能等进行了详细阐述，并明确提出住院病案首页必填项目范围及病案首页数据质量评分标准，为各级质控组织、医疗机构等指明了病案首页数据质控工作的着力点和考评标准，有利于从实践层面推动病案首页数据质量管理与控制工作的持续改进。

5.《病案管理质量控制指标（2021年版）》

2021年1月，国家卫生健康委印发《病案管理质量控制指标（2021年版）》，进一步加强医疗质量管理，规范临床诊疗行为，促进医疗服务的标准化、同质化。

病案质控指标体系共包括人力资源配置指标、病历书写时效性指标、重大检查记录符合率、诊疗行为记录符合率、病历归档质量指标5个方面27个指标。具体指标包括住院病案管理人员月均负担出院患者病历数、入院记录24小时内完成率、主要手术编码正确率等，涵盖门诊、住院病案，覆盖病案首页、病案内容、病案归档等病案管理的各个环节，详见表7-32。

表7-32 病案管理质量控制指标（2021年版）

项目	指标名称
人力资源配置指标	住院病案管理人员月均负担出院患者病历数
	门诊病案管理人员月均负担门诊患者病历数
	病案编码人员月均负担出院患者病历数
病历书写时效性指标	入院记录24小时内完成率
	手术记录24小时内完成率
	出院记录24小时内完成率
	病案首页24小时内完成率
重大检查记录符合率	CT/MRI检查记录符合率
	病理检查记录符合率
	细菌培养检查记录符合率

（续表）

项目	指标名称
诊断行为记录符合率	抗菌药物使用记录符合率
	恶性肿瘤化学治疗记录符合率
	恶性肿瘤放射治疗记录符合率
	手术相关记录完整率
	植入物相关记录符合率
	临床用血相关记录符合率
	医师查房记录完整率
	患者抢救记录及时完整率
病历归档质量指标	出院患者病历2日归档率
	出院患者病历归档完整率
	主要诊断填写正确率
	主要诊断编码正确率
	主要手术填写正确率
	主要手术编码正确率
	不合理复制病历发生率
	知情同意书规范签署率
	甲级病历率

（三）病案质量管理的发展趋势

病历书写质量有永恒的目标，就是要满足医疗、研究、教学的工作需求，同时还有明显的时代特征，不同的时期对病历书写还有不同的需求。现阶段及未来的一段时期，电子病历、病种付费、临床路径、新的《病历书写基本规范》和《电子病历基本规范（试行）》《中华人民共和国侵权责任法》将会对病案书写产生相当的影响，对病案质量管理也必将产生巨大的导向性作用。

1.《病历书写基本规范》对病案质量管理的影响

2010年3月1日生效的《病历书写基本规范》是医师书写病历的主要依据，病案质量管理也主要以此作为管理策划的基础。病案质量管理策划应当考虑如下方面的问题：

（1）如何获得客观、真实、准确、及时、完整、规范的病历资料。

（2）如何保证医师在限定的时间内完成相关的病历记录。

（3）如何保证病历记录的合法性。

（4）如何保证病历内涵质量。

针对上述问题，《病历书写基本规范》中都有明确的答案，但在实际工作中需要将工作流程进一步合理化，以避免低级错误的发生，如漏记录某项内容，某个检查报告没有贴入病历中，医师没有签名，患者没有在知情同意书上签字等。

保证病历内涵质量是长期的工作任务，一般写病历的都是低年资的住院医师，需要不断地接受培训、讲座、指导、反馈，才能保证有持续的质量改进。病历书写质量也是医师个人综合能力的体现，严格的管理可以避免低级错误的发生。但是，要想写出有内涵的病历记录，必须对疾病有较深的认识和理解，否则即使是上级医师的会诊意见也很难被很好地整理和体现。

《病历书写基本规范》为病历书写提供了指导性的意见，其中明确对危重患者要填写护理记录，而一般患者就不必写，只需进行常规的生命指征记录（体温单的内容）即可，这样既可避免医护记录不一，减少医疗纠纷，还可以体现卫生部将时间还给护士，将护士还给病人的精神。

2.《电子病历基本规范（试行）》对病案质量管理的影响

2010年3月1日生效的《电子病历基本规范（试行）》也对病案质量管理产生了影响。电子病历是阻挡不住的潮流，但绝大多数医院实施的并不是原卫生部确定的电子病历，没有经过认证，没有获得认证公司的密钥，这样的电子化病历在法律上存在问题。

电子化的病案质量管理也是我们面临的重大挑战。目前主要存在三个方面的问题：

（1）病历模板

病历模板破坏了传统的医师培养方式，培养年轻医师的传统方式是从写病历开始，从问病史开始。当医师发现一个表现时，可能就会进一步挖掘，由此培养正确的临床思维。电子病历常常采用典型的模板，而病人的病情不是一成不变的，它是千变万化的，医师有了方便的工具，失去了临床思维培养的过程，存在医疗安全隐患。

（2）病历拷贝

计算机的优势之一是拷贝，避免重复的工作。但这些优点如果不能正确地利用，会发生将张三的病情拷贝到李四的身上的状况，因此存在严重的医疗安全隐患和法律纠纷隐患，同时也使病历千人一面，失去了研究、教学的价值。

（3）病历签字

病历具有法律认可的电子签名才是合法的电子病历，但目前绝大多数医院采用的不是这种模式。因此，病历签字是一个问题，特别是医嘱和知情同意书。医嘱常常是从入院到出院都是一个医师的名字，执行医嘱人也存在相同的问题，执行时间也可能不是实际的时间。

电子病历的结构化也是一个值得研究的问题，结构化可以保证资料收集的完整性，但不是所有的内容都适合结构化，过分结构化会僵化资料收集的内容。

3.临床路径对病案质量管理的影响

临床路径对病案质量有重大的影响，临床路径是今后必须关注的方向。临床路径的实施将会改变医疗行为、护理行为、病历书写行为，甚至临床路径的病历记录可能会成为病种付费和医患纠纷处理的依据。

由于临床路径规定了流程，病历书写也就会围绕着流程，再按传统的方式去记录。在质量管理过程中，可以"天"为单位来检查记录的内容。疾病能否进入路径，必须要有充分的记录，有充分的依据。疾病的轻微变异，不产生严重的并发症，不影响住院天数或增加较多的医疗费用的，可以不影响路径。当疾病有较严重的并发症时，将会"跳出"临床路径，这些病历资料中必须有充分的记录。这也是病案质量管理的重点。

4.医院评审标准对病案质量管理的影响

公立医院绩效考核和等级医院评审仍是卫健委的重要工作之一，各省都有与之配套的医院评审细则。标准和细则对病历书写影响甚大，必须认真研究和执行。今后病案质量管理的发展趋势除因目标变化而产生质控内容变化外，在病案质量管理的方法学上，也会有新的变化。病案质量管理将不仅使用传统的病案质量审查法，还会引入一些新的管理方法，如同行医师病案记录自我审查法、科研病案审查法、临床路径病案审查法。

同行医师病案记录自我审查就是根据医师预先设定的标准，通过病案人员的审查，将所发现的内容汇总、上报，然后医师们再根据实际情况做出判断。例如，通常肺炎患者不需要做CT检查，医师可以将CT检查作为病案审查的内容。当报告有CT的肺炎病例时，同行医师可以调阅病案，如果发现经治医师开出的CT检查是合理的，就通过；如果经治医师开出的CT检查是不合理的，再帮助该医师认识不合理的原因，从而达到持续质量改进的目的，这个目的不仅是病历书写的改进，而且是医疗质量的改进。

科研病案审查法是根据医师科研所需要收集的关键信息，对病案进行回顾性的审查，从而发现病历记录的缺陷，根据循证医学来设定检查内容也属于科研病案审查法范围。

临床路径病案审查法则是根据临床路径所设定的医疗活动来检查病案的记录内容及质量。

第五节　资源配置

随着医疗卫生事业的稳步发展，优化医疗资源配置、发挥资源的最大效力是医院管理者的努力目标。国务院办公厅2009年印发的《深化医药卫生体制改革的意见》及2016年12月印发的《"十三五"深化医药卫生体制改革规划》明确指出，随着人民生活水平不断提高，健康需求日益增长，我国卫生资源总量不足、结构不合理、分布不均衡、供给主体相对单一、基层服务能力薄弱等问题仍是我国卫生事业发展的主要问题。

党的十九大以来，我国社会的主要矛盾是人民日益增长的美好生活需要和不平衡不充分的发展之间的矛盾，在医疗卫生领域也存在"需求和卫生资源供给不平衡不充分"的矛盾。随着医改进入攻坚期和深水区，深层次体制机制矛盾的制约作用日益凸显，利益格局调整更加复杂，改革的整体性、系统性和协同性明显增强，任务更为艰巨。

2020年12月，国家卫健委和国家中医药管理局联合下发《关于加强公立医院运营管理的指导意见》指出，医院应当结合运营目标和精细化管理需求，聚焦人、财、物、技等核心资源，依据医院建设规划和中长期事业发展规划，建立人、财、物、技术、空间、设施等资源分类配置标准；加强资源调配与优化，促进各类资源动态匹配，提高内部资源配置对医、教、研、防等业务工作的协同服务能力。

2021年6月，国务院办公厅下发《推动公立医院高质量发展的意见》指出，力争通过5年努力，公立医院发展方式从规模扩张转向提质增效，运行模式从粗放管理转向精细化管理，资源配置从注重物质要素转向更加注重人才技术要素，为更好地提供优质高效医疗卫生服务、防范化解重大疫情和突发公共卫生风险、建设健康中国提供有力支撑。

随着时代的发展进步，国家不仅关注医疗资源配置在区域层面、城乡层面的分布合理性，同时重视医疗资源配置在医院内部层面的合理性。面对新的形势和挑战，如何优化医院内部的资源配置，如何保证在医院正常运营下提高资源利用率将是需要我们关注的重点。

一、研究现状

（一）医院人力资源配置研究

虽然国内关于医院人力资源的配置问题研究起步较晚，但自改革开放以来，国内医药卫生事业的发展取得了长足的进步，国内关于医院人力资源配置的研究也逐渐增多，研究内容也日趋丰富。

方娟（2022）提出以工作量为基础，结合各临床医技学科特点，采用不同方法对学科医生人力资源需求进行测算，以期为医院医生招聘、岗位调整、绩效分配等工作提供参考，同时为其他医院医生人力资源需求测算提供借鉴。高晓娜（2020）提出基于GM（1，1）灰色系统预测模型，对2017—2019年医院的卫生服务利用量指标进行建模分析，预测2020—2022年医院的卫生服务利用量，基于卫生服务利用量相关指标，预测2020—2022年该院卫生技术人员需求量，以期为卫生人力资源合理配置及相关政策的制定提供参考依据。

（二）医院床位资源配置研究

杨琰提出引入DRG来矫正科室间病种和疾病疑难程度差异对床位配置的影响，在床位指标的基础上，结合时间消耗指数、科室单床DRG权重、病例组合指数（CMI）等DRG相关指标，试图为床位资源管控提供较为有效的策略支持。宋晴雯提出将病例的权重作为风险调整工具，纳入床位利用效率评价体系，用CMI对传统床位使用指标进行调整，评价各科室床位利用效能，探讨科室床位使用过程中可能存在的问题，测算平均住院日目标，为引导床位合理配置提供决策依据。刘盈提出通过对传统床位利用效能评价指标进行调整，使医疗服务产出标准化，将床位使用周转情况与医院收治病例疑难程度、诊疗水平评价融为一体，兼顾医疗产出的"量"与"质"，提出单床工作效率指标，并建立床位效能评价模型，使医院的床位效能评价实现质量和效率的统一，使评估结果更加科学、客观、有说服力。曾绍颖提出设立入院一站式服务中心，将病人住院预约、缴费查询、医保结算、院前检查等功能进行整合，依托大数据对各科室住院业务需求量进行预测。此外，入院智慧平台还通过与医院信息系统（hospital information system，HIS）互联互通，实时获取各科室床位工作效率指标，如床位使用率、平均住院日等，通过对各科室住院业务需求与床位工作效率的实时变动建模，探索建立医院床位资源动态调配机制。

（三）医院医用设备配置研究

郑斯怡提出利用平衡计分卡法，该方法以医院的发展战略、共同愿景等为核心，尊重全面均衡的哲学思想，并且基于医院现有的组织架构，将绩效管理与患者、财务、内部流程、创新与学习等工作结合在一起进行综合评价，不仅关注配置大型医疗设备对医院短期目标、长期目标的影响，还需要兼顾医院内部利益和外部利益的诉求情况，确保各项指标不脱离医院发展战略，并且真实反映出医院的战略管理现状，从财务维度的设计方案、患者层面、内部经营流程、创新与学习层面来判断大型医疗设备绩效。张丽华和蔡林提出运用综合效益评价法对医院的医疗设备进行资源配置，根据不同类别的医疗设备特点设定评价项目以及分配评价权重，进行设备综合效益分析，对医疗设备的经济效益和社会效益进行科学评估和分析，为医院精细化管理提供有效的手段。彭理斌提出研究新疆某三甲医院16台500万元以上大型仪器设备的使用效益，选择设备收支结余率、安全边际率、百元固定资产收益率和投资收益率4个指标，采用优劣解距离法（TOPSIS）和秩和比法（RSR）进行综合评价，结果显示该院部分仪器设备使用效益低，医院设备管理水平有待进一步提升，医院应不断完善大型仪器设备的管理考核指标体系，提升大型仪器设备的管理水平。

二、医院资源配置方法

（一）医院人力资源配置方法

医院是我国医疗服务最主要的机构，医务人员是公众卫生健康的守护者，是医院人力资源最重要的组成部分，医护人员的数量和质量关系着医院的可持续发展。为了提高运营效率和核心竞争力，医院必须加强人力资源管理，提升自身的竞争力，从而适应激烈的市场竞争，实现可持续发展。

业务种类比较固定且每种业务平均工作时间容易确定的医技学科适合采用工作量分析法确定其医生人力资源需求。

1.确定测算方案

首先通过数据分析，测算出各种业务种类的工作量以及平均工作时间。通过计算分析可知，每名医师每年的工作时间为1920小时（平均每天工作8小时，全年365天减去104天法定休息日和11天法定节假日，同时减去公休假及其他休假10天）。用全年的工作量乘以平均工作时间得到全年的业务工作时间，然后除以全年的工作时间，得到人员配置数量。

学科医师人力资源配置＝各业务种类工作量×每种业务平均工作时间÷1920

2.计算测算结果

表7-33　工作量分析法测算结果

科室	业务量	平均工作时间（min）	测算结果	现有人员
影像科			81	93
DR	178869	8	12	
CT	475036	12	49	
MRI	168902	14	20	
超声医学科	801264	13	92	94
心电图室	675319	5	29	30

通过上述根据工作量并结合学科特点进行的计算方法，对本医院各学科医生人力资源需求计算的结果与医院实际情况基本相符。上述测算结果表明，目前样本医院多数学科的医生人力资源能够满足其运营需求，但仍有部分学科的现有医生人力资源超出了运营需求，这主要与当前我国公立医院采用编制管理，普遍存在人员退出机制不健全、人力资源配置不能及时调整，以及早期医院管理科学化、精细化水平不够等问题有关。因此，医院应明确评估标准，建立评估系统，根据相关管理条例对考核不合格的医生进行岗位调整或解除聘用合同，优化医生人力资源队伍。此外，在之后的招聘中，严格控制医生人力资源超配学科的招聘名额，仅招聘高层次和急需紧缺人才以调整学科人才队伍结构，同时当医院其他相关学科出现医生岗位空缺时，应优先考虑从超配学科转移医生，以实现医生人力资源的均衡分配。

（二）医院床位资源配置方法

医院床位是反映医疗服务供给能力的重要资源，与医院运行能力和社会服务能力直接相关的是床位的合理配置和运行效率。在医院床位总体投资一定的情况下，我们需要平衡每个临床病房的床位需求，对各病区的床位使用效率进行充分评估，提高卫生服务质量，提高现有资源的使用效率，这将有助于医院管理决策更具针对性，运行管理分析流程更具系统性和可操作性；有利于医院加强管理手段，加强内涵建设，管理水平不断提高。

例一，基于病例组合指数的床位资源配置。

疾病诊断相关组（DRG）是用于衡量医疗服务质量效率以及进行医保支付的一个重要工具。DRG实质是一种病例组合分类方案，即根据年龄、疾病诊断、合并症、并发症、治疗方式、病症严重程度及转归和资源消耗等因素，将患者分入若干诊断组进行管理的体系。CMI是DRG指标体系中"效能"维度的评价指标，代表出院病人的平均权重，CMI指数越高，反映医院收治疾病的疑难危重程度就越高。

某医院通过CMI指数对床位工作效率指标进行调整，指导医院的床位配置工作。

1.确定测算方案

从医院历史数据中提取2021年各临床科室的出院人数、实际占用总床日数、平均开放床位数、实际开放床位数、床位周转次数、平均床位工作日和床位使用率等指标。

首先求全院各科室病床工作效益的平均值，计算标准差，取95%置信区间，求得该院病床工作效益的上、下控制线，并计算出各科室开放床位数的合理区间范围，再将各科室实际开放床位数与该区间范围进行比较，即可得出各科室床位所需调整的方向。

床位工作效率=床位周转次数×平均病床工作日=（出院人数/平均开放床位数）×（实际占用总床日数/平均开放床位数）=出院人数×实际占用总床日数/平均开放床位数

床位工作效率的95%置信区间（CI）=床位工作效率的均值±$t_{0.05, (n-1)}$，其中n=46（共46个科室），将CMI值加入床位工作效率的计算公式，科室收治的病例疑难程度越高，床位的工作效率就越低。

CMI调整后的床位工作效率的95%CI=床位工作效率的95%CI/CMI

平均开放床位数上下限=（出院人数×实际开放总床日数/调整的床位工作效率上下限）

将科室的实际开放床位数与计算的平均开放床位数上下限进行对比，在区间内正常，低于下限为偏少，高于上限为偏多。

2.计算测算结果

以该医院的皮肤科为例进行计算，通过统计学分析，计算各科室床位工作效率，得出各科室床位工作效率的均值=13850.49，床位工作效率均值的标准差=818.69，查表得$t_{0.05, 45}$=2.01，床位工作效率的95%CI为12204.90~15496.09。据此可计算出各科室CMI调整的置信区间，进而计算各科室的床位上下限。

根据床位工作效率计算得出皮肤科的床位数：

皮肤科平均开放床位数的上限=（出院人数×实际开放总床日数/床位工作效率上限）=（737×17869/12204.9）≈33（张）

皮肤科平均开放床位数的下限=（出院人数×实际开放总床日数/床位工作效率下限）=（737×17869/15496.09）≈29（张）

根据调整后的床位工作效率，计算皮肤科的床位数：

皮肤科调整后的床位工作效率的上限=床位工作效率上限/CMI=12204.9/1.29≈9460.47

皮肤科调整后的床位工作效率的下限=床位工作效率下限/CMI=15496.09/1.29≈12012.47

皮肤科平均开放床位数的上限=（出院人数×实际开放总床日数/调整后的床位工作效率上限）=（737×17869/9460.47）≈33（张）

皮肤科平均开放床位数的下限=（出院人数×实际开放总床日数/调整后的床位工作效率下限）=（737×17869/12012.47）≈37（张）

表7-34　某医院2021年部分临床科室平均开放床位数合理区间

科室	实际床位数/张	根据床位工作效率计算的床位数			CMI	根据CMI调整后的床位工作效率计算的床位数		
		床位下限/张	床位上限/张	床位情况		床位下限/张	床位上限/张	床位情况
皮肤科	36	29	33	偏多	1.29	33	37	合适
普通外科	44	40	45	合适	1.6	51	57	偏少
小儿科	53	56	63	偏少	0.8	50	56	合适
介入科	5	4	5	合适	3.06	7	8	偏少

表7-34展示了CMI调整前后的床位上下限，可以看到两种方法有明显的区别，床位情况的判别也有不同，例如皮肤科床位情况由"偏多"变为"合适"，这种变化与实际收治病人情况有关，医院多数科室收治病例的CMI＞1，所以大部分科室根据CMI调整后的床位上下限比调整之前的高，这是合理的，也是符合临床需求的。因为疑难重症病例需要治疗的时间长，理应在床位配备上给予相应科室一定的倾斜。

此外，DRG适用于诊断和治疗方式对病例的资源消耗和治疗结果影响显著的病例，对于诊断和治疗方式相同，但资源消耗和（或）治疗结果差异大的病例（例如康复类疾病）则不适用。因此，在调整康复科、精神科和老年病科的床位时，需要综合考虑各方面的因素，而不是仅依据CMI调整床位上下限。

例二，引入病床竞争力指数进行床位资源配置。

病床竞争力指数=CMI×病床周转次数×床位使用率。其反映医院平均每张病床每年产出的CMI工作量，病床竞争力指数越高，意味着医院床位资源配置的效率越高。

某地三级综合医院开放床位1500张，目前床位使用率为85%。该院已实施DRG结算1年余，平均住院日为7.9天，出院患者次均费用为1.8万元，时间消耗指数为0.89，费用消耗指数为1.02，医保暂处于超支状态。

结合该医院2021年各科室的出院人次、实际占用总床日数、病床周转次数、平均住院天数、床位使用率，以及当地医保局下发的年度医保结算单中的DRG分组信息和对应的RW值、统筹地区病组平均住院天数等指标值，进行病床竞争力指数计算。结果为，该医院33个临床科室的病床竞争力指数均值为46.05，其中高于均值的科室有21个，低于均值的科室有12个。

为了更好地进行管理决策，首先将科室分为三类：病床竞争力指数>60的为一类科室；30≤病床竞争力指数≤60的为二类科室；病床竞争力指数<30的为三类科室。经分析发现，该院病床竞争力指数最高的一类科室共有10个。这些临床科室是DRG支付政策下优先增加床位、人员和医学装备等资源的战略型科室。但是，在具体调整床位数量时，还需结合医院具体运营状况、科室病种结构和学科发展情况进行全面考虑。

医院省级重点专科神经内科的2个病区，诊疗难度高，医保有结余，2个病床竞争力指数均属一类科室。从对DRG核心指标的分析可看到，2个病区目前的运行情况优良，医疗效率指标相对较好。结合医院年度预算增长得出，该院神经内科可以通过进一步提高诊疗效率，达成下一年度的业务增量，无须增加病区床位数。

医院同为省级重点专科的心血管内科，其2个病区的病床竞争力指数均属二类科室，医保有结余但诊疗难度（CMI）偏低。进一步分析发现，该科室收治的患者总权重排名靠前的病组较为集中，基本是以药物治疗为主的高血压、心律失常、心力衰竭等非手术治疗患者。心内科介入手术操作例数较少，所有指标提示，该科室虽工作量大且收治的患者能够反映其专科特点，但诊疗难度有待提升，应加强技术竞争力，进而有效提升经济效能与社会效能，无须调整床位数。

（三）医院医用设备配置方法

医院的诊断和治疗工作越来越紧密地与设备管理联系在一起，医疗设备已成为现代医学的重要手段。医疗设备的管理在医院的管理中越来越重要，医院工作的开展更加依赖于医疗设备的使用。随着人们生活水平的提高和科学技术的发展，医院的医疗条件也有了很大的改善，医疗设备条件也大幅度提升。在现代化医院的医疗工作中，医疗设备发挥着重要的作用，可以有效提高疾病诊断的准确性，为患者带来及时有效的治疗，提高患者的治愈率。随着超声、CT、核磁共振等医疗设备的大量使用，医院需要不断提高医疗设备的管理水平，进而改善医疗设备的运行和应用效果，从而提高医疗水平。在现代化的医院医疗工作中，从检查、诊断到治疗，一系列的流程都有医疗设备的参与。搞好医疗设备的科学管理，有助于实现医院的经济效益和社会效益，解决医院管理中的问题，提高医院现代化管理水平，提高医院诊疗水平。

基于综合效益评价法的医用设备配置方法如下。

1.经济效益分析法

医用设备经济效益分析方法主要有纯收益率法、投资收益率法、投资回收期法等。

（1）纯收益率是指医用设备的纯收入在毛收入中所占的比率。其中，医疗设备年支出包括设备折旧费、配套卫材或试剂费、日常维护费、修理费、人力成本及水电费支出等。

（2）投资收益率是指医疗设备年产生的净收益与设备投资总额的比率，其计算公式为：投资收益率=（净收益/设备投资总额）×100%。设备的投资收益率越高，表明设备的经济效益越好。

（3）投资回收期是指自设备引入医院之日起，用该仪器所得的净收益覆盖设备投资所需要的时间，其计算公式为：投资回收期=设备初始投资/（设备年净收益+设备年折旧+无形资产摊销）=原始投资额/年现金净流量。

2.社会效益分析法

设备的社会效益是指设备为国家、社会、人民带来的除经济效益之外的其他利益，一般不能用经济指标来量化，也就是设备的使用给人们创造的效益，它是区别于经济效益的。以如下指标作为设备社会效益评价指标为例，如表7-35。

表7-35　设备社会效益评价指标

一级指标	二级指标
社会影响力	－
使用饱和度	－
检查阳性率	－
必要辅助设备	－
新项目、新术式	新项目数、质量
	新技术数、质量
教学及人才培养	年培养学位人数
	年培养职称人数
	引进人才数
科研及成果	科研立项
	科研奖励
	论文
	专利
	专著
急救作用	抢救人数
	抢救成功率
治疗效果	治愈率
	转好率
	住院时间

（1）社会影响力：指引进的医疗设备可以提升医院的声誉和知名度，提高医院在地区乃至全国的竞争力，提高患者对医院的满意度。具体指标包含患者评价及口碑等。

（2）使用饱和度：设备使用饱和度是用于评估医疗设施是否空闲、利用率是否足够高、设施是否充分利用以及是否为合理资源配置。

（3）检查阳性率：针对检查类设备，检查结果的阳性率可以侧面说明设备检查开单的正确性，防止为了提高经济效益过度检查，减轻患者的经济负担，提高医生的业务水平。

（4）必要辅助设备：尽管基础保障辅助类设备不能直接为医院带来经济

效益，但其作用也是不可或缺的，在评价时其评估指标权重应向使用饱和度等指标倾斜。

（5）新项目、新术式：部分设备的引进有利于医院开展新的诊断、治疗项目，也有利于医院医疗水平和知名度的提高，给区域百姓带来实惠。

（6）教学及人才培养：医疗技术的进步离不开人才，先进的医疗设备可以对人才的培养起到辅助作用。具体指标可以细分为教学人数、教学时间和取得学历情况等。

（7）科研及成果：应将医疗设备在科研方面的贡献纳入社会效益评价体系，例如相关医疗技术攻关，科研论文发表数量、质量，科研项目情况，获奖情况，等等。

（8）急救作用：对于急救类和生命支持类设备，比如除颤仪、体外膜肺氧合（ECMO）等，抢救人数和抢救成功率可以很大程度体现其社会效益。

（9）治疗效果：治疗类设备对于某些疾病起到关键性的治疗作用，患者的治愈率、好转率可作为治疗类设备社会效益的重要指标。

3.设备效益综合评价

（1）确定评价指标及权重。要根据医院自身条件和设备种类选择恰当的评估指标，通过专家评估，得出设备综合效益评价权重。

（2）计算设备综合效益。以移动式C型臂X射线机为例计算设备综合效益，移动式C型臂X射线机属于手术治疗类设备，根据相关文献，此类设备经济效益与社会效益权重比例可设为6：4，即经济效益总权重为0.6，社会效益总权重为0.4。计算公式如下：

经济效益=经济效益指标权重×实际经济效益/目标经济效益

社会效益=社会效益指标权重×实际社会效益/目标社会效益

综合效益=经济效益+社会效益

①计算经济效益

经济效益测算指标可选择纯收益率，即纯收益在毛收入中的占比。C型臂X射线机购置价格为180万元，收费条目"C型臂术中透视"是其直接收入，收费价格为100元/小时，平均使用时间为2小时/人，费用约200元/人，一年约完成1200例。则直接收入为：1200人/年×200元/人=24万元/年。支出共15万元，其中水、电等费用约5万元，人力成本约10万元。

净收益=收入–支出=24–15=9（万元）

投资收益率=（直接净收益/设备投资总额）×100%=（9/180）×100%=5%

假设设备引进论证时目标投资收益率为15.98%，则：

设备经济效益=经济效益权重×实际投资收益率/目标投资收益率=0.6×5%/15.98%≈0.19

②计算社会效益

根据相关文献，社会效益总权重为0.4，具体细分为设备使用饱和度权重0.05，新项目、新术式权重0.05，教学及人才培养权重0.1，急救作用权重0.1，治疗效果权重0.1。

社会效益评价指标可根据其引进时的预期或专家设定目标进行计算。例如：

设备引进论证目标预计使用8小时/天，预计开展新项目、新术式1项/年，培养人才4人/年，急救手术5台/年，目标手术治疗后七天出院比例96%。医院实际开机10小时/天，实际开展新项目、新术式1项，培养人才3人，急救手术10台，七天出院比例为92%。

设备社会效益=设备使用饱和度权重×实际开机时间/目标开机时间+新项目、新术式权重×实际开展新项目、新术式/目标开展新项目、新术式+教学及人才培养权重×实际教学及人才培养/目标教学及人才培养+急救作用权重×实际急救手术台数/目标急救手术台数+治疗效果权重×实际治疗效果/目标治疗效果=0.05×10/8+0.05×1/1+0.1×3/4+0.1×10/5+0.1×92%/96%≈0.48

因此，移动式C型臂X射线机综合效益为：

设备综合效益=设备经济效益+设备社会效益=0.19+0.48=0.67

医院通过对不同类别的设备设计具体的评价指标和评价权重，有效地突出各种设备的特点，从而在引进论证时，对设备的综合效益进行更科学的评估，判断其能否达到预期的效果。

医院的资源配置管理是宏观资源利用的基础，不可忽视。优化医疗资源配置是深化医疗卫生体制改革的必然要求。我国医疗卫生改革已进入深水区，部分医院仍存在追求床位规模、竞相采购大型设备、忽视医院内部机制建设等粗放式发展问题，导致部分医院单体规模过大，影响了基层医疗卫生机构的发展空间，阻碍了医疗卫生服务体系整体效率的提升。因此，国家要求将医疗卫生资源优化配置提升到新的高度，推动我国医疗卫生资源优化配置，提高服务可及性和资源利用效率，满足人民群众全方位、全生命周期、可持续的卫生服务需求，为推进健康中国战略奠定基础。

第六节 预算管理

一、预算管理概述

（一）概念

1.预算

预算是医院通过对内部和外部环境的分析，在科学的预测和决策基础上，量化反映未来一定时期内的业务、财务及投资的一系列计划。不同于简单的计划和预测，它以价值、数量等形式体现预算期内运营情况，作用于事前、事中和事后，能够帮助医院合理地控制成本，提升资源的利用率。

2.预算管理

预算管理是围绕预算而开展的预算编制、预算审批、预算执行、预算监控、预算调整、预算决算、预算分析及预算考核等一系列管理活动。做好预算管理工作，能够为绩效评价提供依据，利于医院的成本控制和资源配置。医院预算管理工作需要各部门的密切配合，对于院内资源具有普遍约束力和控制力。随着DRG/DIP时代的到来，医院成本控制更为关键，应进行更加全面的预算管理。

3.全面预算管理

国家卫健委、中医药管理局发布了《关于印发公立医院全面预算管理制度实施办法的通知》，提出对医院所有经济活动实行全面管理，全部纳入预算管理范围，实行全口径、全过程、全员性、全方位预算管理，覆盖人、财、物全部资源，贯穿预算编制、审批、执行、监控、调整、决算、分析和考核等各个环节。全面预算管理是政策要求，更是精细化运营的需求，实行全面预算管理能够有效提升医院竞争力，进而提升医院经济效益和社会效益。

（二）预算内容

全面预算管理的主要内容包括业务预算、财务预算和资本预算。

1.业务预算

业务预算主要反映医院开展日常运营活动的预算，包括医疗业务工作量预算、财政专项预算、科研教学项目预算等。

2.财务预算

财务预算主要是对财务报表进行预算，包括资产负债表预算、现金流量表预算和利润表预算等。

3.资本预算

资本预算主要用于非日常的或者重大事项的预算，包括无形资产预算、固定资产预算、长期借款预算等。

（三）预算模式

医院进行全面预算管理，一般采用两上两下的工作模式，由医院高层充分分析市场和政策等情况，结合医院自身的运营情况，科学地制定预算方案，并将预算目标下达到各科室单元。各科室单元根据自身往年的情况，预测本科室的下年度预算目标，编制预算并上报医院。医院对数据进行分析并进行预算审核，对于不合理之处进行预算调整，审核通过后，将预算目标下达给各科室，经各科室确认后，预算编制完成。医院在下一年度开始执行预算，并对预算情况进行定期分析和随时调整。

（四）预算管理的流程

预算管理流程应遵循PDCA循环，各部门相互配合，事前要依据医院战略明确预算目标，做好预算编制、审批，事中做好预算执行、监控和调整，事后做好预算决算、分析和考核，做到"预算编制有目标、预算执行有监控、预算完成有评价、反馈结果有应用"，并通过预算调整不断完善这个循环，提升各环节的效率，帮助医院做好全面预算管理，提高经济效益，提供更优质的医疗服务。

1.事前

事前控制主要是在实际发生偏差之前进行控制，在预算编制完成之后，由医院全面预算管理组织在发生业务活动之前对预算的合理合规性及是否超出预算目标等进行审核，批准后方可支出预算，这种方式能够在业务活动发生之前对费用等项目进行有效控制。事前控制依赖于预算目标的设置，可能与本期实际运营情况不相符。

2.事中

事中控制主要是在预算执行的过程中，对于预算执行情况进行实时监控，对于超预算支出进行预警，对预算完成情况进行分析，实时进行预算调整。坚持无预算不支出的原则，对预算执行过程中的偏差进行修正，合理地进行费用控制，有效节约成本。

3.事后

事后控制主要是对预算执行后的结果进行定期分析和考核，按照主管部门的要求编制决算报告等。在进行预算分析时，应尽量全面地进行分析，对于执行结果与预算编制之间的差异进行原因分析，并对预算执行过程中的问题进行总结，改进预算，确保预算的合理性。

二、DRG/DIP背景下的预算管理实践

（一）背景

DRG/DIP支付改革背景下，预算管理作为运营管理的重要环节，其作用不容忽视，医院精细化运营管理的要求以及信息系统的不断升级，推动预算管理更加全面精细。2020年12月，国家卫健委、中医药管理局发布《关于加强公立医院运营管理的指导意见》，提出公立医院运营管理是以全面预算管理和业务流程管理为核心，以全成本管理和绩效管理为工具，对医院内部运营各环节的设计、计划、组织、实施、控制和评价等管理活动的总称。可见，传统的预算管理已不能满足医院高质量发展的需求，医院应实施全面预算管理。

2020年12月底，国家卫健委、中医药管理局发布了《关于印发公立医院全面预算管理制度实施办法的通知》，提出对医院所有经济活动实行全面管理，全部纳入预算管理范围，实行全口径、全过程、全员性、全方位预算管理，覆盖人、财、物全部资源，贯穿预算编制、审批、执行、监控、调整、决算、分析和考核等各个环节。由此可见，医院预算管理是动态管理，需要全员参与，不仅要做好财务预算，更要做好业财融合，为资源配置和绩效考核提供相对准确的预算结果。

医院应按照国家有关预算编制的规定，对以前年度预算执行情况进行全面分析，根据年度事业发展计划以及预算年度收入的增减因素，测算编制收入预算；根据业务活动需要和可能，编制支出预算，包括基本支出预算和项目支出预算。编制收支预算必须坚持以收定支、收支平衡、统筹兼顾、保证重点的原则。

DRG/DIP背景下，医院高质量发展的需求更为迫切，预算管理是运营管理的重要工具，更是业财融合的纽带。医院可以按照科室、归口、院级设置三级预算，完善预算管理的组织架构，将责任落实到每个单元，利于更好地进行绩效管理和成本管理。

某医院对全面预算管理工作高度重视，根据医院发展战略，建立了全面预算管理委员会、全面预算管理办公室、预算归口管理部门、预算科室单元的四级组织架构，对医院、归口和科室实行三级预算管理，对医院预算进行全方位的控制，制定了详细的全面预算制度，明确了各归口部门及各科室单元的责任。医院通过信息化对预算执行情况进行实时监管，一旦费用超出预算，及时预警。定期出具预算分析报告，分析预算的执行情况，对预算编制进行改进。进行年度预算时，医院根据战略确定各项目的院级总目标，再分解到各归口部门，最后下达到各科室单元。全面预算管理委员会每季度组织预算考评，每年度进行年度预算考评。

（二）预算编制

1.设置预算目标

医院在设置预算目标时，应以战略规划为基础。对医院内部运营情况和外部市场情况进行综合分析，可采用SWOT分析等方法。在制定预算目标时要结合SMART原则，即明确、可衡量，可实现、相关、及时。医院在设置目标时，一般先确定院级的医疗业务及财务目标，可以采用概率预测、回归预测、本量利分析等方法。确定完院级的业务及财务目标后，应采取合理方法进行分解，例如，历史经验法、统计分析法等，将目标责任落实到每一个科室。医院应结合上一年度的预算情况，对每一项需达成的目标合理进行分解，如分解为出院人次、门急诊人次、住院收入、门急诊收入等。

2.预算编制常用方法

预算编制有很多方法，医院可结合自身预算管理需求进行选择。

（1）根据是否需要结合历史数据情况，可以分为零基预算法和增量预算法。

①零基预算法

零基预算法不考虑历史的预算情况，而是以医院本期的预算要求为编制基础，也就是说，医院要重新分析自身情况制定预算，确保预算的合理性。这种方法需要逐项确定各项费用支出，对其合理性和涉及金额进行研究讨论，确保费用合理支出。这种方法可能需要的时间较长，工作量巨大，但与增量预算法相比，能很好地杜绝往年不合理费用继续支出的情况，更好地控制成本。

②增量预算法

增量预算法是在历史预算数据基础上进行的一种预算编制方法。使用该方法时，需结合医院本期的运营情况及需求，对上一年度的预算编制进行增量变动。这种方法比较简单，但容易导致往年的不合理开支情况持续，不利于费用控制。需要注意的是，在编制成本预算时，增量预算法更适用于变动成本预算。

（2）根据是否固定业务量，分为固定预算法和弹性预算法。

①固定预算法（静态预算法）

固定预算法就是不考虑本期的业务量受到其他活动影响而变化的情况，只考虑医院正常运营下的情况，将业务量固定为某一确定水平，这种方法比较简单，但是往往与实际预算执行情况不相符。

②弹性预算法（变动预算法）

弹性预算法是在医院成本分类的基础上，考虑业务量的变化情况，确定业务量的范围，考虑本量利的关系，固定成本不变，变动成本随业务量变化而变化，根据业务量的范围，确定预计收入水平等，计算各项费用并以一定方式体现的预算编制方法。这种预算编制方法适用性更强，与固定预算法相比更具有弹性，更能体现医院实际执行与预期的差距，利于成本控制和考核。

（3）根据预算期的不同，可分为定期预算法和滚动预算法。

①定期预算法

定期预算法是将固定会计期间作为预算期进行预算编制，由于预算编制通常是提前制定，这种方法会导致预算编制不准确。由于其期限较为固定，连续性差，在实际预算执行时，遇到问题不能及时地进行调整，导致预算编制效果不好。因其预算期与会计期相符，所以便于预算执行情况分析和考核。

②滚动预算法（连续预算法）

滚动预算法不按照会计期间进行预算编制，而是根据预算的执行情况，及时地补充预算，逐期向后滚动，连续不断地更新预算编制，将预算期始终保持为一定时期。例如在本年1月预算执行完毕后，增加下年1月预算。这种方法及时性比较强，可以对未来一定时期的运营情况有所了解，医院也可以根据实际情况进行修改，利于医院预算管理和控制。连续的预算编制，有利于管理者对未来的运营方向做出判断，医院的运营情况会更加稳定。

3.预算编制流程

预算编制流程包括自下而上、自上而下、上下结合三种方法。

①自下而上的预算编制

自下而上，就是由各科室根据自身情况确定本科室的预算目标，上报给预算管理办公室，预算管理办公室对各科室预算目标进行汇总并确认是否合理，合理则上报给预算管理委员会，由预算管理委员会结合医院战略规划来确定具体的预算目标。

②自上而下的预算编制

自上而下，就是预算管理委员会根据医院战略来确定医院的总体预算目标，再将预算表分解到各归口部门，最后下达到各科室单元。

③上下结合的预算编制

上下结合，就是各科室根据自身情况确定年度预算目标，将其上交给预算管理办公室，预算管理办公室对各科室预算目标进行汇总，并确认是否合理，若不合理帮助科室进行改正，将合理的预算管理目标上报预算管理委员会。预算管理委员会根据战略规划确定年度预算目标，并根据各科室上报的预算目标进行讨论，最终确定合理的预算目标，上报高层并对医院发展规划进行修正。这种方法比较合理，既能够充分发挥科室的主观能动性，又能够保证医院战略目标的实现。

4.预算编制案例

①固定资产折旧预算——零基预算法

某医院采用零基预算法编制固定资产折旧费用预算，主要内容包括医疗设备折旧和办公设备等其他固定资产折旧。

1）医疗设备折旧

医疗设备是医院必不可少的固定资产，医疗设备折旧费用在每年设备折旧费用中占比较大，因此进行医疗设备折旧预算编制时应选择合理方法，制定合理的预算目标。医院采用零基预算法，每一年度重新确定预算目标并编制预算。医院准备编制下一年度医疗设备折旧预算时，首先与各科室沟通，全面了解各科室医疗设备分布及使用情况，通过实地调查及与负责设备管理部门和使用设备的专家和医生们进行讨论，对设备当前的使用情况、耗损程度、可替代性等进行全面的评估，对未来的使用效果进行预测，结合设备剩余使用寿命等，对设备预算进行编制。

2）办公设备等其他固定资产折旧

类似于医疗设备折旧，办公设备等其他固定资产折旧预算仍采用零基预算法编制，与医疗设备折旧的不同之处在于，这部分费用预算可以适当节省。在进行除医疗设备外其他固定资产折旧预算编制时，首先应与使用设备的各科室充分沟通，了解其需求和以往的设备使用情况，在充分了解当前市场情况的基础上编制合理的预算。

②医疗收入预算——增量预算法

医疗收入预算包括各临床、医技科室医疗服务收入，药品收入，单收费卫材收入。

1）门诊收入

门诊收入受门诊人次和门诊次均费用影响，因此预测门诊收入时，应对门诊次均费用和人次进行估计，在上一年度数据的基础上适当增加确定下一年度的预算目标。例如，2022年度某医院门诊次均费用为1000元，门诊人次为10万人。假设门诊收费标准不变，2023年门诊人次预计增长5%，则2023年预计门诊人次为10×（1+5%）=10.5万人，2023年预计门诊收入为1000×10.5=10500万元。

2）住院收入

对住院收入的预测，应对床位数、每床日住院费用、床位使用率进行估计，在上一年度数据的基础上适当增加确定下一年度的预算目标。例如，2022

年度，某医院每床日费用为100元/天，病床500张，床位使用率为30%。假设每床日收费标准、床位数不变，2023年预计床位使用率增长10%，则医院2023年预计床位使用率为40%，2023年预计住院收入为100×500×40%×365=7300000元。

3）药耗收入

药耗收入包括中成药收入、中草药收入和西药收入，以及单收费耗材收入。对这部分收入，医院可以根据自身情况在以往年度实际收入的基础上增加或减少一定比例，并根据当前市场情况进行预算设置。例如，某医院2022年药品收入为1万元，预计2023年药品收入增长1%，药品价格上涨2%，则2023年预计药品收入为10000×（1+1%）×（1+2%）=10302元。

③直接人工成本——固定预算法

某医院采用固定预算法进行直接人工成本预算编制，人员工资与岗位、编制、工时、服务量等相关，包括管理、医生、护士、医技、工勤等人员的薪酬。某医院2022年度实际的直接人工成本为3000万元，在人员组成、人数、工时等其他条件不变时，2023年度人工成本预算为3000万元。

④门诊药耗成本——变动预算法

某医院采用变动预算法（弹性预算法）编制门诊药耗成本预算，药耗成本与业务量及收入直接相关。2023年，某医院门诊次均费用标准为500元，预计门诊人次不超过3万，预计药耗成本占门诊医疗收入35%，则2023年度门诊医疗收入预算为1500万。假设药品耗材均为变动成本，则当医疗收入预算为1500万元时，2023年度门诊药耗成本预算为525万元。

⑤医疗服务收入——定期预算法

某医院采用定期预算法编制医疗服务收入预算，2022年第四季度编制2023年度医疗服务收入预算，2023年第四季度编制2024年度医疗服务收入预算，定期编制并上报医疗收入预算表。

⑥医疗服务成本——滚动预算法

某医院采用滚动预算法编制医疗服务成本预算，2023年1月编制2024年1月医疗服务成本预算，2023年2月编制2024年2月医疗服务成本预算，预算编制间隔周期始终维持12个月。

（三）预算审批

编制好的预算经过审批后才能执行，应重点审核预算编制的真实性、可实现性、全面性、战略性、平衡性。在预算编制完成后须及时进行审核，审核通过后进入预算执行阶段。

1.真实性

预算数据应能够真实体现医院的经营情况及战略目标等，一些科室或医院自身为了应付工作而进行预算编制，会导致预算数据不真实，这样的预算起不到控制费用的作用，反而浪费时间和人力。因此，医院在进行预算编制时应结合实际经营情况及市场环境等因素，尽量准确地进行预算编制，并且在预算审批时，对各科室上报的预算进行实际考查，以保证数据的真实性。

2.可实现性

预算管理组织及各科室单元确定预算目标时，不应过高或过低，应确保预算目标的可实现性。医院在审核预算编制时，应根据医院的长期战略，结合当前市场环境及各科室实际经营情况等，对编制好的预算进行全面评估，保证预算编制的可实现性。

3.全面性

预算编制应包含医院运行中的每一经济事项，便于对医院业务活动进行全面全方位全过程的管理。各科室单元都应进行预算管理，并将下一预算期内所有业务活动考虑进去，合理编制预算目标，便于医院进行全面预算管理，更好地控制成本费用，精细化管理各项资源，提升经济效益。

4.战略性

预算编制应基于医院战略，以战略目标为基础制定预算目标。因此，在进行预算审核时，应参考当前市场运行情况及各科室经营情况等，在医院战略目标的基础之上，审核预算编制是否合理，尽量保证预算编制与医院战略紧密结合，利于医院实现自身战略愿景，提升竞争力，同时充分发挥预算管理的作用，提升医院的运营效率。

5.平衡性

医院不同于企业，不能过于追求经济效益，因此进行预算编制时，为患者提供更好的医疗服务应作为首要考虑的事。在进行预算审核时，应该注意审核预算编制是否实现了经济效益和社会效益之间的平衡，不能为了缩减成本而牺牲患者利益。

预算审核是对预算编制的检查和确定，为保证预算编制和审核的公平性，在进行预算编制时，通常采用两上两下的形式，由医院高层制定预算方案，并将预算目标下达到各科室单元，再由各科室单元根据自身往年的情况编制预算并上报医院。医院对数据进行分析并进行预算审核，审核通过后，将预算目标下达给各科室，经各科室确认后，预算编制完成。这种形式能够充分沟通，很好地保证预算编制和审核的公平性。

（四）预算执行与监控

1.预算执行

预算执行就是按照预算目标将预算方案落地，坚持无预算不支出的原则，严格管理现金流量，按照三级预算的组织设置明确责任，同时预算执行的结果要和绩效考核关联，将预算管理落到实处。预算执行中需注意如下几点：

（1）严格执行预算编制

在预算执行的过程中，应严格遵循预算编制，确保全面预算管理发挥其应有的作用。医院坚持两上两下的预算编制原则，合理地进行预算编制，严格遵循预算编制进行预算执行，对超出预算的支出等进行调查分析，查明原因并提出解决方案，将各项业务活动控制在预算编制范围内。

（2）按照规定程序执行

应该按照规定程序申请预算，审批通过后方可执行。医院应制定明确的责任制度，每项预算由专人负责，对各科室预算分归口进行管理，保证预算责任明确、流程清晰，更好地管理医院现金流量，合理控制成本，增加收入。

（3）定期发布执行情况

各执行科室应及时提供预算执行信息，医院全面预算管理组织定期发布预算执行进度，对一些需要进行预算调整的特殊情况，全面预算管理组织应积极寻找原因并提出解决方案，保证预算目标的完成，发挥全面预算管理在医院运营中的重要作用。

（4）执行结果有所应用

预算执行结果可以通过绩效来体现，医院要根据各科室预算完成情况，对预算执行进行考核评价，将责任落实到每个科室，再由科室进行二次绩效分配，落实到每一个人身上。医院对考核结果优秀的科室及个人可以进行奖励，鼓励全体人员参与预算管理，节约成本，增加医院的经济效益和社会效益。

2.预算监控

预算监控是对预算执行情况进行监督和实时控制。预算监控可以通过对比计划时间进度和实际执行进度，设置时间节点，对不能按时完成进度的情况及时预警，督促查找原因并改进，这样能极大地提升运营效率，也为预算调整等工作提供更准确的依据。

某医院针对不同预算项目设置不同负责人，对于超出预算上限或低于预算下限的情况进行跟踪管理，发生特殊情况时，由预算预警系统将项目情况推送至项目负责人，由负责人查明情况并及时进行调整，预警系统持续监督，预算回到编制范围内解除预警，通过预算监控保证预算执行的合理性。

（五）预算调整

预算调整一般包括收入预算调整和成本预算调整，预算调整通常是因为内部或外部环境发生重大变化，或者是发生了预算管理委员会认为需要调整预算的其他情况。收入预算调整一般是由于宏观政策的变化，成本预算调整一般是由于业务量的变化。①外部条件变化：外部条件变化包括政策变化和环境变化。政策变化如国家发布了一些影响医用耗材价格的政策文件，医院需要根据这些政策对耗材预算进行适当调整。环境变化如一些突发情况导致医院暂停运营等。②内部环境变化：内部环境变化主要是医院结构的变化，如医院开设新院区等，医院应进行预算编制调整，适当增加预算。③其他情况：预算管理委员会认为需要调整预算时，可对相应事项进行调整。

1.收入预算调整

收入预算一般不予调整。收入预算调整一般是由于宏观政策的变化，由预算管理办公室填写预算调整报告，说明理由，并经领导批准后完成预算调整。

某医院预算管理办公室在2022年6月底对预算执行情况进行检查时，发现部分科室收入预算完成情况非常好，与预算目标相差40%以下，查找原因发现国家在2022年4月发布了提高医保报销比例的政策，导致部分科室就诊人次增幅加大。因此，预算管理办公室编制了2022年部分科室收入预算调整表，请求增加部分收入预算，并书面说明预算调整原因交领导批准。

2.成本预算调整

成本预算调整一般是由于业务量的变化，由预算管理办公室填写预算调整报告，说明调整原因，经领导批准后予以调整。

某医院预算管理办公室在2022年6月底对预算执行情况进行检查时，发现部分科室成本预算完成情况不理想，与预算目标相差70%以上，经调查分析后发现，部分科室3月受到一些因素影响，业务量激增，导致成本快速增加。因此，预算管理办公室编制了2022年部分科室成本预算调整表，请求增加部分科室成本预算，并书面说明预算调整原因交领导批准。

（六）决算

决算是对预算执行效果的总结，上级机构通过预决算报告对医院预算执行情况进行了解，医院按照规定的格式和要求编制决算报告，经过医院全面预算管理委员会审议、决策机构审核后报给业务主管部门。这是公立医院每年必做的一项工作，要确保及时完成并上报真实的决算报表。

（七）预算分析与考核

预算分析主要是对科室单元的收入和支出预算差异和构成进行分析，分析该科室自身的收入、支出预算执行情况，与同类科室预算完成度进行对比，帮助医院做好内部控制和管理。

业务分析是对各科室医疗服务、药品、耗材等与医疗业务相关的预算编制及执行情况进行比较，并对实际执行与预算编制的差异进行分析。财务预算分析是对现金流量、资产负债等预算及执行情况进行比较，并对实际执行与预算编制的差异进行分析，本质上是对资金的流向及最终结果进行监控，帮助管理者了解资金使用情况。在全面预算管理的背景下，业务和财务不应分离，简单案例如下。

1.收入分析

收入分析是对各科室收入预算编制完成进度的分析。例如，某医院每年编制下一年度的预算，2022年第二季度部分科室预算执行情况如表7-36。

表7-36 部分科室预算执行情况

科室名称	2022年收入预算数（万元）	2022年第1、2季度收入预算数（万元）	2022年第1、2季度实际收入（万元）	预算完成率（%）	
				2022年第1、2季度	2022年度全年
呼吸内科	2,500.00	1,250.00	1,500.00	120.00%	60.00%
消化内科	2,000.00	1,000.00	1,100.00	110.00%	55.00%
神经内科	1,800.00	900.00	1,000.00	111.11%	55.56%
心血管内科	8,000.00	4,000.00	3,900.00	97.50%	48.75%
血液内科	1,000.00	500.00	480.00	96.00%	48.00%
普通外科	2,000.00	1,000.00	1,100.00	110.00%	55.00%
神经外科	3,500.00	1,750.00	1,725.00	98.57%	49.29%
心脏大血管外科	2,000.00	1,000.00	1,200.00	120.00%	60.00%
骨科	5,000.00	2,500.00	2,600.00	104.00%	52.00%
肝胆外科	3,000.00	1,500.00	1,450.00	96.67%	48.33%
眼科	2,500.00	1,250.00	1,300.00	104.00%	52.00%
耳鼻喉科	1,500.00	750.00	800.00	106.67%	53.33%
麻醉科	4,500.00	2,250.00	2,000.00	88.89%	48.89%
病理科	1,500.00	750.00	800.00	106.67%	53.33%
影像科	9,000.00	4,500.00	4,400.00	97.78%	48.89%

对以上科室收入预算执行情况进行分析，2022年15个科室预计总收入为49800万元，2022年第1、2季度收入预算合计为24900万元，实际完成收入为25355万元，超额完成预算455万元，完成预算目标的102.63%。在15个科室中，完成预算目标的科室为9个，未完成预算目标的科室为6个。对于未完成预算的科室做进一步分析，发现有5个科室预算完成率在90%—100%之间，有1个科室预算完成率在80%—90%之间。针对分析结果，医院应及时了解原因，并提出合理的解决办法。

2.费用分析

费用分析是对各科室费用预算编制完成进度的分析。例如，医院某科室费用预算表7-37。

表7-37　医院某科室费用预算表

费用项目	2022年费用预算数（万元）	2022年第1、2季度费用预算数（万元）	2022年第1、2季度实际发生费用（万元）	2022年第1、2季度预算差异率
人员经费	1,000.00	500.00	500.00	0.00%
卫生材料费	50.00	25.00	24.00	4.00%
药品费	150.00	75.00	80.00	−6.67%
固定资产折旧费	100.00	50.00	50.00	0.00%
无形资产摊销费	10.00	5.00	5.00	0.00%
提取医疗风险基金	2.00	1.00	1.10	−10.00%
其他费用	500.00	250.00	244.00	2.40%
费用合计	1,812.00	906.00	904.10	−10.27%

通过上表可以发现，该科室费用总体控制较好，2022年第1、2季度实际总费用在预算范围内，比预算数节省了1.9万元，药品费和提取的医疗风险基金超出预算，可能与同期实际收入的增加有关。应结合同期收入预算执行情况，进行更加深入的分析。

3.利润分析

某医院A科室2022年第1、2季度预算执行情况如表7-38。

表7-38 医院A科室2022年第1、2季度预算执行情况

项目	预算金额（万元）	实际发生金额（万元）	差额（万元）	预算差异率（%）
主营业务收入	1，750.00	1，725.00	25.00	1.43%
主营业务成本	655.00	659.00	−4.00	−0.61%
期间费用	250.00	244.00	6.00	2.40%
财务费用	1.00	1.10	−0.10	−10.00%
营业利润	844.00	820.90	23.10	2.74%

通过上表可以发现，2022年第1、2季度A科室利润预算执行情况与预算编制的差异率只有2.74%，比预算编制目标少了23.10万元。应继续分析原因，寻找合理的解决方案，可以根据2022年医院同类科室同期及以前年度同期的利润数据进行同比和环比的分析。

例如，同期某同类科室B预算执行情况如表7-39。

表7-39 同期某同类科室B预算执行情况

项目	预算金额（万元）	实际发生金额（万元）	差额（万元）	预算差异率（%）
主营业务收入	1，750.00	1，740.00	10.00	0.57%
主营业务成本	655.00	650.00	5.00	0.76%
期间费用	250.00	240.00	10.00	4.00%
财务费用	1.00	0.90	0.10	10.00%
营业利润	844.00	849.10	−5.10	−0.60%

2022年第1、2季度，B科室实际利润预算执行情况较好，营业利润比预算编制目标多了5.1万元，预算差异率为0.60%。将科室A与科室B的预算实际发生利润比较，2022年前两季度B科室比A科室多盈利849.1-820.9=28.2（万元）。分析各项成本和主营业务收入的实际发生额，B科室与A科室本期主营业务收入差额为1740-1725=15（万元），主营业务成本差额为650-659=-9（万元），期间费用差额为240-244=-4（万元），财务费用差额为0.9-1.1=-0.2（万元），通过以上数据可以看出B科室各项损益都比A科室控制得好。应结合该预算期内科室内部环境和外部环境，进一步分析预算执行差异的原因。

4.项目预算分析

项目预算分析主要是对日常业务活动以外的重大事项做出事前可行性分析、事中执行分析和事后效果分析，如对大型设备更新等进行预算分析，前期应评估其预期现金流量、投资回收期等，分析其可行性，预算期内应时刻关注并定期分析预算执行进度等情况，预算期结束后进行执行效果分析，分析项目预算是否达到预算目标。

某医院科室提出一项目申报，欲对科室内某一大型设备进行更新，要对本次设备更新的优势、劣势、机遇和挑战、现金流等进行分析，经归口科室同意后，上报给医院。设备具体情况如下：原设备购置价格为50000元，已使用3年，已计提折旧17812.5元，预计净残值率5%，预计剩余使用年限为5年。每年该设备收入约为8000元，成本约为6000元，若现在出售该设备预计可获得收入20000元。新设备预计购置价格为80000元，预计每年设备收入为12000元，预计每年设备成本为7000元，预计使用年限为8年，预计净残值为5%，假设资金成本为10%，不考虑所得税，可列表7-40。

表7-40 设备预算分析

项目	旧设备	新设备
购买价格（元）	50000	80000
使用年限（年）	8	5
已使用年限（年）	3	0
已计提折旧（元）	17812.5	0
每年设备收入（元）	8000	12000
每年设备费用（元）	6000	7000
预计净残值（元）	50000×5%=2500	80000×5%=4000
每年折旧金额（元）	50000×（1-5%）/8=5937.5	80000×（1-5%）/8=9500
预计出售收入（元）	20000	0

（1）净现值法（NPV）

对新设备的净现值进行计算，如下：

设备每年净现金流量（NCF）=12000-7000+9500=14500（元）

净现值（NPV）=–80000+14500×（P/A，10%，5）+4000×（P/F，10%，5）=–80000+14500×3.7908+4000×6.1051=–613（元）

净现值NPV<0，该设备购置不可行。

（2）差量分析法

从设备使用年限来看，旧设备和新设备尚可使用年限相同，对其现金流量进行差量分析如下：

售出旧设备购入新设备时差量现金流=20000–80000=–60000（元）

旧设备每年现金流量=每年设备收入–每年设备成本=8000–6000=2000（元）

新设备每年现金流量=每年设备收入–每年设备成本=12000–7000=5000（元）

更新设备后每年新增现金流量=5000–2000=3000（元）

设备更新后的净现值=–60000+3000×（P/A，10%，5）+4000×（P/F，10%，5）=–60000+3000×3.7908+4000×6.1051=–24207.2（元）

净现值NPV<0，该设备更新项目不可行。

5.预算考核与评价

预算考核主要是通过本期实际发生的成本、收入等与当期的预算目标比较，考核预算完成的情况，并根据预算分析的结果，对各责任中心进行考核，与各科室绩效分配关联，这样将预算管理和绩效结合，有利于控制成本、优化资源结构，对规范预算管理、提升预算准确度有很大帮助。

对于实际发生数与预算数差距大的情况，需进一步查找和分析原因，并做好记录，若有错误则改正后再进行考核和评价。

某医院以预算为基础，根据临床医技科室、医辅管理科室、医院整体的不同侧重点，分别设置成本中心、费用中心和投资中心三类考评指标体系，重点考核成本中心的财务指标和非财务指标，重点考核费用中心的业务指标，重点考核投资中心的财务指标。从财务、患者、内部业务流程、学习与成长等维度设置详细考评指标并赋予权重，通过预算目标与预算实际执行情况的比较，对执行效果进行打分评价，设置优良中差等级别，对结果进行级别评价。对考评等级高的科室予以奖励，对考评等级低的科室进一步调查分析，帮助其找到达成预算的方案。这种预算管理方式能提高员工节约成本的意识，增强员工的工作积极性。

（八）信息化

由于预算管理工作烦琐，且人才稀缺，信息化帮助必不可少，医院可将 HIS、成本、物资等系统与预算管理系统对接，这样不仅能更加准确、迅速地获取数据，而且减少了人为的干预，使数据和流程更加公开透明，医院绩效考核更加公平，进而提升医院的管理效率。

医院预算管理工作需要全过程的监控，工作量非常大，传统人工已经不能满足全面预算管理的需求，医院应充分利用信息化技术及时、准确、高效的优势，改进医院预算管理的流程，完善医院预算管理信息系统，搭建运营管理平台，实现 HIS、HRP、病案、物资等各系统之间的联动和信息共享，简化采集数据的流程，为预算分析和控制工作提供更准确的数据基础。在进行预算分析时，信息化系统能够更加清晰直观地展示数据，便于我们对比、计算。医院应结合实际情况与需求，选择合适的信息系统，实行全过程的收入、费用监控，对费用超支情况进行预警，合理控制费用支出，健全全面预算管理体系。

居安思危，思则有备，有备无患。预算管理作为医院运营管理的重要组成部分，医院可通过预算管理对未来情况进行合理预测，提前准备下一年度业务活动，提升医院的竞争力。DRG/DIP背景下的预算管理要更细致全面，医院要完善预算管理组织体系，将所有单元都纳入预算管理范围，实行全面预算管理，做好每一环节的工作并不断完善预算调整，利用信息化实现医院各系统的联动，从而提升医院的资源利用率和运营效率。

三、公立医院应填报的预算报表

1.预算收入支出表

表7-41 预算收入支出表

会政预01表

编制单位：＿＿＿＿＿＿＿＿ ＿＿＿年＿＿＿月 单位：＿＿＿＿＿元

项目	本年数	上年数
一、本年预算收入		
（一）财政拨款预算收入		
其中：政府性基金收入		
财政基本拨款预算收入		
财政项目拨款预算收入		
（二）事业预算收入		
其中：医疗预算收入		
科教预算收入		
（三）上级补助预算收入		
（四）附属单位上缴预算收入		
（五）经营预算收入		
（六）债务预算收入		
（七）非同级财政拨款预算收入		
（八）投资预算收益		
（九）其他预算收入		
其中：利息预算收入		
捐赠预算收入		
租金预算收入		
二、本年预算支出		
（一）行政支出		
（二）事业支出		
其中：财政基本拨款支出		
财政项目拨款支出		
科教资金支出		
其他资金支出		

（续表）

项目		
（三）经营支出		
（四）上缴上级支出		
（五）对附属单位补助支出		
（六）投资支出		
（七）债务还本支出		
（八）其他支出		
其中：利息支出		
捐赠支出		
三、本年预算收支差额		
其中：财政项目拨款收支差额		
医疗收支差额		
科教收支差额		

2.预算结转结余变动表

表7-42　预算结转结余变动表

会政预02表

编制单位：＿＿＿＿＿＿＿＿　　＿＿年＿＿月　　单位：＿＿＿＿元

项目	本年数	上年数
一、年初预算结转结余		
（一）财政拨款结转结余		
（二）其他资金结转结余		
二、年初余额调整（减少以"－－"号填列）		
（一）财政拨款结转结余		
（二）其他资金结转结余		
三、本年变动金额（减少以"－－"号填列）		
（一）财政拨款结转结余		
1.本年收支差额		
2.归集调入		
3.归集上缴或调出		
（二）其他资金结转结余		
1.本年收支差额		

（续表）

2.缴回资金		
3.使用专用结余		
4.支付所得税		
四、年末预算结转结余		
（一）财政拨款结转结余		
1.财政拨款结转		
2.财政拨款结余		
（二）其他资金结转结余		
1.非财政拨款结转		
2.非财政拨款结余		
3.专用结余		
4.经营结余（如有余额，以"–"号填列）		

3.财政拨款预算收入支出表

表7-43 财政拨款预算收入支出表

编制单位：_____ _____年_____月

单位：_____元

会政预03表

项目	年初财政拨款结转结余		调整年初财政拨款结转结余	本年归集调入	本年归集上缴或调出	单位内部调剂		本年财政拨款收入	本年财政拨款支出	年末财政拨款结转结余	
	结转	结余	结转结余	调入	或调出	结转	结余			结转	结余
一、一般公共预算财政拨款											
（一）基本支出											
1.人员经费											
2.日常公用经费											
（二）项目支出											
1.××项目											
2.××项目											
……											
二、政府性基金预算财政拨款											
（一）基本支出											
1.人员经费											
2.日常公用经费											
（二）项目支出											
1.××项目											
2.××项目											
……											
总计											

第七节　临床路径管理

一、临床路径的定义

临床路径（Clinical Pathway，CP）是指由医疗、护理和相关专业的人员以提高医疗质量、控制医疗风险和提高医疗资源利用率为目的，针对特定疾病或手术以循证医学证据和临床诊疗指南为指导，制定的一套标准化诊疗模式和程序。在澳大利亚、美国等国家，临床路径管理已经成为医疗机构推进按DRG支付改革的高效管理工具，围绕其形成了包括治疗、康复、护理、检验、检测等治疗过程的综合管理模式。临床路径管理是由医生、护士与其他专业人员对特定的诊断和手术做最恰当的有序性和时间性的照顾计划，使服务对象由入院到出院都依此模式来接受照管，控制质量和经费，从而减少康复时间和资源浪费。

二、临床路径产生发展背景

临床路径的思想起源于工业中的关键路径管理技术，自20世纪60年代末起，临床路径被逐步引入到医疗行业中来，但一开始并未得到重视。20世纪80年代中期，美国政府基于控制医疗费用需要，实行了定额预付款制（DRGs-PPS）。20世纪60年代，美国人均医疗费用为每年80美元，至20世纪80年代末，人均医疗费用上涨到每年1710美元，涨幅约为21倍。美国政府为遏制医疗费用的不断上涨，提高卫生资源的利用率，于1983年10月1日以法律的形式确定了"诊断相关分类为付款基础的定额预付款制（DRGs-PPS）"，用于老年医疗保险（Medicare）和贫困医疗补助（Medicaid）方案的住院医疗费支付。同一种诊断相关分类（DRGs）病人均按同样的标准付费，与医院实际的服务成本无关，医院只有在所提供服务花费的成本低于DRGs-PPS的标准时，才能盈利。1985年，马萨诸塞州新英格兰医疗中心的护士Karen Zander与她的同事们在临床护理工作中成功应用了临床路径管理模式，实践证明，使用该管理模式能在不影响预期治疗效果的前提下，达到缩短住院日、节约医疗费用的目的。因此，新英格兰医疗中心被认为是世界上最早实施临床路径的医疗机构。美国于1984年开始在临床上探索临床路径的应用，澳大利亚和英国在1989年启用临床路径，20世纪90年代中期西班牙、新西兰、南非、沙特阿拉伯、比利时、日本、新加坡、德国等国家开始探索临床路径在各自国家的运用，21世纪初韩国和厄瓜多尔开始运用临床路径。

三、临床路径在我国的推行之路

1.相关政策出台

2020年1月2日，国家卫健委印发《有关病种临床路径（2019年版）》并做出了解读。此次国家卫健委组织对19个学科有关病种的临床路径进行了修订，形成了224个病种临床路径（2019版），供临床参考使用。

2020年12月25日，国家卫健委颁布的《三级医院评审标准（2020年版）》中，临床路径的使用情况被纳入"现场检查"内容。在第三部分"现场检查"的第二章"临床服务质量与安全管理"中，对临床路径的使用做出明确的要求："遵循临床诊疗指南、医疗技术操作规范、行业标准和临床路径等有关要求开展诊疗工作。"

2021年1月，国家卫健委等八部门联合发布《关于进一步规范医疗行为促进合理医疗检查的指导意见》（下称《指导意见》），国家卫健委组织制定国家临床诊疗指南、临床技术操作规范、合理用药指导原则、临床路径等。《指导意见》要求在2022年底前，三级医院50%的出院患者、二级医院70%的出院患者按照临床路径管理。

2.临床路径在我国的发展

临床路径开始引入我国主要是作为推行按DRG付费制度的医疗机构内部管理工具，其出发点主要是"费用控制"和"提高效率"。不同于国外拥有成熟的医保付费制度和病种细化经验，我国引入临床路径时，按DRG付费制度尚不成熟，支付方式还不够完善，而且缺乏DRG的准确归类，致使临床路径的推行受到严重阻碍。在多年来的临床路径管理实施经验和DRG本土化经验的加持下，不难发现，只有依据医疗机构自身发展特点进行临床路径管理的本土化改革，才能使临床路径管理真正地为医疗机构所用，临床路径管理才能真正成为按DRG付费制度改革的有效抓手。

四、临床路径施行方法

1.临床路径的病种选择

临床路径病种选择应以选择发病率高、费用多、临床变异较少的病种为原则。在临床路径信息化建设中，病种的选择是关键的环节。只有遴选出符合医院管理实际的病种，才能保证临床路径的运行质量，规范临床诊疗，提高病种诊疗效率，有效控制费用。要选择便于计算机系统设计和监控的常见病、有明确诊疗规范、指南的疾病建立规范的疾病临床路径，之后逐步扩展到复杂疾病。目前国内实施临床路径管理的病种包括内外科疾病，内科疾病包括急性心肌梗死、高血压、慢性阻塞性肺疾病、社区获得性肺炎、急性白血病等，外科疾病包括胆囊切除术、胃癌、剖宫产、膝关节镜术、腰椎间盘突出等。

2.临床路径的制作与维护

选择好病种后，组织某区域内（如院内）病种诊疗全流程相关专家提出意见与建议，内容包括临床诊断、化验及检查项目、药物治疗、麻醉、营养、康复、心理等医疗干预、饮食、教育与指导、护理、监测项目、治疗阶段目标、时间要求等内容信息以及医院管理，甚至有时包括法律、伦理等，制定出区域内公认的标准化医嘱，要求区域内医护人员尽量依据此医嘱开展医疗工作。标准化的医嘱应与临床路径的内容相对应，使临床路径相对全面化、程序化，并相对固定，方便推行。标准化医嘱，是指依据某一病种的病情发展与变化，制定出该病种基本的、必要的、常规的医嘱，如治疗、用药、康复等项目的顺序和时限等。

进入路径诊疗的患者所产生的结果，由医疗机构内医疗质量委员会依据标准路径进行监督、检查，持续改进。临床路径标准统一，所有检查有据可循，结果可以量化，便于分析监管。医院通过实施临床路径管理，诊疗行为有明确的时间节点和目标，从而达到有效利用医疗资源、规范医疗行为、提升医疗质量、控制医疗成本、优化医疗服务流程的目的。

五、临床路径在DRG/DIP支付改革中的作用

DRG/DIP能够管控医疗机构的收入，临床路径能够规范医疗服务过程的质量。病种临床路径建立后，患者入院到出院期间标准化、规范化的全面诊疗计划、方式、方法、步骤，使病种成本能够精准测量，可以规避因降低成本而造成的医疗不足，提升医疗质量，降低医疗费用。临床路径的不断完善，对DRG的不断改进也能起到反哺作用，反之，DRG/DIP的推行可以促使临床路径有更广阔的发展空间。

1.规范诊疗、有效控费

推行DRG/DIP支付改革前，对医院主要医保支付方式为按项目付费，这种付费方式可能诱导需求，刺激医生开大处方、滥检查，造成过度医疗。临床路径的实施主要以规范诊疗行为为根本目的，其作用突出表现为能够合理分配医疗卫生资源，引导医生合理、规范诊疗，对控制医疗费用有重要意义。

2.促进合理用药

临床路径的制定使各病种的诊疗流程标准化、规范化和程序化，增加了医疗过程中的适用性，减少了非必要医疗服务，对药物的使用做了详细的规定，减少不必要、不合理的药物使用，从而使临床的药物应用得到严格控制。

3.调和医患关系

临床路径可以提供一个完整的、概括性的医疗护理计划，患者及家属可以事先了解住院过程中的治疗计划，并对自己的疾病治疗有相应的心理准备，能够大致推测出院时间和住院费用，缓解因住院产生的焦虑情绪，积极主动配合治疗和护理。医务人员通过规范的健康教育、科普宣传和诊疗护理，让患者掌握更多的疾病防治知识，得到更加科学的诊疗和更为全面细致的护理，促进

患者更快地康复，最大程度满足患者的知情权，提高患者满意度及对医务人员的信任感，从而促进医患之间的有效沟通，降低医疗投诉或纠纷发生的可能性。相关调查显示，4%—16%的医疗差错可以避免，医疗过程缺乏规范统一的操作流程，医务人员缺乏高度负责的敬业精神，是相当数量医疗纠纷、医患矛盾产生的根源。临床路径对医疗过程的规范可以对减少医疗纠纷起到重要作用，患者及其家属参与到整个医疗过程中，满意程度升高，患者手术并发症降低，医疗纠纷也较之前减少。

4.减少医疗差错

临床路径本身是多专业合作的医疗服务标准化流程管理，通过采用医院专家共同研究制定的最佳处理方式，规范医务人员的诊疗行为，减少患者住院时的各种变异情况，尽可能地避免医疗处置失当。针对协和医院住院费用的分析结果显示，引入临床路径后，肺炎、经阴道分娩、胆囊切除术、充血性心力衰竭的患者住院时间下降26.9%—32.0%，住院平均费用下降16.6%—58.3%，有效地解决了患者看病难、看病贵的问题。

5.提升护理质量

与传统管理模式相比，临床路径管理不仅提高了医疗护理工作质量，而且加强了医护之间的协作，患者参与到整个医疗过程中来，使护理工作更为合理，更为人性化。

综上所述，实施临床路径管理有助于提升DRG/DIP实施效果，助力DRG/DIP工作全面、有效落实。临床路径产生于DRG支付方式实施后，外部制度变迁导致的医院内部管理的适应性变革需求。因此，临床路径与DRG是相辅相成的，两者共同发展可以控制医疗费用、提升医疗质量、提高医保资金的使用效率。在国家大力推行医保付费制度改革的时代背景下，医院管理者应充分认识到按DRG付费制度改革和临床路径管理在提质降费方面的突出优势，在临床路径管理与DRG结合实施的过程中，做好监督管理和宣传培训工作，将DRG及临床路径评价指标融入医院原有的绩效考核、奖惩表彰、病案质量控制、专科管理等管理体系中，使其满足按DRG付费制度下的管理需求。

鉴于临床路径在实施过程中，难免会因为患者病情变化出现不能继续原路径或者偏离了原路径的情况，即发生了临床路径变异，研发适应DRG病组版本的临床路径将是一个方向。许多因素影响着临床路径的实施，提高临床医师对临床路径的依从度是临床路径实施与推广的关键问题。为了提高医院临床路径遵循率，医院加强临床规范用药的培训、监管与激励非常重要。

目前，美国大约80%的医院已经推行了临床路径网，美国医疗机构联合评审委员会国际部把临床路径列入医院评审的核心标准之一。

为进一步深化医药卫生体制改革，规范诊疗行为，保障医疗质量与安全，国家卫健委要求，进一步提高临床路径管理水平和实施效果。

一是推进临床路径管理与医疗质控和绩效考核相结合，要充分发挥临床路径作为医疗质量控制与管理工具的作用，实施医疗服务全程管理，同时将临床路径管理有关要求纳入绩效考核管理，保障医疗质量与安全。

二是推进临床路径管理与医疗服务费用调整相结合，要注重研究临床路径实施后医疗服务的收费情况，科学测算相关疾病的医疗费用，合理控制医疗费用，进一步减轻群众看病就医负担。

三是推进临床路径管理与支付方式改革相结合，通过临床路径合理测算单病种付费、按疾病相关诊断组付费（DRGs付费）等支付方式的支付标准，有效推动支付方式改革。

四是推进临床路径管理与医疗机构信息化建设相结合，要提高临床路径实施与管理的信息化水平，提高临床路径实施效率，加强对临床路径的实时管理和全面统计分析。

第八节　医保管理

DRG医保支付是实现价值医疗的着力点，因此在医保支付改革的过程中，以行政化管理向绩效评价管理的方式转型，必须明确改革的相关要求，才能实现全面支付方式的覆盖。DRG医保支付覆盖了医疗服务的所有项目，能够更好地促进医院打破传统的以药养医局面，从而实现规范医疗行为的最终目的。

DRG是按疾病诊断相关分组的简称，在对患者进行治疗时，根据患者的年龄、性别、手术症状、诊断以及病情的实际情况，将患者划分成不同的疾病诊断组，同时以组为单位打包确定医保支付标准。在这个过程中，将DRG和医保支付相结合，并采取以DRG为分组的方式实现对医保支付相关标准的分类。在这种情况下，针对患者的实际用药情况以及对医用耗材的消耗情况进行分析，有利于医院在诊疗服务中控制成本，避免只注重获取收益的情况。时至今日，针对DRG医保支付改革方式进行探索，并于2019年、2020年在全国30个城市开展DRG付费试点，取得了阶段性成果。由此可见，DRG医保支付改革是当前我国医院医保管理需要重点推行的一项利国利民的有效措施。

一、DRG支付改革对医院管理造成的影响

（一）传统的收入模式受到冲击

DRG支付改革的目的是限定每一病种的支付额度，医院将患者的治疗费用控制在支付额度以下，才能获得利润，患者的治疗费用一旦超出支付额度，医院就会出现亏损，亏损部分由医院自行承担。在全民医保体制下，医保基金作为医院重要的收入来源，在依靠DRG病种的医保支付情况下，医院的收入模式发生改变。医院如果没有及时调整运营思路，随着时间的推移就会面临巨大的经营风险。在DRG付费模式下，医院需要将为每一位患者提供的诊疗活动视为服务成本，如果过度诊疗会增加医疗成本，并减少医院获取利润的空间。因此，医院必须在DRG支付限额倒逼成本控制中，将主要精力放在缩短住院天数以及减少诱导性医疗方面，才能更好地规划医疗行为以及优化诊疗方案和降低运行成本。

（二）传统科学建设思路受到冲击

在医院管理过程中，受传统思想观念的影响，医院高层管理者会依靠医

院自身的品牌优势以及地区人口红利，结合医院的实际情况实现规模化的扩张发展，因此医院在发展过程中很容易忽视医疗技术以及培养相关人才。当医院的医生缺少主动创新精神和主动提升技术的动力时，DRG支付改革在医院管理中就会受到严重的冲击。这是因为DRG支付方式是基于同病同价的原则，即归属同一组的DRG出院患者支付相同的金额。医院在治疗较为简单的DRG病种时，能够更好地实现与其他医院的有效竞争。当医院选择无合并症的低风险病种时，高昂的成本管理会阻挡医院向着科学建设的思路发展，医院逐渐转向与预期功能定位相适应的手术操作和治疗活动，从而有效展现出医院的价值和社会责任担当。

（三）传统绩效管理体系受到严重冲击

在DRG医保支付改革背景下，医院传统的绩效管理模式受到了较为严重的冲击。这是因为传统的医院绩效以考核工作量为主，医务工作人员开展更多项目便能获得更多的收益，这也是医院成本管理中非常重要的一点。在DRG医保支付模式下，医院从每一个DRG病组支付限额中获得一定的利润，促使医务工作人员优化诊疗方案并严格执行临床路径规范，降低患者的医疗费用，实现对医院运行成本的管控。基于此，在DRG医保支付改革中，对医院绩效管理体系的改革，能够提高医疗质量，并在科学考核的基础上完善奖惩机制，最终引导医务工作人员主动降低成本、提高效率。

二、DRG医保支付改革背景下的医院医保管理对策

（一）完善相关数据标准

在DRG医保支付的背景下，医院在加强医保管理的过程中，通过完善病案系统的方式，能够及时有效地维护患者疾病编码以及手术操作编码，提高信息的准确性。相关部门在这个过程中会根据整体就医患者的实际情况，对全市医

院该种病例进行统计和汇总分析，促使各家医院更加重视病历质量管理，最终可以达到DRG医保支付的相关标准要求。在医保支付改革的背景下，借助DRG医保支付功能，医院可通过对相关疾病类型的有效评价，将相关病例设置成医院年度标准考核的参考依据，使病案填写服务质量不断提高。

（二）全面探究医院内部医疗服务能力

医院在医保支付改革的背景下，借助DRG医保支付功能，可实现对相关疾病类型和疾病种类的有效评价。在这个过程中，医院的医保科通过对患者的病例综合指数CMI进行评估，促使医院在疾病诊断MDC中做到客观公平，从而计算出MDC中的CMI平均权重比值得分情况。如果出现CMI>1的情况，则说明医院的DRG医保支付权重比例高于疾病诊断组的收治比例，对应的难度系数也会比较大。而医院的医保科借助医院MDC实现对医院所覆盖的DRG每一组数和全市医院DRG组数进行比较后，得出DRG组数的最终比值。这个组数比值越大，说明医院收治的MDC患者类型也就越多，对应的覆盖面也会比较广泛，这非常符合医院的诊疗行为以及DRG医保支付改革的相关要求，医院的发展将会越来越好。

（三）提高医院医疗服务效率

在医院医保管理的研究中，想要更好地关注医院医疗服务体系功能，就必须加强对医疗服务内容的有效关注，实现DRG在医保支付改革背景中的管理提升。通常情况下，通过采集治疗所消耗的时间，对费用消耗指数中MDC服务效率进行深入分析，能够得出不同医院在DRG医保支付中的时间消耗指数。在这个过程中，当消耗指数>1时，说明医院在DRG医保支付中的时间消耗指数低于费用消耗指数；如果消耗指数<1，说明医院针对同类疾病的治疗所消耗的时间以及费用低于全市的平均指数。医院想要了解自身的服务效率如何，只需要对该指数进行分析，进而采取针对性的措施加强医院服务管理水平。如果医院的住院费用高于全市平均水平，医院应该采取必要的措施，通过加强对病

种费用的管理以及加强住院时间的管理，尽可能地缩短患者的平均住院时间，并根据实际情况对不同科室的病床使用效率进行管控，实现对医院时间和收费的双重监督管控。在医院开展相关项目技术时，可以对开展新项目的科室提供必要的支持，同时在住院时间和相关费用方面也可以给予一定的倾斜政策，而对相对成熟的项目科室，医院则应继续优化服务，提高医院的综合管理水准。

（四）重点关注医院医疗服务产出

DRG 医保支付改革过程中，只有客观地对医院服务产出情况进行分析和评价，才能对医院不同科室之间的服务产出进行有效对比。医保科能够根据出院例数以及总权重进行有效排序，所以要根据不同的特点定位不同的发展策略，更好地提高医院的服务产出。例如在医院的发展过程中，要针对医院不同科室的出院例数进行排名，需要注意的一点是，必须对医院不同科室患者的疾病特点采取不同的权重比例分配，才能使各个科室的排名更加公平公正。基于此，针对在医院各个科室中存在的问题提出相应的建议，有利于推动各个科室加快周转的速度，发展自身的优势，促进各自权重的提高，实现不同科室在CMI中的有效提升。医院科室在床位开放中，要加强和其他科室的合作力度，不断扩大自身学科的影响力，也要根据医院的特色优势提高疾病治疗数量，确保医院整体的CMI得到提升。在DRG医保支付改革背景下，对那些总权重以及开放床位权重CMI靠后的科室，医院应该制定全新的发展规划和总体发展战略，对医院资源重新分配，并适当地对这些科室的床位等进行调整，提高医院服务质量。

（五）分析医院各个科室存在的短板

医院医保科要想更好地发挥自身的作用，必须在DRG医保支付的背景下进行改革，有效改善医院各科室在医保支付改革中存在的短板。医院病案室在管理患者病历的过程中，需要对相关临床科室病案填写以及编码问题进行专项培训，排除存在的病案编码问题，推动医院临床科室的快速发展。在筛选病种的管理和关注中，要加强对医院各科室的了解，同时对这些科室的相关内容进行关注，为医院各科室制定相应的诊疗规范，从而对医院疾病数据和全市疾病数据进行分析对比并做出优化。由于医院在DRG医保支付下，针对低风险的死亡比例缺乏必要的风险管控，因此医院科室在发展中往往会存在一定的问题，只有严格对这些风险病例进行深入的探讨与分析，才能避免在诊疗过程中出现漏洞，更好地促进医院医疗质量的持续改进。

在DRG医保支付改革的背景下，DRG的最终目的是更好地解决患者看病贵的问题。医院通过保障医保基金安全，开展相应的工作，和当地医保局进行及时的沟通与交流，解决存在的医保支付问题，能够有效提高医院的管理水平。同时，医院加强内部管理，对促进DRG医保支付改革的发展具有十分重要的推动作用。

三、DRG管理下某医院医保管理分析案例

（一）全院盈亏分析

根据《某市人民政府办公厅关于印发某市进一步深化基本医疗保险支付方式改革实施方案的通知》（市政办发〔2018〕114号）和《某市基本医疗保险定点医疗机构费用结算管理办法》精神，某市基本医疗保险费用结算采取总额控制下的多元复合式支付制度，按照"以收定支、总额控制、质量考核"的原则，实行分级分类"核定指标、按月结算、年终决算、结余奖励、合理超支分担"。

根据各定点医疗机构发生的符合基本医疗保险规定的合理医疗费用实际值与协议指标关系，定点医疗机构与统筹基金按照下列规定结算：实际值低于协议指标总额的，实行结余奖励；实际值低于协议指标总额90%的，按实际值结算；实际值在协议指标总额90%—100%之间的，按实际值结算后，结余部分的70%奖励定点医疗机构；实际值高于协议指标总额的，实行合理超支分担；实际值超过协议指标总额15%以内部分，按协议指标总额结算后，超支部分由定点医疗机构负担20%，统筹基金负担80%；实际值超过协议指标总额15%—

30%部分，由定点医疗机构负担40%，统筹基金负担60%；实际值超过协议指标总额30%部分，全部由定点医疗机构负担。

（二）科室盈亏分析

表7-44中实际超额费用为原定额及单病种结算方式实际盈亏结果。2022年12月—2023年2月亏损前五的科室是心血管外科、骨三科、骨五科、神经外科、血液内科；2022年12月—2023年2月盈利前五的科室是消化内科、肝胆胰脾外科、核医学科、消化外科、心血管内科。

表7-44　2022年12月—2023年2月各科室医保盈亏分析

科室名称	DRG组数	结算人次	医保超额差异（元）
儿科	23	78	22，905
耳鼻咽喉科	29	175	−115，842
放疗科	10	72	233，131
妇产科	33	603	−499，503
肝胆胰脾外科	30	154	584，303
骨二科	16	81	−573，632
骨三科	11	71	−1，581，974
骨四科	17	59	−574，581
骨五科	18	36	−1，253，297
骨一科	18	72	−685，764
核医学科	1	36	646，288
呼吸内科	25	99	191，217
甲乳血管外科	21	137	−138，824
介入手术中心	20	44	334，863
老年病科	32	55	−347，391
理疗科	11	27	−54，433
临床免疫科	25	70	136，853
泌尿外科	33	142	215，238
内分泌内科	10	78	247，607
皮肤科	12	49	83，780

（续表）

科室名称	DRG组数	结算人次	医保超额差异（元）
全科医学科	25	32	−1，793
日间病房	9	14	30，958
烧伤外科	26	42	−115，465
神经内科	32	141	−182，172
神经外科	33	125	−1，158，751
肾脏内科	16	76	191，369
消化内科	47	271	536，948
消化外科	31	178	1，357，878
心身科	3	23	59，624
心血管内科	42	635	2，630，553
心血管外科	39	208	−2，800，550
血液内科	19	145	−737，271
眼科	12	120	115，072
整形外科	17	26	−7，456
中医科	40	85	205，513
肿瘤科	9	81	137，719
重症医学科	16	17	−23，171
综合外科	20	35	124，024

注：医保超额差异正值表示盈利，负值表示亏损。

（三）病组盈亏分析

2022年12月—2023年2月，医院总共覆盖388个病组，其中盈利病组209个，盈利前五的病组为AA19（心脏移植）、AE19（肾移植）、BD29（神经刺激器植入或去除术）、AB19（肝移植）、FE29（大血管手术）。

亏损病组169个，亏损前五的病组为IC19（髋、肩、膝、肘和踝关节假体翻修/修正手术）、FE19（大血管手术伴介入操作）、FM45（经皮大血管支架置入或修复术，不伴并发症或合并症）、FM43（经皮大血管支架置入或修复术，伴并发症或合并症）、IB19（复杂脊柱疾患或3节段及以上脊柱融合手术或翻修手术）。

表7-45　2022年12月—2023年2月全院覆盖病组盈亏分析

DRG 分组	DRG名称	结算人次	次均费用	DRG支付标准值	盈亏
FM29	其他经皮心血管治疗	406	50, 249	56, 305	盈
RE13	恶性增生性疾患的化学治疗和/或其他治疗，伴并发症或合并症	328	11, 130	11, 169	盈
OB19	剖宫产术	284	13, 191	12, 435	亏
KD19	甲状腺大手术	87	27, 746	27, 487	亏
HC29	胆囊切除手术	75	16, 929	18, 533	盈
FD39	先天性心脏病介入治疗	70	38, 408	40, 405	盈
GB29	小肠、大肠（含直肠）的大手术	68	70, 547	85, 505	盈
RG15	恶性增生性疾患的靶向、免疫治疗，不伴并发症或合并症	65	7, 064	9, 171	盈
NC19	子宫（除子宫腔内病变以外）手术	56	26, 571	25, 406	亏
IB29	脊柱2节段及以下脊柱融合术	54	107, 748	73, 579	亏
CB39	晶体手术	53	7, 944	8, 654	盈
DD29	鼻腔、鼻窦手术	52	16, 288	17, 912	盈
IC29	髋、肩、膝、肘和踝关节置换术	49	71, 330	53, 345	亏
OZ19	与妊娠有关的其他疾患	49	3, 996	4, 402	盈
GK39	结肠镜治疗操作	48	9, 407	10, 779	盈
KS15	糖尿病，不伴并发症或合并症	46	6, 668	9, 656	盈
RD13	恶性增生性疾患的介入和/或射频治疗，伴并发症或合并症	46	34, 504	40, 471	盈
FR39	心绞痛	45	8, 512	9, 113	盈
GB15	食管、胃、十二指肠大手术，不伴并发症或合并症	45	86, 265	105, 867	盈
ND19	附件手术	45	18, 524	17, 652	亏
LS15	肾炎及肾病，不伴并发症或合并症	39	7, 547	9, 050	盈
CB19	玻璃体、视网膜、脉络膜手术	38	9, 951	11, 354	盈
RC19	恶性增生性疾患放射治疗	37	12, 067	28, 805	盈
FM39	经皮心导管检查操作	36	19, 559	14, 497	亏
BB25	除创伤之外的其他开颅术，不伴并发症或合并症	35	83, 764	91, 057	盈
DE29	扁桃体和/或腺样体切除手术	35	11, 982	9, 975	亏
FK39	永久性起搏器植入/置换/更新	35	71, 245	74, 843	盈

（续表）

DRG 分组	DRG名称	结算人次	次均费用	DRG支付标准值	盈亏
HB15	胰、肝切除和/或分流手术，不伴并发症或合并症	35	81, 529	95, 567	盈
BX29	脑神经/周围神经疾患	33	8, 168	8, 958	盈
FL25	经皮心脏消融术除房扑、房颤外其他心律失常，不伴并发症或合并症	33	64, 842	55, 528	亏
HL15	肝胆胰系统的治疗性操作，不伴并发症或合并症	31	30, 558	38, 614	盈
IB39	与脊柱有关的其他手术	31	59, 156	53, 040	亏
RU13	恶性增生性疾患的其他治疗，伴并发症或合并症	31	9, 828	10, 013	盈
IF49	除股骨以外的下肢骨手术	30	34, 931	34, 449	亏
BE29	脑血管介入治疗	29	161, 263	116, 672	亏
ES33	呼吸系统感染/炎症，伴并发症或合并症	27	10, 402	8, 014	亏
FM43	经皮大血管支架置入或修复术，伴并发症或合并症	27	249, 497	156, 183	亏
GW19	食管炎、胃肠炎	27	6, 872	5, 751	亏
IT23	慢性炎症性肌肉骨骼结缔组织疾患，伴并发症或合并症	27	8, 617	10, 171	盈
BM15	脑血管介入检查术，不伴并发症或合并症	26	20, 778	23, 201	盈
ES35	呼吸系统感染/炎症，不伴并发症或合并症	26	6, 456	5, 073	亏
FD19	先天性心脏病复杂手术	26	58, 199	73, 305	盈
FN13	外周动静脉复杂经皮血管内检查和/或治疗，伴并发症或合并症	26	62, 279	66, 291	盈
FV23	高血压，伴并发症或合并症	26	6, 898	8, 279	盈
RE11	恶性增生性疾患的化学治疗和/或其他治疗，伴严重并发症或合并症	26	16, 254	17, 284	盈
BR23	脑缺血性疾病，伴并发症或合并症	25	13, 600	9, 940	亏
DC19	中耳/内耳/侧颅底手术	25	20, 944	19, 356	亏
NA19	女性生殖器官恶性肿瘤的广泛切除手术	25	47, 458	37, 702	亏
IF15	上肢骨手术，不伴并发症或合并症	24	39, 150	26, 167	亏
OJ19	与妊娠、分娩有关的其他手术操作	24	5, 833	8, 669	盈
LA19	肾脏肿瘤手术	23	55, 245	52, 891	亏
XJ13	其他接触健康服务的诊断伴手术室操作，伴并发症或合并症	22	28, 312	20, 964	亏
ES31	呼吸系统感染/炎症，伴严重并发症或合并症	21	12, 984	10, 951	亏
HS25	肝硬化，不伴并发症或合并症	21	13, 743	14, 436	盈

（续表）

DRG分组	DRG名称	结算人次	次均费用	DRG支付标准值	盈亏
TB19	精神病患者的手术	21	8,062	11,675	盈
AH11	有创呼吸机支持＞96小时或ECMO或全人工心脏移植术，伴严重并发症或合并症	20	264,717	245,616	亏
CD19	除眼眶外的外眼手术	20	6,346	6,670	盈
DT19	中耳炎及上呼吸道感染	19	4,707	3,554	亏
BR21	脑缺血性疾患，伴严重并发症或合并症	18	15,905	12,701	亏
FB21	心脏瓣膜手术，伴严重并发症或合并症	18	153,061	182,268	盈
FE29	大血管手术	18	195,172	243,425	盈
KC19	垂体手术	17	76,678	76,104	亏
FT35	瓣膜疾患，不伴并发症或合并症	16	12,445	9,181	亏
IF59	骨科固定装置去除/修正术	16	12,988	11,373	亏
LC19	输尿管手术	16	24,655	26,060	盈
MA19	男性生殖器官恶性肿瘤手术	16	76,026	73,987	亏
NE19	子宫腔内病变手术	16	20,352	11,593	亏
ER13	呼吸系统肿瘤，伴并发症或合并症	15	18,026	18,509	盈
KS11	糖尿病，伴严重并发症或合并症	15	7,664	10,030	盈
XR13	精神心理康复，伴并发症或合并症	15	10,337	11,119	盈
BJ15	神经系统其他手术，不伴并发症或合并症	14	27,927	21,548	亏
FM45	经皮大血管支架置入或修复术，不伴并发症或合并症	14	265,379	147,035	亏
GT15	炎症性肠病，不伴并发症或合并症	14	8,450	7,456	亏
HC15	胆总管手术，不伴并发症或合并症	14	34,270	41,815	盈
MB19	前列腺手术	14	26,695	24,146	亏
GT13	炎症性肠病，伴并发症或合并症	13	10,327	10,247	亏
JA29	乳房恶性肿瘤根治性切除术	13	22,537	28,878	盈
NA29	女性生殖器官恶性肿瘤除广泛切除术以外的手术	13	31,184	35,154	盈
DJ15	头、颈、耳、鼻、咽、口其他手术，不伴并发症或合并症	12	9,906	12,284	盈
DS19	平衡失调及听觉障碍	12	7,388	8,765	盈
HJ15	与肝、胆或胰腺疾患有关的其他手术，不伴并发症或合并症	12	37,937	39,445	盈
LS11	肾炎及肾病，伴严重并发症或合并症	12	10,072	11,525	盈
XJ15	其他接触健康服务的诊断伴手术室操作，不伴并发症或合并症	12	14,460	8,735	亏

（续表）

DRG 分组	DRG名称	结算人次	次均费用	DRG支付标准值	盈亏
BU25	神经系统变性疾患，不伴并发症或合并症	11	12, 187	9, 880	亏
ED11	除肺、纵隔、气管、胸壁外的其他手术，伴严重并发症或合并症	11	39, 247	24, 435	亏
EX25	百日咳及急性支气管炎，不伴并发症或合并症	11	5, 655	4, 837	亏
FM19	经皮冠状动脉支架植入	11	36, 095	45, 485	盈
IU13	骨病及其他关节病，伴并发症或合并症	11	7, 910	10, 705	盈
IU29	颈腰背疾患	11	6, 439	7, 201	盈
OC19	阴道分娩伴手术操作	11	5, 364	7, 259	盈
ED13	除肺、纵隔、气管、胸壁外的其他手术，伴并发症或合并症	10	19, 106	20, 025	盈
HZ15	其他肝脏疾病，不伴并发症或合并症	10	9, 851	10, 339	盈
IC49	除置换/翻修外的髋、肩、膝、肘、踝和足部关节其他手术	10	22, 397	20, 315	亏
IF25	手外科手术，不伴并发症或合并症	10	24, 330	18, 461	亏
IJ15	骨骼肌肉系统的其他手术，不伴并发症或合并症	10	21, 190	12, 972	亏
JJ15	皮肤、皮下组织的其他手术，不伴并发症或合并症	10	11, 859	7, 510	亏
KB19	肾上腺手术	10	35, 197	34, 644	亏
LA29	膀胱肿瘤手术	10	22, 115	23, 253	盈
NF19	外阴、阴道、宫颈手术	10	6, 506	7, 573	盈
BR15	颅内出血性疾患，不伴并发症或合并症	9	20, 416	18, 335	亏
BZ13	神经系统其他疾患，伴并发症或合并症	9	9, 673	9, 055	亏
CC19	角膜、巩膜、结膜手术	9	6, 832	7, 518	盈
DE15	咽、喉、气管手术，不伴并发症或合并症	9	13, 304	12, 391	亏
EX23	百日咳及急性支气管炎，伴并发症或合并症	9	4, 177	6, 289	盈
FB25	心脏瓣膜手术，不伴并发症或合并症	9	153, 459	138, 828	亏
FL23	经皮心脏消融术除房扑、房颤外其他心律失常，伴并发症或合并症	9	87, 743	66, 900	亏
FL39	经皮瓣膜植入或修复术	9	266, 178	312, 017	盈
FV21	高血压，伴严重并发症或合并症	9	8, 244	9, 073	盈
HU15	急性胆道疾患，不伴并发症或合并症	9	9, 532	7, 695	亏
IC39	除置换/翻修外的髋、肩、膝、肘、踝和足部关节的修复、重建手术	9	54, 210	30, 479	亏
IT21	慢性炎症性肌肉骨骼结缔组织疾患，伴严重并发症或合并症	9	12, 224	13, 224	盈

（续表）

DRG 分组	DRG名称	结算人次	次均费用	DRG支付标准值	盈亏
BD15	脊髓手术，不伴并发症或合并症	8	93,982	70,993	亏
DA19	头颈恶性肿瘤大手术	8	32,503	32,482	亏
DG19	腮腺及其他唾液腺手术	8	21,506	15,987	亏
FN15	外周动静脉复杂经皮血管内检查和/或治疗，不伴并发症或合并症	8	56,532	64,465	盈
FV25	高血压，不伴并发症或合并症	8	6,037	7,014	盈
GK19	消化系统其他内镜治疗操作	8	23,474	28,565	盈
HL11	肝胆胰系统的治疗性操作，伴严重并发症或合并症	8	43,264	47,410	盈
LD19	膀胱其他手术	8	18,839	18,164	亏
LV15	代谢性肾病，不伴并发症或合并症	8	9,543	10,220	盈
RB25	淋巴瘤、多发骨髓瘤化学治疗和/或其他治疗，不伴并发症或合并症	8	22,178	25,248	盈
BR25	脑缺血性疾患，不伴并发症或合并症	7	14,384	9,005	亏
FC19	冠状动脉手术	7	118,499	153,753	盈
FT11	心肌病，伴严重并发症或合并症	7	13,205	12,222	亏
GJ13	消化系统其他手术，伴并发症或合并症	7	54,890	54,021	亏
GJ15	消化系统其他手术，不伴并发症或合并症	7	51,079	48,478	亏
IF13	上肢骨手术，伴并发症或合并症	7	38,578	39,609	盈
IF35	股骨手术，不伴并发症或合并症	7	54,952	39,198	亏
IH19	肌肉、肌腱手术	7	14,759	12,843	亏
JS13	重大皮肤疾患，伴并发症或合并症	7	8,602	10,430	盈
JS29	炎症性皮肤病	7	7,118	6,848	亏
LL11	肾透析，伴严重并发症或合并症	7	26,476	21,745	亏
OF29	早期流产手术操作	7	2,640	3,713	盈
QS33	再生障碍性贫血，伴并发症或合并症	7	12,159	14,358	盈
RU11	恶性增生性疾患的其他治疗，伴严重并发症或合并症	7	12,667	11,762	亏
WJ19	烧伤伴除植皮之外的任何手术室手术	7	37,761	34,501	亏
DC29	耳部其他小手术	6	10,075	11,343	盈
ET13	肺间质性疾患，伴并发症或合并症	6	6,615	11,384	盈
FU23	心律失常及传导障碍，伴并发症或合并症	6	7,958	8,166	盈
FW15	动脉疾病，不伴并发症或合并症	6	11,268	9,306	亏
GK25	胃镜治疗操作，不伴并发症或合并症	6	16,323	10,950	亏
HS21	肝硬化，伴严重并发症或合并症	6	21,509	17,643	亏

（续表）

DRG 分组	DRG名称	结算人次	次均费用	DRG支付标准值	盈亏
IT25	慢性炎症性肌肉骨骼结缔组织疾患，不伴并发症或合并症	6	8, 309	7, 616	亏
LF15	肾透析相关手术，不伴并发症或合并症	6	14, 822	23, 246	盈
BU21	神经系统变性疾患，伴严重并发症或合并症	5	8, 383	11, 414	盈
BV39	头痛	5	5, 990	6, 946	盈
DK19	其他头、颈、耳、鼻、咽、口治疗操作	5	5, 957	7, 966	盈
FR19	急性心肌梗死	5	20, 701	22, 847	盈
FT15	心肌病，不伴并发症或合并症	5	6, 934	7, 434	盈
GC23	小肠、大肠（含直肠）的其他手术，伴并发症或合并症	5	56, 890	56, 117	亏
GE15	腹股沟及腹疝手术，不伴并发症或合并症	5	16, 969	17, 910	盈
GK23	胃镜治疗操作，伴并发症或合并症	5	12, 460	12, 508	盈
GZ15	其他消化系统诊断，不伴并发症或合并症	5	5, 011	6, 676	盈
HR19	肝胆胰系统恶性肿瘤	5	16, 100	17, 897	盈
IB19	复杂脊柱疾患或3节段及以上脊柱融合手术或翻修手术	5	183, 273	97, 892	亏
IF33	股骨手术，伴并发症或合并症	5	33, 731	41, 983	盈
JS15	重大皮肤疾病，不伴并发症或合并症	5	6, 664	8, 540	盈
LB25	肾脏其他手术，不伴并发症或合并症	5	46, 653	44, 100	亏
OE19	异位妊娠手术	5	11, 830	12, 191	盈
RA19	淋巴瘤等伴重大手术	5	51, 012	53, 938	盈
SB13	全身性感染的手术，伴并发症或合并症	5	19, 027	34, 923	盈
BB21	除创伤之外的其他开颅术，伴严重并发症或合并症	4	128, 036	116, 056	亏
BE19	颈及脑血管手术	4	84, 078	57, 695	亏
BJ13	神经系统其他手术，伴并发症或合并症	4	65, 089	48, 909	亏
BZ11	神经系统其他疾病，伴严重并发症或合并症	4	11, 758	11, 752	亏
EZ15	其他呼吸系统疾病，不伴并发症或合并症	4	6, 419	8, 013	盈
FR41	冠状动脉粥样硬化/血栓/闭塞，伴严重并发症或合并症	4	6, 879	9, 390	盈
FT13	心肌病，伴并发症或合并症	4	6, 674	10, 301	盈
FT31	瓣膜疾病，伴严重并发症或合并症	4	14, 010	11, 514	亏
GC15	食管、胃、十二指肠其他手术，不伴并发症或合并症	4	29, 504	25, 326	亏
GJ11	消化系统其他手术，伴严重并发症或合并症	4	79, 140	67, 396	亏

（续表）

DRG 分组	DRG名称	结算人次	次均费用	DRG支付标准值	盈亏
GV13	消化道梗阻或腹痛，伴并发症或合并症	4	8, 123	10, 763	盈
HT25	急性胰腺炎，不伴并发症或合并症	4	7, 678	10, 250	盈
JD13	皮肤移植手术，伴并发症或合并症	4	26, 295	28, 004	盈
JJ13	皮肤、皮下组织的其他手术，伴并发症或合并症	4	24, 237	10, 914	亏
LF11	肾透析相关手术，伴严重并发症或合并症	4	15, 151	24, 486	盈
LV11	代谢性肾病，伴严重并发症或合并症	4	9, 337	12, 068	盈
MJ19	其他男性生殖系统手术	4	9, 426	8, 648	亏
MZ19	其他男性生殖系统疾患	4	12, 086	6, 626	亏
OF19	中期引产手术操作	4	5, 422	5, 586	盈
QT13	凝血功能障碍，伴并发症或合并症	4	19, 323	16, 105	亏
RG11	恶性增生性疾患的靶向、免疫治疗，伴严重并发症或合并症	4	7, 940	13, 134	盈
TS29	神经症性障碍及其他情感性障碍	4	5, 822	8, 136	盈
XR11	精神心理康复，伴严重并发症或合并症	4	9, 505	11, 579	盈
ZC11	多发性严重创伤的脊柱、股或肢体手术，伴严重并发症或合并症	4	96, 213	61, 048	亏
AH15	有创呼吸机支持＞96小时或ECMO或全人工心脏移植术，不伴并发症或合并症	3	190, 309	198, 512	盈
BV13	癫痫，伴并发症或合并症	3	11, 493	9, 561	亏
CZ19	其他眼部疾患	3	4, 998	5, 074	盈
DZ19	其他头、颈、耳、鼻、咽、口疾患	3	6, 650	5, 700	亏
FD23	先天性心脏病常规手术，伴并发症或合并症	3	121, 584	115, 749	亏
FK29	不伴急性心肌梗死/心衰/休克的心脏除颤器及心室同步	3	148, 530	134, 101	亏
FP19	心力衰竭、休克伴操作性治疗	3	22, 861	35, 421	盈
FR45	冠状动脉粥样硬化/血栓/闭塞，不伴并发症或合并症	3	5, 238	6, 238	盈
GD25	阑尾切除术，不伴并发症或合并症	3	12, 669	15, 472	盈
GR15	消化系统恶性肿瘤，不伴并发症或合并症	3	19, 893	14, 014	亏
GU21	其他消化溃疡，伴严重并发症或合并症	3	7, 123	10, 478	盈
GZ13	其他消化系统诊断，伴并发症或合并症	3	4, 975	9, 097	盈
HB11	胰、肝切除和/或分流手术，伴严重并发症或合并症	3	120, 963	114, 136	亏
HS35	病毒性肝炎，不伴并发症或合并症	3	8, 882	9, 846	盈

DRG 分组	DRG名称	结算人次	次均费用	DRG支付标准值	盈亏
IF31	股骨手术，伴严重并发症或合并症	3	33, 818	44, 476	盈
IU15	骨病及其他关节病，不伴并发症或合并症	3	7, 414	7, 897	盈
JA19	乳房恶性肿瘤根治性切除伴乳房重建术	3	95, 967	57, 236	亏
JD15	皮肤移植手术，不伴并发症或合并症	3	17, 773	11, 273	亏
KD29	甲状旁腺、甲状舌管及甲状腺其他手术	3	20, 623	25, 712	盈
KZ13	其他代谢疾患，伴并发症或合并症	3	6, 172	10, 653	盈
LU11	肾及尿路感染，伴严重并发症或合并症	3	10, 648	11, 562	盈
LU13	肾及尿路感染，伴并发症或合并症	3	6, 212	8, 083	盈
MR15	男性生殖系统恶性肿瘤，不伴并发症或合并症	3	12, 832	13, 778	盈
OS29	流产相关疾患	3	2, 090	2, 999	盈
QS43	其他贫血，伴并发症或合并症	3	9, 276	8, 697	亏
RE15	恶性增生性疾患的化学治疗和/或其他治疗，不伴并发症或合并症	3	6, 375	8, 447	盈
SB11	全身性感染的手术，伴严重并发症或合并症	3	77, 591	53, 542	亏
SZ15	其他感染性或寄生虫性疾病，不伴并发症或合并症	3	5, 116	7, 286	盈
TW13	器质性及症状性精神障碍，伴并发症或合并症	3	11, 587	10, 008	亏
AE19	肾移植	2	89, 827	189, 211	盈
BD29	神经刺激器植入或去除术	2	261, 594	332, 428	盈
BU15	神经系统肿瘤，不伴并发症或合并症	2	14, 004	10, 835	亏
BU33	中枢神经系统脱髓鞘病，伴并发症或合并症	2	13, 057	11, 459	亏
BU35	中枢神经系统脱髓鞘病，不伴并发症或合并症	2	16, 694	9, 108	亏
BV15	癫痫，不伴并发症或合并症	2	9, 798	7, 224	亏
BW23	脑性瘫痪，伴并发症或合并症	2	10, 313	12, 369	盈
BZ15	神经系统其他疾患，不伴并发症或合并症	2	8, 865	6, 732	亏
CD29	眼眶手术	2	23, 786	11, 554	亏
CV19	各种类型青光眼	2	3, 139	2, 754	亏
CX19	其他疾患引起眼部病变	2	12, 528	8, 594	亏
DD19	鼻成形术	2	11, 031	15, 920	盈
DG29	颅/面骨手术	2	13, 095	13, 479	盈
DJ13	头、颈、耳、鼻、咽、口其他手术，伴并发症或合并症	2	21, 191	21, 818	盈
DR19	头、颈、耳、鼻、咽、口恶性肿瘤	2	9, 340	15, 680	盈
ET11	肺间质性疾患，伴严重并发症或合并症	2	8, 907	12, 537	盈

（续表）

DRG分组	DRG名称	结算人次	次均费用	DRG支付标准值	盈亏
FF25	外周血管手术伴介入操作，不伴并发症或合并症	2	53,987	28,294	亏
FL19	经皮心脏消融术伴房颤和/或房扑	2	92,917	98,914	盈
FR21	心力衰竭、休克，伴严重并发症或合并症	2	7,198	18,444	盈
FR43	冠状动脉粥样硬化/血栓/闭塞，伴并发症或合并症	2	5,044	9,091	盈
FU25	心律失常及传导障碍，不伴并发症或合并症	2	3,545	6,879	盈
FW11	动脉疾患，伴严重并发症或合并症	2	16,874	11,500	亏
GC25	小肠、大肠（含直肠）的其他手术，不伴并发症或合并症	2	64,584	38,583	亏
GS13	胃肠出血，伴并发症或合并症	2	23,461	13,984	亏
GV15	消化道梗阻或腹痛，不伴并发症或合并症	2	5,007	7,481	盈
HJ11	与肝、胆或胰腺疾患有关的其他手术，伴严重并发症或合并症	2	46,057	46,072	盈
HT23	急性胰腺炎，伴并发症或合并症	2	22,230	13,879	亏
HZ11	其他肝脏疾病，伴严重并发症或合并症	2	17,473	11,696	亏
HZ35	胰腺其他疾病，不伴并发症或合并症	2	5,146	9,693	盈
IG13	周围神经手术，伴并发症或合并症	2	5,372	9,555	盈
IJ13	骨骼肌肉系统的其他手术，伴并发症或合并症	2	29,339	14,500	亏
IU35	骨骼、肌肉、结缔组织恶性病损、病理性骨折，不伴并发症或合并症	2	6,098	9,844	盈
IZ19	肌肉骨骼系统植入物/假体的康复照护	2	5,991	10,930	盈
JS11	重大皮肤疾患，伴严重并发症或合并症	2	7,028	11,900	盈
KR19	内分泌腺体肿瘤	2	7,950	11,004	盈
LB19	肾脏结石手术	2	25,333	27,583	盈
LJ15	泌尿系统其他手术，不伴并发症或合并症	2	7,858	8,467	盈
LR13	肾功能不全，伴并发症或合并症	2	8,416	11,368	盈
LT13	肾及尿路肿瘤，伴并发症或合并症	2	12,581	17,128	盈
MD15	睾丸手术，不伴并发症或合并症	2	8,171	8,609	盈
NB19	女性生殖系统重建手术	2	28,257	17,115	亏
NS19	女性生殖系感染	2	8,888	5,816	亏
OD29	与妊娠相关的外阴、阴道及宫颈手术	2	4,350	6,180	盈
QB15	脾切除术，不伴并发症或合并症	2	57,973	47,119	亏
QR13	网状内皮及免疫性疾患，伴并发症或合并症	2	11,947	12,310	盈
QS31	再生障碍性贫血，伴严重并发症或合并症	2	41,596	25,338	亏

（续表）

DRG 分组	DRG名称	结算人次	次均费用	DRG支付标准值	盈亏
RB11	急性白血病化学治疗和/或其他治疗，伴严重并发症或合并症	2	141, 540	84, 883	亏
RB21	淋巴瘤、多发骨髓瘤化学治疗和/或其他治疗，伴严重并发症或合并症	2	39, 417	37, 446	亏
RS11	淋巴瘤及其他类型白血病，伴严重并发症或合并症	2	56, 593	21, 872	亏
RS13	淋巴瘤及其他类型白血病，伴并发症或合并症	2	26, 925	19, 442	亏
RW19	恶性增生性疾患治疗后的随诊检查	2	2, 659	6, 556	盈
SZ13	其他感染性或寄生虫性疾患，伴并发症或合并症	2	5, 150	9, 966	盈
TU19	儿童期精神发育障碍	2	8, 970	8, 326	亏
WB19	大于体表30%或多处三度烧伤、腐蚀伤及冻伤等灼伤伴植皮	2	54, 136	53, 394	亏
AA19	心脏移植	1	313, 959	469, 230	盈
AB19	肝移植	1	294, 711	363, 506	盈
AG29	自体骨髓/造血干细胞移植	1	113, 976	92, 892	亏
BB13	脑创伤开颅术，伴并发症或合并症	1	113, 330	77, 278	亏
BB15	脑创伤开颅术，不伴并发症或合并症	1	50, 669	72, 348	盈
BC19	伴出血诊断的颅内血管手术	1	223, 768	162, 982	亏
BC23	脑室分流及翻修手术，伴并发症或合并症	1	95, 878	86, 884	亏
BM11	脑血管介入检查术，伴严重并发症或合并症	1	32, 610	26, 428	亏
BT15	病毒性脑、脊髓和脑膜炎，不伴并发症或合并症	1	4, 996	10, 036	盈
BT23	神经系统的其他感染，伴并发症或合并症	1	7, 728	10, 910	盈
BT25	神经系统的其他感染，不伴并发症或合并症	1	3, 827	8, 658	盈
BU31	中枢神经系统脱髓鞘病，伴严重并发症或合并症	1	40, 785	14, 416	亏
BV11	癫痫，伴严重并发症或合并症	1	16, 219	10, 855	亏
BX13	认知功能障碍，伴并发症或合并症	1	5, 792	9, 586	盈
BY25	脊髓伤病及功能障碍，不伴并发症或合并症	1	2, 888	8, 665	盈
CJ19	其他眼部手术	1	7, 930	12, 603	盈
CS19	眼外肌、眼的神经及血管疾病	1	8, 170	8, 142	亏
CU19	急性重大眼感染	1	4, 913	5, 095	盈
DB19	恶性肿瘤之外的头颈大手术	1	27, 755	26, 707	亏
DB39	唇、腭裂修补术	1	11, 074	16, 336	盈

（续表）

DRG分组	DRG名称	结算人次	次均费用	DRG支付标准值	盈亏
DE13	咽、喉、气管手术，伴并发症或合并症	1	15, 287	14, 289	亏
DT29	会厌炎、喉炎及气管炎	1	3, 984	4, 102	盈
DV19	头、颈、耳、鼻、咽、口非恶性增生性疾患	1	2, 870	6, 553	盈
DW19	口腔、牙齿有关疾患	1	5, 751	4, 626	亏
EJ11	呼吸系统其他手术，伴严重并发症或合并症	1	17, 296	26, 700	盈
ER21	肺栓塞，伴严重并发症或合并症	1	12, 999	18, 954	盈
ES21	肺真菌病，伴严重并发症或合并症	1	20, 247	38, 740	盈
ET15	肺间质性疾患，不伴并发症或合并症	1	5, 597	7, 382	盈
ET21	慢性气道阻塞病，伴严重并发症或合并症	1	8, 252	13, 013	盈
ET23	慢性气道阻塞病，伴并发症或合并症	1	7, 506	9, 481	盈
ET25	慢性气道阻塞病，不伴并发症或合并症	1	3, 673	8, 147	盈
EV11	呼吸系统症状、体征，伴严重并发症或合并症	1	5, 786	9, 349	盈
EZ11	其他呼吸系统疾患，伴严重并发症或合并症	1	12, 921	11, 637	亏
FE19	大血管手术伴介入操作	1	436, 920	315, 711	亏
FF19	大隐静脉和小隐静脉手术	1	18, 194	27, 932	盈
FF33	外周血管（除大隐静脉外）其他的手术，伴并发症或合并症	1	24, 318	54, 289	盈
FF35	外周血管（除大隐静脉外）其他的手术，不伴并发症或合并症	1	22, 316	28, 301	盈
FJ19	循环系统其他手术	1	36, 624	16, 029	亏
FN21	外周动静脉经皮血管内检查和/或治疗，伴严重并发症或合并症	1	39, 229	18, 891	亏
FR25	心力衰竭、休克，不伴并发症或合并症	1	11, 239	12, 946	盈
FV33	晕厥及/或虚脱，伴并发症或合并症	1	12, 017	8, 739	亏
FV35	晕厥及/或虚脱，不伴并发症或合并症	1	4, 800	7, 667	盈
FW21	静脉疾患，伴严重并发症或合并症	1	4, 701	12, 556	盈
FZ11	其他循环系统疾患，伴严重并发症或合并症	1	7, 306	10, 884	盈
FZ15	其他循环系统疾患，不伴并发症或合并症	1	11, 089	9, 698	亏
GB11	食管、胃、十二指肠大手术，伴严重并发症或合并症	1	171, 900	104, 345	亏
GC13	食管、胃、十二指肠其他手术，伴并发症或合并症	1	108, 379	49, 969	亏
GC21	小肠、大肠（含直肠）的其他手术，伴严重并发症或合并症	1	19, 618	59, 870	盈
GD23	阑尾切除术，伴并发症或合并症	1	17, 272	16, 692	亏

（续表）

DRG 分组	DRG名称	结算人次	次均费用	DRG支付标准值	盈亏
GE13	腹股沟及腹疝手术，伴并发症或合并症	1	28, 406	19, 536	亏
GF29	直肠其他手术	1	17, 557	12, 917	亏
GG19	腹腔/盆腔内粘连松解术	1	95, 335	40, 309	亏
GR11	消化系统恶性肿瘤，伴严重并发症或合并症	1	6, 509	21, 602	盈
GS15	胃肠出血，不伴并发症或合并症	1	4, 565	8, 968	盈
GU25	其他消化溃疡，不伴并发症或合并症	1	4, 203	7, 924	盈
GV11	消化道梗阻或腹痛，伴严重并发症或合并症	1	14, 818	12, 101	亏
HS11	肝功能衰竭，伴严重并发症或合并症	1	26, 959	28, 606	盈
HS33	病毒性肝炎，伴并发症或合并症	1	12, 964	10, 926	亏
HT15	重症胰腺炎，不伴并发症或合并症	1	29, 093	19, 330	亏
HT21	急性胰腺炎，伴严重并发症或合并症	1	42, 290	18, 972	亏
HU11	急性胆道疾患，伴严重并发症或合并症	1	8, 196	10, 240	盈
IC19	髋、肩、膝、肘和踝关节假体翻修/修正手术	1	201, 957	71, 964	亏
ID13	小关节手术，伴并发症或合并症	1	12, 712	18, 130	盈
ID15	小关节手术，不伴并发症或合并症	1	19, 005	17, 775	亏
IF23	手外科手术，伴并发症或合并症	1	41, 032	20, 114	亏
IT19	骨髓炎	1	5, 507	6, 492	盈
IU31	骨骼、肌肉、结缔组织恶性病损、病理性骨折，伴严重并发症或合并症	1	12, 790	14, 539	盈
IZ29	骨骼、肌肉、肌腱、结缔组织的其他疾患	1	4, 720	7, 094	盈
JB19	乳房成形手术	1	52, 748	19, 704	亏
JB29	乳腺切除手术	1	17, 515	32, 339	盈
JR19	乳房恶性肿瘤	1	13, 032	22, 712	盈
JU11	感染性皮肤病，伴严重并发症或合并症	1	12, 617	8, 446	亏
JV19	皮肤、皮下组织的非恶性增生性病变	1	2, 206	6, 684	盈
KJ11	因内分泌、营养、代谢疾患的其他手术，伴严重并发症或合并症	1	25, 247	36, 985	盈
KJ15	因内分泌、营养、代谢疾患的其他手术，不伴并发症或合并症	1	31, 577	30, 091	亏
KT15	内分泌、营养、代谢疾病，不伴并发症或合并症	1	3, 134	5, 633	盈
KZ15	其他代谢疾患，不伴并发症或合并症	1	7, 568	6, 268	亏
LB21	肾脏其他手术，伴严重并发症或合并症	1	28, 593	46, 774	盈
LR15	肾功能不全，不伴并发症或合并症	1	5, 887	8, 831	盈

（续表）

DRG 分组	DRG名称	结算人次	次均费用	DRG支付标准值	盈亏
LZ11	肾及泌尿系统其他疾患，伴严重并发症或合并症	1	23，470	8，907	亏
LZ15	肾及泌尿系统其他疾患，不伴并发症或合并症	1	13，720	5，983	亏
NJ19	女性生殖系统其他手术	1	27，329	12，464	亏
NR13	女性生殖系统恶性肿瘤，伴并发症或合并症	1	10，722	19，977	盈
NZ19	女性生殖系统其他疾患	1	8，740	5，430	亏
OD19	与妊娠相关的子宫及附件手术	1	13，264	6，521	亏
QB13	脾切除术，伴并发症或合并症	1	88，764	60，189	亏
QJ13	非特指部位、组织、器官的良性肿瘤手术，伴并发症或合并症	1	35，231	30，723	亏
QS41	其他贫血，伴严重并发症或合并症	1	7，335	9，386	盈
RA25	淋巴瘤等伴其他手术，不伴并发症或合并症	1	16，167	23，991	盈
RS15	淋巴瘤及其他类型白血病，不伴并发症或合并症	1	24，613	12，248	亏
RS23	骨髓瘤，伴并发症或合并症	1	13，281	19，108	盈
RS25	骨髓瘤，不伴并发症或合并症	1	28，393	14，285	亏
RU15	恶性增生性疾患的其他治疗，不伴并发症或合并症	1	4，018	8，768	盈
SB15	全身性感染的手术，不伴并发症或合并症	1	10，824	15，002	盈
SU19	病毒性疾患	1	5，181	5，488	盈
SV13	细菌性疾患，伴并发症或合并症	1	6，552	11，262	盈
SV15	细菌性疾患，不伴并发症或合并症	1	7，413	5，567	亏
TR19	精神分裂症	1	16，472	9，123	亏
VB19	损伤的皮肤移植	1	15，879	16，867	盈
VC13	与损伤有关的清创术，伴并发症或合并症	1	17，124	26，294	盈
VC15	与损伤有关的清创术，不伴并发症或合并症	1	35，676	13，705	亏
VJ13	其他损伤的手术，伴并发症或合并症	1	32，161	17，159	亏
VJ15	其他损伤的手术，不伴并发症或合并症	1	12，637	12，968	盈
XR33	功能障碍康复，伴并发症或合并症	1	4，324	9，382	盈
XS25	随访（不含恶性肿瘤诊断），不伴并发症或合并症	1	7，240	10，020	盈
XT35	其他影响健康状态的因素，不伴并发症或合并症	1	4，756	6，938	盈
ZC15	多发性严重创伤的脊柱、髋、股或肢体手术，不伴并发症或合并症	1	62，227	45，720	亏

（续表）

DRG 分组	DRG名称	结算 人次	次均费用	DRG支付 标准值	盈亏
ZJ11	与多发重要创伤诊断有关的其他手术室操作，伴严重并发症或合并症	1	33，974	49，976	盈
ZJ15	与多发重要创伤诊断有关的其他手术室操作，不伴并发症或合并症	1	29，898	46，486	盈

第九节　DRG/DIP 对高值医用耗材行业发展前景的影响

　　2021年11月，国家医保局印发《DRG/DIP支付方式改革三年行动计划》，提出"到2025年底，DRG/DIP支付方式覆盖所有符合条件的开展住院服务的医疗机构，基本实现病种、医保基金全覆盖"。随着DRG/DIP支付方式改革的推广实施，医疗机构的成本控制也日益成为医院运营管理的关注重点。其中，高值医用耗材作为医疗机构成本的重要组成部分，也成为DRG/DIP政策的重点影响对象。现阶段，我国对高值医用耗材暂无明确定义，原卫生部等多部委在2012年联合印发《关于印发高值医用耗材集中采购工作规范（试行）的通知》，对高值医用耗材进行了界定，即"直接作用于人体、对安全性有严格要求、临床使用量大、价格相对较高、社会反映强烈的医用耗材"，同时该文件还列举出了包括血管介入类、骨科植入类等十大类产品在内的详细耗材分类目录。为了明晰研究范围，本节内容仅将高值医用耗材（以下简称"高值耗材"）作为重点研究对象。

　　高值耗材具有单价高、产品更新换代快、专业性强等特点，加上我国高值耗材市场形成规模的时间晚于现行医保制度成型的时间，故长期以来，国家层面对高值医用耗材的医保准入及支付方式尚未建立专门、统一的制度措施，主要以省、市为单位进行管理。目前，全国大部分地区都将高值耗材纳入诊疗服务项目进行管理，只有上海市等少部分地区按耗材种类制定了单独的医保准入目录。笔者通过调研各地对高值医用耗材的管理现状，发现在使用监管和医保支付层面，大部分高值耗材都以诊疗服务项目为单位进行管理，对于少量可单独收费的高值耗材，各地的管理方式及医保支付方式也有较大差异，多数省份主要采用排除法、费用分段支付、定额或限额支付等较为粗放的支付方式进行零散管理。除了管理体系不完善外，高值耗材的定价机制也不健全。由于国家尚未针对高值耗材建立统一的价格谈判制度，因此国家及各省市对高值耗材实施集中带量采购之前，市场竞争充分的品种容易形成恶意低价竞争局面，而某些独家品种存在价格虚高不下等问题，加上部分医生利用医疗服务的高知识壁垒在医患之间的委托代理关系中占据主导地位，进一步加重了需求诱导、以械养医等情况。综上，我国对高值耗材的管理仍相对薄弱。作为目前逐步推进且将长期推广的一项激励约束政策，DRG/DIP政策通过引导医疗机构合理使用医保基金，可从一定程度上影响高值耗材的行业现状及发展前景。本节内容将从产业格局和市场发展两个方面分析DRG/DIP政策对高值医用耗材行业的影响。

一、DRG/DIP政策对高值耗材产业格局的影响

（一）影响高值耗材的创新技术发展

高值耗材通常是临床治疗措施的一部分，其使用效果与医护人员的操作习惯及治疗经验息息相关。与药品相比，医用耗材的临床证据数量较少，多数来源于小样本的临床试验或非随机对照研究，缺乏长期的临床数据。虽然高值耗材的迭代周期较短、创新速度较快、技术改进方式种类繁多，但高值耗材的创新程度及改良价值尚无明确的界定标准：一定程度上某些高值耗材的技术创新就代表了某领域内最先进的治疗技术，而另一部分高值耗材的创新则仅仅是对既往同类产品的治疗效果、成本效益等方面的细微改进。目前，我国大部分省市仅在高值耗材功能类别的基础上制定医保支付标准，尚不具备完善的高值耗材改进价值评估体系。所以高值耗材不论是否具有创新或改进价值，目前的医保支付体系对高值耗材的新技术与传统技术无差别对待，尚无溢价支付的情况。

DRG/DIP政策相关指标制定一般基于该地区前三年的历史平均成本数据，

尽管有部分结算例外的情况可以向医保经办机构申请按项目付费，但大部分病组仍按DRG/DIP政策结算，所以很多医院为了达成病组控费效果或控制费用极高病例的发生率，倾向于选择术式保守、价格偏低的高值耗材，从而摒弃对更新的高值耗材或者更先进术式的选择。创新价值越大的高值耗材，其产品成本和定价通常越高，DRG/DIP政策一定程度上限制了医疗机构对价格较高的高值耗材的使用，间接限制了对医学技术创新的鼓励，导致一些高值耗材生产企业研发、创新动力不足。此外，高值耗材的研发大都基于医生对临床操作改进的诉求，部分医院及医生为了控费而囿于提出对新术式及新产品的需求，院企合作研发意愿降低，这将使高值耗材的技术创新从研发经费到创新动力均遭到冲击。

可喜的是，越来越多的医保经办机构注意到DRG/DIP政策无法对未来出现的创新项目进行预先判定，从而出现对高值耗材创新技术的限制问题，所以部分省市出台了额外增加分值、给予高倍数点数奖励、企业自行申报新技术除外项目等政策，将一些技术先进、创新程度高、影响病组费用较大的高值耗材按特定的标准遴选后纳入DRG/DIP政策豁免目录。以无锡市为代表的部分省市对创新项目除外支付主要采取类似美国DRG额外支付的"事后申请"支付模式，即创新项目或创新高值耗材使用后，由医疗机构向医保部门申请进行评估，再由医保部门确定是否可以进行除外支付。而北京市2022年7月13日印发的《CHS-DRG付费新药新技术除外支付管理办法（试行）》，意味着北京将采用类似德国DRG补充支付的"事前清单"支付模式，即在相关项目发生之前就清楚哪些属于除外耗材及项目，医疗机构使用后，医保机构直接采用除外支付模式。笔者认为，由于DRG/DIP政策本身的特性，需要新药新技术豁免或准入政策、极值病例补充支付等配套文件的支持，"事后申请"模式又将耗费医保经办机构的大量人力物力，所以北京市医保局的这份文件不但完善了北京市DRG管理体系，更会作为标志性文件未来拓展至全国，对其余各个DRG试点地区的新药及新技术除外支付项目具有极大借鉴意义。这份文件作为DRG/DIP的有效补充政策，不光肯定了高值耗材创新技术的价值，同时也对高值耗材生产企业的创新能力提出了更高要求。尽管目前医疗器械的创新尚无明确界定，但医保认可的创新应当是综合考虑卫生经济学评价证据及相关专家论证"临床效果较传统医疗器械有较大提升"的产品。由此可见，国家医保部门不仅逐步解决DRG/DIP政策对高值耗材创新技术的限制问题，更是通过医保的价值购买职能鼓励将新技术应用于适宜的患者，逐步引导高值耗材行业向"真正有价值的创新、对临床成本效益有显著改善的创新"层面发展。

（二）提升高值耗材信息化管理水平

DRG/DIP精准付费需要以良好的病案质量和规范的数据采集流程为前提，很多医院以此为契机升级或采购了符合自身经营策略的高值耗材管理信息系统。虽然各医院管理侧重点略有差异，但大多数医院在高值耗材管理方面均强化多部门协同，建立由分管院长统筹指导，医保办、医务处、护理部、物价办、设备处等协同配合的高值耗材管理委员会。在管理条线理顺的基础上，医院依托循证医学、卫生技术评估、信息化平台以及智能化设备等优化医用耗材准入、申报、审批、采购和出库等各环节的流程，搭建院内外采购信息协同平台进行供应商及采购订单管理，实现供采协同、高效运营、及时预警等功能，有效提高高值耗材的精细化管理水平，规避以领代销、盘点缺失等现象，从而大幅降低医疗机构的内控管理成本。

很多医院在被纳入DRG/DIP试点后都相继引入了"供应—管理—配送"（Supply Processing and Distribution，SPD）高值耗材管理系统。这种SPD系统可以借助智慧物联的概念，以高值耗材的UDI编码为溯源基础，通过智能耗材柜管理高值耗材，更好实现耗材定位、消耗、查询、盘点、库存全流程管控。这种高值耗材管理系统的信息化建设和耗材柜等配套硬件的铺设，不但可以加强耗材管理信息化、数据透明化，协助医院控制运营管理成本，还可以增加高值耗材供应企业及配送企业与医院的合作交流机会，同时也对传统高值耗材的配送模式造成了极大的冲击。

（三）加速高值耗材行业的国产替代

在DRG/DIP政策实施之前，医用耗材费用占比、医疗服务收入占医疗收入比例等控费指标都是通过被动考核的方式引导医疗机构加强对高值耗材的合理使用。而DRG/DIP支付方式改革推行后，与按项目付费相比，其最明显的优势就是引导医疗机构更加注重成本控制，提高精细化运营水平。所以在该政策实施后，高值耗材成为医疗机构无利润收入的成本，很多医疗机构为了降本增效，主动关注运营成本，在配套的激励和约束机制下，医疗机构主动开展高值耗材临床使用评价，在不降低医疗质量的前提下充分考虑产品性价比，基于卫生技术评估和循证医学决策选择性价比更高的耗材产品。随着高值耗材产业的不断发展与升级，脑起搏器、心脏支架等原本被进口品牌垄断的中高端医用耗材均实现了较高比例的国产化替代，同时国产与进口产品的质量差距缩小甚至国产产品更为优化，国产高值耗材也普遍受到了医生及患者的认可，质量提升和成本优势的双重因素使得国产高值耗材逐渐成为很多医生的理想之选。

在DRG/DIP政策的部分试点地区，除某些难以打破技术壁垒的领域，在原本以使用进口高值耗材为主的三甲医院中，质优价廉的成熟国产耗材的渗透率日益提高，高值耗材国产化替代进一步加速，更有部分省市的试点医疗机构直接将国产耗材占比作为医院耗材绩效考核指标。长期来看，随着DRG/DIP医保支付方式改革覆盖范围逐步扩大、国家对国产医疗装备产业的重视及扶持力度加大、国内企业自主研发能力及产业化水平的提高，国内上市的高值耗材与国际先进产品之间的产品质量水平差距将进一步缩小，国产替代进口将成为中国高值耗材发展的必然趋势。笔者认为，虽然DRG/DIP支付方式改革会为高值耗材国产替代提供政策空间和发展机遇，但最终只有自主创新能力强、业务多元化布局的国产龙头企业以及具有高技术含量和高临床价值、能够打破市场技术壁垒的优质高值耗材产品才有望享受上述政策红利。

二、DRG/DIP政策对高值耗材市场发展趋势的影响

（一）可与集采政策合力规范高值耗材的价格形成机制

对高值耗材实施集中带量采购（以下简称"集采"）是党中央、国务院

部署的重大改革任务，高值耗材集采通过事先约定采购量，中选企业直接兑现销量预期，切断流通使用环节的灰色利益链，促进高值耗材价格回归合理水平。2018年以来，国家组织高值耗材集采已开展了冠脉支架、人工关节和骨科脊柱共3批集采，同时指导各省开展或参加省际联盟耗材集采，形成上下联动、协同推进的高值耗材招采格局。截至2022年底，绝大多数高值耗材都已经被纳入集采范围，目前业内公认将高值耗材在全国各级集采（含联盟）中的最低中选集采价格作为同类高值耗材的价格上限。尽管集采在解决医药行业回扣竞争规则导致的市场机制失灵、产品价格虚高等问题方面取得了良好的成效，初步推进了部分纳入集采品类的高值耗材的价格治理工作，但集采品种和范围受制于各地医保部门的工作强度，集采的中标价格形成受制于各地的规则设计和带量程度，所以集采只是一种短期的过渡举措而非长期的动态调整机制。

笔者认为，从时效性来讲，DRG/DIP政策作为一种医保支付管理工具，将长期影响医疗机构运营管理行为。该政策将通过限定疾病诊断相关组的支付标准做到病组限价，协同集采价格结果和"耗占比"指标共同形成医院治疗各病种合理的高值耗材"成本"区间，通过该费用区间倒逼各病种特定品类高值耗材形成合理的市场价格，从而逐步理顺高值耗材价格形成机制，其政策针对性和持续时间都将对高值耗材价格形成机制产生更加深远的影响。DRG/DIP和集采这两项政策将从病组和产品品类角度共同发力，长短期作用互补，共同提升高值耗材的价格治理水平，促进医疗机构规范高值耗材的合理使用。诸多推广DRG付费的省市正在探索医保支付政策与集采政策的协同举措，以北京市为例，医保局把集采作为帮助医院、医生控制成本的短期措施，在集采周期内，不因采购品种的价格降低而降低相关DRG病组的医保总额指标，利用病组结余兑现临床劳务价值，从而实现利益链条角度的"医耗分离"。

此外，除临床用量较大、临床使用较成熟、采购金额较高、市场竞争较充分的高值耗材外，集采政策根据临床使用特征、市场竞争格局和中选企业数量等因素，在带量采购之外留出了一定市场份额的标外市场。集采有助于捋顺标内耗材品类的天花板价格，而DRG/DIP政策通过"病组限价"理顺尚未形成

"集采基础价"的高值耗材产品价格。综上，DRG/DIP政策可与集采政策形成合力，共同构建合理的高值耗材价格形成机制。

（二）DRG/DIP会提高微创类及日间手术相关高值耗材的使用

除了对高值耗材创新技术的影响，DRG/DIP政策还会增加与微创类诊疗项目及日间手术相关的高值耗材的使用量。在DRG/DIP政策试点之初，各地对政策的理解和探索尚不充分，部分医院通过编码高靠、分解住院、将一次性使用高值耗材分解为多次使用、为高值耗材应用病例增加合并症诊断等不合理方式套取医保基金。随着DRG/DIP支付改革的持续深入，各地医疗系统的信息化水平逐步提高，医保经办机构进一步完善基金使用情况的监管体系，进一步加强监管力度，医疗机构对政策的理解也更加充分，越来越多的试点医院具有较强的意愿去开展更符合自身技术优势、缩短住院时间、提高床位周转率、提高医疗机构CMI值的诊疗项目。

基于上述前提，笔者认为，在DRG/DIP支付体系下，公立医疗机构的微创手术比例将持续提高。以腔镜手术为代表的微创手术，很多都依赖于高值耗材技术的提高，比如微创手术与创痛开胸手术相比，三镜联合手术与双镜联合手术相比，其平均住院日、时间消耗指数和费用消耗指数都有所降低，患者愈后情况更好，医院运营周转效率也进一步提升。因此，笔者推测能够将传统术式改变为微创术式或改进现有微创手术方式的高值耗材使用量将进一步增加，而与传统术式相关的高值耗材使用市场将被进一步压缩。

此外，符合"按照诊疗计划在1日（24小时）内入、出院完成的手术或操作，因病情需要延期住院的特殊病例，住院时间不超过48小时"的日间手术预计将取代部分传统住院手术，从而缓解公立医疗机构一床难求的局面。在DRG/DIP模式下，日间手术不光可以提高医疗机构的床位周转率，还可以促使各省市探索除DRG/DIP以外住院费用的医保支付方式，如按病种付费或按项目付费等。笔者认为，日间手术量的提升，将促使医疗机构建立单独的日间手术中心、开设更多的日间手术病房或拓建原有的手术病房，手术室系统搭建及日间手术推荐病种相关术式必备的高值耗材使用量将进一步增加。

DRG/DIP支付方式改革覆盖面逐步扩大，其对高值耗材行业的影响也将逐步显现。从产业格局来讲，DRG/DIP支付方式改革将会限制部分高值耗材的技术创新，但也逐步为真正有"临床增益"的创新高值耗材开放了除外支付渠道；将出现更加精细的信息化管理模式逐步取代原有的高值耗材院内管理及物流配送模式；在DRG/DIP政策约束下，质优价廉的国产高值耗材将加速替代进口高值耗材。从市场发展趋势来讲，DRG/DIP政策将与集采政策通过长短期互补、标内外互补等方式合力规范高值耗材价格形成机制，与微创类手术及日间手术相关的高值耗材使用量有望提高。

综上所述，DRG/DIP政策对高值耗材行业的发展既提供了良好机遇又提出了巨大挑战。对医保方而言，理顺高值耗材形成机制，完善医保耗材准入及支付制度，在耗材集采的基础上建立动态调整的DRG/DIP规则，建立新技术除外机制，加强基金监管等都对整个高值耗材行业有至关重要的导向性作用。对院方而言，做好院内高值耗材的精细化管理，优化临床使用，做好成本管控是医院管理者亟须解决的问题。对高值耗材生产及配送企业而言，适应医保支付规则改革，做出真正满足循证医学和卫生经济学证据的创新高值耗材，借助信息化及智能设备做好耗材全周期管理是新医改背景下企业的生存之道。随着高值医用耗材医保准入和支付管理的持续规范与加强，希望医保的战略购买价值能够和高值耗材的卫生经济学价值、医务人员的技术服务价值以及患者的健康收益达到多方共赢的局面。

参考文献：

[1]占伊扬.改革和完善病种付费方式利于实现三方共赢[J].中国医疗保险，2018（12）：44.

[2]中华人民共和国国家卫生健康委员会.关于全面推开公立医院综合改革工作的通知（国卫体改发〔2017〕22号）[EB/OL].[2017-04-24].http://www.nhc.gov.cn/tigs/s3581/201704/0563e06eff4441ffa9772dc30b487848.shtml.

[3]国务院办公厅.国务院办公厅关于印发治理高值医用耗材改革方案的通知（国办〔2019〕37号）[EB/OL].[2019-07-31].http：//www.gov.cn/zhengce/content/2019-07/31/content_5417518.htm.

[4]中华人民共和国国务院.国务院办公厅关于加强三级公立医院绩效考核工作的意见（国办发〔2019〕4号）[EB/OL].[2019-01-30].http：//www.gov.cn/zhengce/content/2019-01/30/content_5362266.htm.

[5]中华人民共和国财政部.事业单位成本核算具体指引——公立医院（财会〔2021〕26号）[EB/OL].[2021-11-15].http：//kjs.mof.gov.cn/zhengcefabu/202111/t20211122_3767737.htm.

[6]沈吉，卢海源，王烈.医院质量指标管理系统的研究与实践[J].江苏卫生事业管理，2019，30（1）：4.

[7]袁勇.医院绩效管理实践[M].广州：暨南大学出版社，2021.

[8]国家卫健委财务司.关于印发公立医院成本核算规范的通知（国卫财务发〔2021〕4号）[EB/OL].[2021-01-26].http：//www.nhc.gov.cn/caiwusi/s7785t/202102/e3fa2383ac944459b304c497359b07b1.shtml.

[9]中华人民共和国国家卫生健康委员会.医院财务制度[EB/OL].[2002-05-24].http：//www.nhc.gov.cn/wjw/gfxwj/201304/3e0d89a6f4994d30a4b9556d6c4fcfd6.shtml.

[10]曹荣桂，朱士俊.医院管理学：质量管理分册[M].北京.人民卫生出版社，2011.

[11]医疗质量管理办法[R].北京：原国家卫生计生委员会，2016.

[12]袁勇.医院绩效管理实践[M].广州：暨南大学出版社，2021.

[13]方娟，余蕾，张海妍，等.基于工作量的综合性医院医生人力资源需求测算实践[J].安徽医学，2022，43（12）：1469-1473.

[14]张丽华，蔡林.医院运营管理：方法、实践、案例[M].武汉：湖北科学技术出版社，2021.

[15]中华人民共和国国家卫生健康委员会.关于印发公立医院全面预算管

理制度实施办法的通知（国卫财务发〔2020〕30号）[EB/OL].[2020-12-31].
http://www.nhc.gov.cn/caiwusi/s7785t/202101/28b018f8fc2749d3aa050822c72
ab709.shtml.

[16]中华人民共和国国家卫生健康委员会.关于加强公立医院运营管理的
指导意见（国卫财务发〔2020〕27号）[EB/OL].[2020-12-25].http://www.nhc.
gov.cn/caiwusi/s7785t/202012/253d87a373194074b43ce57932b08e60.shtml.

[17]中华人民共和国国家卫生健康委员会.关于印发公立医院全面预算管
理制度实施办法的通知（国卫财务发〔2020〕30号）[EB/OL].[2020-12-31].
http://www.nhc.gov.cn/caiwusi/s7785t/202101/28b018f8fc2749d3aa050822c72
ab709.shtml.

[18]中华人民共和国国家卫生健康委员会.医院财务制度[EB/OL].[2002-
05-24].http://www.nhc.gov.cn/wjw/gfxwj/201304/3e0d89a6f4994d30a4b9556d6c
4fcfd6.shtml.

[19]由宝剑.医院全面预算管理理论·实践·信息化[M].西安：西安电子科
技大学出版社，2017.

[20]赵鑫，王阶，陈光.中医临床路径发展现状及对策研究[J].中国医院管
理，2019，39（2）：44-46.

[21]吴昕霞，庄昱，董书，等.临床路径管理本土化改进的策略与实践[J].
中国医院管理，2019，39（10）：34-35.

[22]吴燕子，曹祝萍，马集云，等.对临床路径应用中若干问题的讨论[J].
中国医院管理.2008，28（5）：23-24.

[23]Vanhaecht K, Panella M, Ruben van Zelm. An overview on the
history and concept of care pathways as complex interventions[J].Int J Care
Pathways, 2010, 14（3）：117-123.

[24]Olsen CA. Building critical pathways for a hospital-based home care
program[J].Outreach, 1993, 14（3）：1-3.

[25]彭明强.临床路径的国内外研究进展[J].中国循证医学杂志，2012，12

（6）：626-630.

[26]张潘，冯佳佳，张瑜，等.我国公立医院临床路径开展及管理情况分析[J].中国医院管理，2019，39（2）：41-43.

[27]袁锋，陈守强，梁科，等.大数据环境下中医医案数据与特色保护协同机制研究「M].济南：山东人民出版社，2021.

[28]姚远，刘月辉，张文一，等.医院临床路径标准化管理与实施研究[J].中国医院，2016，20（11）：20-23.

[29]葛建一，樊建花.临床路径在医院管理中的运用与体会[J].医院管理论坛，2012，3（29）：36-37.

[30]王慧，丁印鲁.三级甲等综合医院临床路径管理应用效果观察[J].山东医药，2015，55（30）：83-85.

[31]钟艳宇.突破临床路径实施瓶颈的"利器"——北京大学人民医院临床路径电子化管理调查[J].首都医院，2011（1）：35-36.

[32]薛军，黄先涛，刘振显.临床路径研究概述[J].医学临床研究，2008，25（9）：1695-1698.

[33]胡龙军，杨佳芳，王清江，等.162例医疗纠纷赔偿事件回顾分析与启示[J].中国卫生质量管理，2019，26（1）：42-45.

[34]马骏.临床路径管理存在问题及其相关战略解析[J].中国卫生质量管理，2012，19（5）：2-10.

[35]孙宝全，安爱红，严庆贤.临床路径在医院管理中的应用[J].现代医药卫生，2012，26（11）：1721-1722.

[36]薛军，黄先涛，靖超，等.以临床路径管理为基础的医疗服务管理绩效评价[J].中国医药导报，2015，12（5）：153-155，164.

[37]陈天文，刘磊，许四虎.临床路径管理实践中若干问题探讨[J].中国医院管理，2013，33（1）：45-46.

[38]邓华，陈建明，颜彬，等.我院实施临床路径管理的做法与体会[J].解放军医药杂志，2012，24（1）：49-51.

[39]李幼平，苏冠月，喻佳洁.循证评价对临床路径管理的作用：思考与探索[J].中国循证医学杂志，2016，16（11）：1250-1255.

[40]金玲，刘敏，朱凯嫣，等.社会办医疗机构应对DRG支付改革的策略研究——以成本与绩效管理为抓手[J].卫生经济研究，2021，38（12）：77-79.

[41]孙杨.基于计划行为理论的医生临床路径依从行为决策机制模型构建[J].中华医院管理杂志，2015，31（10）：751-754.

[42]Soria V, Pellicer E, Flores B, et al.Evaluation of the clinical pathway for laparoscopic cholecystectomy[J].Amer Surg, 2005, 71（1）：40-45.

[43]Kitchiner D J. Clinical pathway [J].Med J Aust, 1999, 172（1）：54-55.

[44]Patitla A .Assessing the value of phamacists in health system wide service clinical pathway and treatment guideline[J].Pharmcotherapy, 2000, 20（1）：27-29.

[45]国家卫生计生委办公厅.国家卫生计生委办公厅关于实施有关病种临床路径的通知（国卫办医函〔2016〕1315号）[EB/OL].[2017-05-31].http：//www.nhc.gov.cn/yzygj/s7659/201706/02e485a6affe4900a377814eb08a924b.shtml.

[46]国家医疗保障局.国家医疗保障局关于印发DRG/DIP支付方式改革三年行动计划的通知（医保发〔2021〕48号）[EB/OL].[2021-11-26].http：//www.nhsa.gov.cn/art/2021/11/26/art_104_7413.html.

[47]中华人民共和国卫生部，国务院纠正行业不正之风办公室，中华人民共和国国家发展和改革委员会，等.关于印发高值医用耗材集中采购工作规范（试行）的通知（卫规财发〔2012〕86号）[EB/OL].[2012-12-17].https：//www.nmpa.gov.cn/xxgk/fgwj/gzwj/gzwjylqx/20121217120001390.html.

[48]杨建龙.我国高值医用耗材医保准入管理探究[J].中国医疗保险，2020（08）：17-21.

[49]陶阳红.江苏省贵重医用耗材医疗保险管理研究[D].无锡：东南大学，2015.

[50]傅鸿鹏，胡宗铃.高值医用耗材的政策框架和管理体系[J].卫生经济研究，2019，36（7）：3-5.

[51]孙黄颖，孙巧，李弯，等.建立医用耗材综合价值评估指标体系初探[J].中国医疗保险，2021（11）：34-38.

[52]孙潜.新医改环境下我院医用耗材管控实践[J].中医药管理杂志，2021，29（21）：251-252.

[53]丁江涛，俞丽敏，梁静，等.新医改背景下我院医用耗材管控的新实践[J].中国医疗设备，2018，33（05）：158-160，169.

[54]徐超楠，李颖，周传坤，等.基于循证医学的医用耗材精细化管理实践与探讨[J].医院管理论坛，2020，37（11）：22-24，51.